개정판

이해하기 쉬운 인체생리학

머리말

최근 식생활과 영양에서 인간의 건강증진과 질병예방이 가장 중요한 이슈로 부각되면서, 인체의 기능과 그 메커니즘에 대한 관심이 커지고 있다. 인체생리학은 식품영양학 전공 분야의 중요한 기초과목으로 오랫동안 자리매김해왔다. 하지만 식품영양학에 접목할 수 있으면서 이해하기 쉬운 내용을 갖춘 교재는 많지 않았다. 이에 오랫동안 대학에서 인체생리학 강의를 담당해온 영양학자인 본 교재의 저자들은, 어떻게 하면 학생들에게 인체생리의 핵심 내용을 쉽고 재미있게 전달할 수 있을 것인가에 대해 고심하며 집필하게 되었다.

본 교재는 첫 두 장에서 인체의 구성과 생리에 대해 통합적인 틀을 제공하고자 하였다. 즉, 1장에서는 인체의 구조적 · 기능적 기본 단위인 세포 수준에서부터 조직, 기관, 기관계에 이르는 기능적 통합을 강조하였고, 2장에서는 신체 내외로부터의 자극에 대한 내부환경의 항상성 유지와 그 조절 메커니즘에 대해서 설명하였다. 그리고 3장과 4장에서는 신체 각 부위의 조직과 기관의 작용을 통제하고 상호 협조하도록 조절기능을 하는 신경계와 내분비계를 다루었다. 이후 5장부터 12장까지 소화기계, 혈액과 면역계, 순환기계, 호흡기계, 비뇨기계, 감각, 근골격계, 생식기계 순으로 각 기관계의 구조와 기능을 설명하였다. 각 장마다 핵심용어 풀이를 여백에 배치하여 본문을 이해하기 쉽도록 하였으며, 본문에서 다루지 못했지만 임상적으로 중요한 의미를 갖는 몇가지 상식을 '알아두기' 란에 제공하였다.
본 교재가 대학에서 식품영양학을 전공하는 학생뿐만 아니라 가정학, 간호학, 보건학 또는 의학을 준비하는 학생들이 인체생리학의 기본 지식을 이해하는 데 도움이 되기 바란다.

이 책이 나오기까지 애써주신 파워북 출판사의 관계자 여러분에게 깊이 감사드린다.

저자 일동

차 례

5 소화 및 흡수

6 혈액과 면역

7 심장과 순환

10 감 각

11 근 육

12 생 식

CHAPTER 1

인체의 구성과 세포

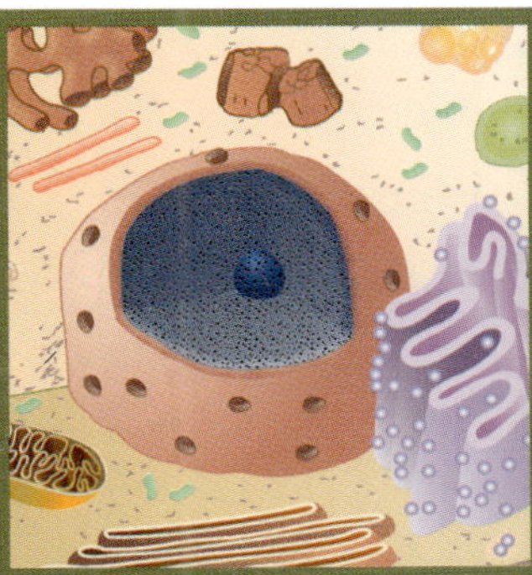

1. 인체생리학의 개요
2. 인체의 구성체계
3. 세포의 구조와 기능
4. 세포막을 통한 물질이동

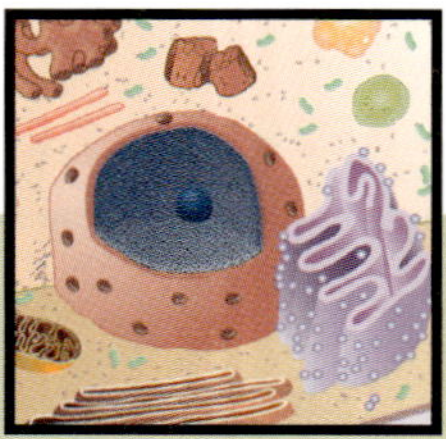

인체생리학은 인체의 정상적인 기능과 그 메커니즘에 대해서 연구하는 학문이다. 인체생리를 이해하기 위해서는 먼저 신체의 구성체계와 그 구성요소들의 전반적인 구조와 기능에 대해서 알아야 한다. 아울러 이들 구성요소들이 어떻게 기능적으로 통합하고 협력하여 정상적인 생명활동을 수행하고 있는가를 알아야 한다. 인체의 구조적·기능적 최소 기본단위인 세포의 구조와 기능 및 생명활동을 보다 상세하게 이해함으로써 조직, 기관, 기관계, 더 나아가서는 신체 전반에서 일어나는 생명현상을 이해할 수 있게 될 것이다.

Key words

기관 **organ**
기관계 **organ system**
구획화 **compartmentalization**
능동수송 **active transport**
생리학 **physiology**
수동수송 **passive transport**
세포 **cell**
세포막 **cell membrane**
인체생리학 **human physiology**
운반체단백질 **carrier protein**
유전체 **genome**
조직 **tissue**

1. 인체생리학의 개요

1 생리학

생리학 physiology이란 생물체 living organism와 그 구성요소인 세포, 조직, 기관 등이 생명활동을 정상적으로 유지하기 위해 어떻게 작용하는지에 대해서 통합적 integration으로 다루는 학문이다. 생물체와 그 구성요소의 작용과 메커니즘은 모든 화학적·물리적 과정을 포함하며, 이를 규명하기 위해서는 화학, 물리학, 생물학, 생화학 등의 기초 학문영역을 포함해야 한다. 생체기능보다는 구조에 중점을 두는 해부학 anatomy은 생리학과 서로 분리될 수 없는 학문 분야이다. 그리고 병태생리학 pathophysiology은 질병이나 상해가 일어났을 때의 생리적 변화를 다루는 학문이다. 따라서 생리학, 해부학, 병리학은 상호 밀접한 관련 속에서 의학의 기초를 이루고 있다.

생리학
생물체의 정상적인 기능을 연구하는 학문

최근에는 세포·분자생물학의 발달에 따라 생리학 분야가 점차 세분화되어 생리유전체학 physiological genomics이라는 새로운 학문 분야가 대두되고 있다. 이와 같이 생리학은 그 대상을 분자 수준에서부터 개체 수준에 이르기까지 광범위하게 취급하는 통합 학문이다. 오늘날 생리학의 주요 연구 주제가 세포와 분자 수준에 집중되어 있는데, 이들의 연구결과가 신체에 어떻게 적용될 수 있는지에 대해서는 아직 제한적이다. 특히 생리학에서는 하나의 세포에서 일어나는 일이 주변의 세포나 조직, 기관 및 신체 전체 whole body에 어떻게 연결되며, 어떻게 통합되는지에 대한 이해가 중요하다.

인체생리학
인체를 구성하는 조직과 기관의 정상 기능과 작용 메커니즘을 연구하는 학문

2 인체생리학

인체생리학 human physiology이란 인체와 인체를 구성하는 조직과 기관의 생명활동을 유지하기 위해서 체내에서 정상적으로 작동되는 과정과 수행되는 기능에 대해서 다루는 학문이다. 인체생리학을 이해하기 위해서는 인체와 신체 구성요소들의 구조와 기능, 즉 이들의 해부학적·구조적 상호관계와 유기적인 작용 메커니즘에 대하여 알아야 한다.

인체생리학은 먼저 신체 전반에 대한 현상을 이해하고, 다음에 각 신체 구성요

소별 구조와 기능을 이해하여야 한다. 그 후 다시 신체가 전체적으로 어떻게 기능이 통합되고 상호 관련되는지를 이해할 수 있어야 한다. 다시 말하면 인체의 세포, 조직, 기관에서 일어나는 생명현상을 인체 전반에 적용하여 이해할 수 있어야 한다.

인체생리학은 영양학 nutrition의 한 축에 해당하는 필수적인 기초영역이다. 영양이란 생물체가 생명을 유지하고 성장발육하며 에너지를 생성하기 위해서 음식물 food을 이용하는 과정이다. 따라서 영양학을 공부하기 위해서 인체생리학을 반드시 이해해야 한다.

2. 인체의 구성체계

그림 1-1 인체의 구성 체계

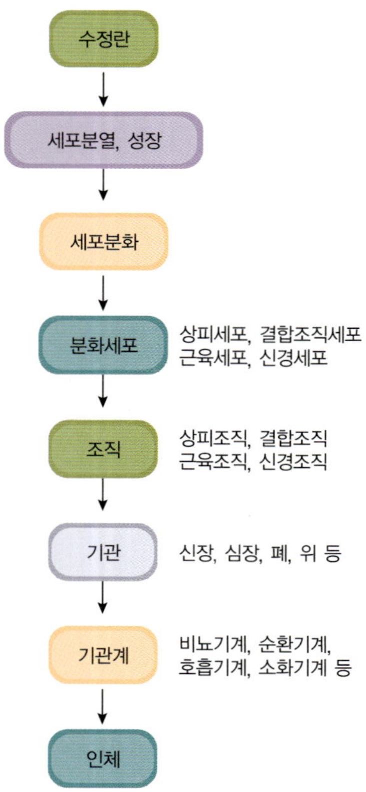

인체는 매우 복잡한 다세포 생물체이며, 구조적으로나 기능적으로 서로 다른 특성을 나타내는 수많은 세포들로 이루어져 있다. 또 유사한 기능을 하는 세포들의 집합체로 **조직** tissue을 만들고, 조직은 구조적 또는 기능적인 단위를 형성하여 다른 조직들과 연합하여 고유의 기능을 갖는 **기관** organ을 형성한다. 공통적인 생리적 목적과 기능을 갖는 기관들이 집합하여 **기관계** organ system를 구성한다. 인체는 그림 1-1과 같이 세포, 조직, 기관, 기관계 등의 여러 수준으로 구성체계를 이루고 있다

I 세포

인체는 하나의 **세포** cell, 즉 수정란으로부터 시작하여 지속적으로 분열을 거듭한다. 이처럼 세포 증식이 일어나는 과정에서 각각의 세포는 물질 흡수와 보호(상피세포), 구조적 연결과 지지(결합조직세포), 전기적 신호 생성(신경세포), 힘과 운동성 생성(근육세포) 등과 같은 특정 기능을 수행하는 세포 specialized cell로 분화된다. 미분화세포로부터 분화세포로

바뀌는 과정을 **세포분화** cell differentiation라고 한다.

분화된 세포는 구조와 기능, 핵의 수(무핵, 단핵, 다핵), 안정성 등의 차이에 따라 200종류 이상으로 구분되는데, 일반적으로 넓은 의미에서 그 고유기능에 따라 근육세포 muscle cell, 신경세포 nerve cell, 상피세포 epithelial cell, 결합조직세포 connective tissue cell의 4가지로 분류된다.

세포 cell
살아있는 생명체의 기능적 기본단위

이러한 각각의 기능적 범주 내에서도 다양한 특정 기능을 수행하는 여러 종류의 세포가 있다. 예를 들어, 근육세포에는 세 가지 종류(골격근, 심근, 평활근)가 있는데, 이들은 서로 형태도 다르고, 수축 활동을 조절하는 기전과 체내의 여러 기관 내의 존재 위치도 모두 다르다.

- **근육세포** muscle cell는 근육운동에서 기계적인 힘을 생성하도록 분화된 세포이다. 예를 들면, 근육세포는 뼈에 부착되어 몸과 팔다리를 움직일 수 있게 하거나, 얼굴 피부에 부착되어 얼굴 표정을 만들어내기도 한다. 또한 근육세포는 심장에서 수축활동을 통해 심실 내의 혈액을 방출할 수 있게 할 뿐만 아니라 체내의 여러 장기와, 혈관 등 많은 관을 둘러싸고 있어서 근육세포의 수축과 이완에 따라 관의 직경이나 길이를 변화시키기도 한다.

- **신경세포** nerve cell는 전기적 신호를 일으키고, 신체의 먼 부분까지 신호를 전달하도록 분화된 세포이다. 하나의 신호는 다른 신경세포에서 새로운 전기적 신호를 일으키기도 하고, 내분비세포나 근육세포를 자극할 수 있다. 따라서 신경세포는 다른 세포들의 활동을 조절하는 주요한 수단을 제공한다. 이처럼 신경세포들의 복잡한 연결과 활동은 자각과 인지 같은 현상의 기초를 이룬다.

- **상피세포** epithelial cell는 이온과 유기 분자를 선택적으로 분비하고 흡수하는 기능과 체내 기관의 보호 기능을 위해 분화된 세포이다. 상피세포는 주로 신체나 기관의 표면에 위치하여, 신체나 기관을 감싸거나, 체내의 다양한 관공 내의 벽 구조를 이룬다. 예를 들어, 피부 표면의 상피세포는 외부 환경 external environment으로부터 유해물질이 피부를 통해 체내로 들어오는 것을 막는 장벽이 된다.
  또한 소화관 내 상피세포는 흡수와 물질교환을 조절하는 선택적인 장벽으로 작용한다.

알아두기 줄기세포란?

줄기세포 stem cell란 신체를 구성하는 신경, 혈액, 뼈 등 모든 종류의 세포로 분화될 가능성을 갖춘 미분화 원시세포를 말한다. 즉, 줄기세포는 자기복제능력 self-renewal과 적절한 환경조건에서 특정 세포로 분화 differentiation되는 다분화능력을 가진 만능세포이다. 따라서 사람의 줄기세포를 배양하여 의학적으로 활용한다면 심장, 뇌, 폐, 간 등의 조직이 손상되었을 때 자신의 조직과 똑같은 조직을 복제하여 이식할 수 있는 획기적인 의술이 될 것이다. 현대의학의 첨단 분야에서 끊임없이 줄기세포를 분리하고 배양하여 세포치료에 사용하거나 또는 조직이나 장기에 이식하고자 하는 시도가 경쟁적으로 이루어지고 있다.

줄기세포는 수정란으로부터 발생한 배아줄기세포 embryonic stem cell와 출생 후 여러 조직에서 얻어지는 성체줄기세포 adult stem cell로 크게 두 종류로 나눈다. 배아줄기세포는 정자와 난자가 수정된 지 2주 이내의 미분화세포로 장차 인체를 이루는 세포와 조직으로 분화될 수 있으므로 끊임없이 생명윤리 문제가 야기되고 있다. 한편 성체줄기세포는 골수, 제대혈, 태반, 지방조직 등에서 얻어지며, 대표적인 것으로 조혈모세포 hematopoietic stem cell, 중간엽 줄기세포 mesenchymal stem cell, 신경줄기세포 neural stem cell 등이 있다. 성체줄기세포는 윤리적으로 거의 문제가 없고, 안정된 분화 능력을 가지고 있으므로 거의 모든 종류의 난치병 치료에 유용하게 활용될 수 있다. 특히 제대혈 줄기세포는 그 기능이 우수하고 특정 실험조건에서 배양이 잘되기 때문에 현재 가장 주목받고 있는 성체 줄기세포라고 할 수 있다.

- **결합조직세포** connective tissue cell는 신체구조를 연결하고 지지하여 고정하는 세포이다. 어떤 결합조직세포들은 상피세포 층의 하부에 존재한다.

오늘날 생물학에서 세포분화에 관한 연구가 가장 흥미진진한 분야 중 하나이다. 한 사람을 구성하는 모든 세포는 같은 유전자를 가지고 있는데도 어떻게 하나의 미분화세포가 신경세포로, 근육세포로, 그 밖의 다른 세포들로 분화되는 것일까? 분화되는 과정에 관련되어 있는 세포 내외의 신호체계와 각각 세포 간의 소통 communication은 어떻게 이루어지는가에 대한 연구주제가 주요 관심사로 되어 있다.

2 조직

> **조직 tissue**
> 세포접착구조에 의해 연합된 세포들의 집합체

세포분화에 덧붙여 세포들은 발달 과정에서 새로운 곳으로 이동하고, 다세포 구조를 형성하기 위해 다른 세포들에 선택적으로 부착된다. 이런 식으로 체내의 세포들은 유기적인 구조의 체계를 형성하며 다양한 조합으로 배열된다. 대부분의 분화된 세포들은 유사한 종류의 다른 세포들과 함께 모여 조직을 형성한다. 조직도 분화된 세포들의 네 가지 일반적 분류와 마찬가지로 근육조직, 신경조직, 상피조직, 결합조직의 네 가지 종류로 나눌 수 있다. '조직'이라는 용어는 다양하게 사용될 수 있으나 일반적으로 분화된 세포 종류의 집합체를 뜻한다.

각각의 세포와 세포 사이에는 **세포간질액** interstitial fluid이 존재하는데, 이 **세포외액** extracellular fluid은 각 조직에 특이적인 단백질 분자(어떤 경우에는 무기질)와의 혼합체로 이루어진 복잡한 **세포외기질** extracellular matrix 내에 산재되어 있다. 이 기질은 세포 부착을 위한 발판을 제공하고, 화학적 전달체의 형태로 세포에 정보를 전달하여, 세포의 활동·이동·성장·분화 등의 조절을 도와주는 보강 콘크리트 같은 역할을 한다.

3 기관과 기관계

다른 형태의 여러 조직은 서로 연합하여 기관 organ을 형성한다. 많은 기관들은 기능적 단위 functional unit라고 불리는 작고 유사한 하부 단위로 이루어져 있으며, 이 기능적 단위가 각각 기관의 기능을 수행한다.

즉, 기관은 다양한 비율과 패턴(판, 관, 층, 다발, 줄 등)으로 배열된 네 종류의 조직으로 구성되어 있다. 예를 들어, 신장의 기능적 단위를 네프론 nephron이라고 하며 신장은 총 2백만 개의 네프론으로 구성되어 있다.

기관 organ
조직의 집합체로, 일정 형태와 구조를 구비하고 고유 기능을 수행하는 구조적 단위

기관계 organ system
공통적인 생리적 목적과 기능을 갖는 기관들의 집합체

네프론은 다음 네 가지 조직으로 구성되어 있다.

- 각각 한 층의 상피세포로 구성된 작은 관
- 다양한 양의 근육조직과 결합조직으로 구성된 혈관
- 근육과 상피세포 근처까지 이어지는 신경조직
- 세포외액과 기질

마지막으로 각각의 고유한 구조와 기능을 갖는 기관들은 공통적인 기능을 수행하기 위해서 기관의 집합체인 기관계 organ system를 형성한다. 예를 들어, 요 urine를 생성하고 배설하기 위해서 신장, 방광, 그리고 신장에서 방광으로 이어지는 요관과 방광에서 외부로 이어지는 요도가 모여 비뇨기계 urinary system를 형성한다. 인체는 일반적으로 10개의 기관계로 분류된다. 표 1-1 에는 이들 기관계를 구성하는 주요 기관들과 주요 기능을 제시하였다.

표 1-1 신체의 기관계와 주요 기능

기관계	주요 기관 또는 조직	주요 기능
순환계	심장, 혈관, 혈액, 림프관*	혈액을 전 조직으로 운반
호흡기계	코, 인두, 후두, 기관, 기관지, 폐	산소 및 이산화탄소의 교환, 수소이온 농도의 조절
소화기계	입, 식도, 위, 장, 침샘, 췌장, 간, 담낭	음식물의 소화와 흡수
비뇨기계	신장, 요관, 방광, 요도	혈장의 조성 조절, 요의 생성과 배설 조절
근골격계	뼈, 연골, 골격근	신체 지지, 운동
면역계	백혈구, 림프절*, 비장, 흉선	외부 침입에 대한 방어
신경계	뇌, 척수, 말초신경과 신경절	체내의 여러 활동 및 신체기능 조절
내분비계	호르몬을 분비하는 모든 선 또는 기관: 췌장, 고환, 난소, 시상하부, 신장, 뇌하수체, 갑상선, 부갑상선, 부신, 장, 흉선, 심장, 송과체, 기타 내분비 세포	성장, 대사, 생식, 혈압, 전해질 균형 등과 같은 체내의 여러 활동 및 신체기능 조절
생식기계	남성: 고환, 음경 여성: 난소, 나팔관, 자궁, 질, 유선	정자 생성, 종족 보존 난자 생성, 임신, 출산
피부계	피부	외부 환경에 대한 보호, 체온 조절

* 림프관과 림프절을 림프계로 별도로 분류하기도 함

4 인체 구성체계의 기능적 통합

인체의 조직과 기관은 기본단위인 세포로 이루어져 있으며, 세포들은 개별적으로 생명 현상의 수행을 위해 여러 활동을 수행한다. 세포의 활동은 세포 자체의 생존을 위한 기본 활동(막을 통한 물질이동, 에너지 방출, 단백질 합성 등)과 다른 세포·조직·기관의 활동과의 소통을 위한 특별 활동으로 나눌 수 있다.

생명활동을 위해서 세포들은 어떻게 이 두 가지 활동을 수행할 수 있을까?

다음의 질문은 인체생리학의 주요 과제이다.

- 각각의 세포가 자신의 생명유지에 필요한 기본활동을 하면서 기관계에 어떻게 기여하는가?
- 각각의 세포가 기본활동을 유지할 때 기관계의 기능은 무엇이며, 유기체의 생존에 필수적인가?

그림 1-2에서 보는 바와 같이 각 기관계를 하나의 단위로 생각해볼 때, 각각의 고유기능을 수행하면서 동시에 신체의 생리기능을 분담하고 있다. 그리고 기능적 협조와 통합을 통해 생존환경에 적응하도록 합목적적으로 조절되고 있다.

그림 1-2 기관계의 유기적 상호관계

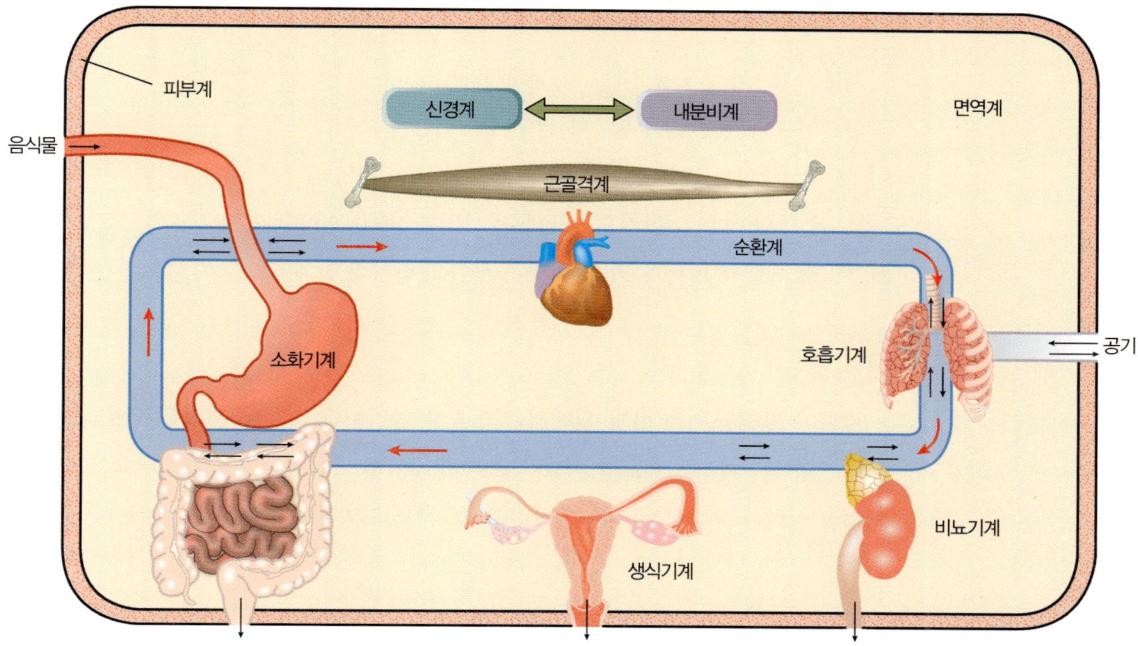

예를 들면, 피부계는 외부환경으로부터 신체내부를 격리시키고 보호막을 형성하며, 근골격계는 지지와 운동을, 순환계는 물질수송을 담당한다. 또 다른 4개의 기관계가 외부환경과 내부 간의 물질교환을 맡고 있는데, 호흡기계는 가스교환을, 소화기계는 음식물의 소화·흡수·물질대사를, 비뇨기계는 혈액조성의 조절과 노폐물의 배설을, 생식기계는 종족번식을 위해 난자 또는 정자를 생산한다. 면역계는 외부 침입으로부터 내부환경을 보호한다.

기관을 단위로 볼 때에도 상호간에 대사적 협조체제를 이루고 있다. 예를 들면, 요소는 간에서 합성되어 신장에서 배설되며, 포도당은 근육에서 방출하는 아미노산로부터 간에서 합성되어 각 기관에 제공된다. 이처럼 각 기관이 담당하는 생리기능이 전문적으로 분담되어 있는데. 신경계와 내분비계는 이들 기능을 통합적으로 조절하는 일을 담당한다. 인체는 세포·조직·기관·기관계의 구성체계 속에서 대사적으로 특이성·분담성·협동성을 가지고 상호관계를 형성하며 생명활동을 영위한다고 할 수 있다.

각 기관계의 구조와 생리기능에 대해서는 각 장으로 나누어 상세하게 살펴보기로 한다.

3. 세포의 구조와 기능

세포 cell는 하나의 생명체이며, **세포막** cell membrane에 둘러싸여 있는 분자들의 집합체이다. 인체는 생명활동에 필수적인 기능을 수행하기 위해서 분화된 세포들이 모여 이루어진 복합사회이다. 즉, 세포란 모든 생명체의 가장 기본적인 구조적·기능적 단위이다. 일반적으로 세포는 내부환경(세포외액)과의 물질교환, 영양소로부터의 에너지 획득과 조절, 복잡한 물질의 합성과 분해(대사 metabolism), 생식 reproduction과 성장 growth, 외부환경의 자극에 대한 반응 responsiveness 등 생명의 기본적인 속성을 가지고 있다.

세포가 생명활동을 하기 위해서는 필요한 물질이나 적합한 환경을 확보하는 것이 필수적이다. 각 세포에 필요한 물질의 수요를 충족시키기 위해서는 세포막에서 일어나는 물질이동이 특이적이고 선택적으로 일어나야 한다.

Ⅰ 세포의 일반 구조

인체는 단일세포인 수정란에서 시작되어 분열과 분화, 성숙과정을 거듭하여 형성된 수십조 개의 세포로 구성되어 있다. 세포들은 그 모양과 크기와 조성이 모두 다르며, 그에 따라 기능도 각기 다르다.

인체에는 200종 이상 다른 형태의 다양한 세포가 존재하는데, 그림 1-3 에는 인체의 대표적인 세포 유형이 제시되어 있다.

인체의 세포 크기는 2μm에서 400μm까지 다양하지만, 전형적인 것은 평균 10~20μm 정도이며 각기 독특한 구조를 가지고 있다. 예를 들면, 일반적인 단핵세포 외에도 무핵세포(적혈구)와 다핵세포(백혈구)가 있으며, 안정적인 신경세포와 불안정한 장상피세포 등이 있다.

세포는 세포막 cell membrane(원형질막 plasma membrane)에 의해서 서로 분리되며, 세포외액 extracellular fluid과도 구분된다. 세포 내부는 핵 nucleus과 세포질 cytoplasm로 크게 나누어진다 그림 1-4 . 세포질 내는 다수의 세포소기관 organelles과 세포기질 cytosol로 구분된다. 세포소기관은 막으로 둘러싸여 있는 막성 소기관 membranous organelles인 미토콘드리아, 소포체, 골지체, 리소좀, 퍼옥시좀과 비막성 소기관 nonmembranous organelles인 세포골격, 중심체, 섬모,

그림 1-3 대표적인 인체 세포의 유형

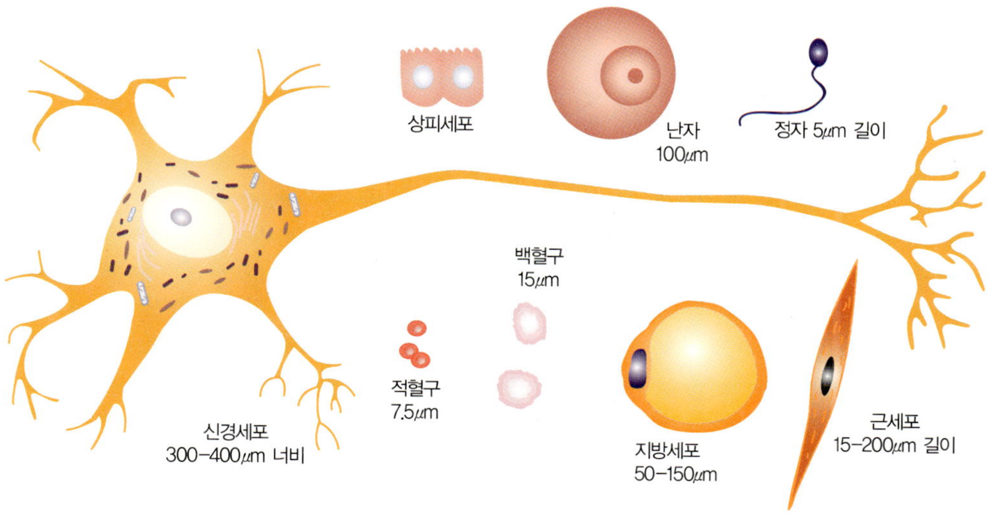

편모, 리보솜 등으로 구성되어 있다. 세포기질은 핵과 세포소기관의 액체를 제외한 가용부분 liquid cell sap으로 전해질과 단백질, 글리코겐, 지방구 등 영양물질과 대사산물을 포함하고 있는 반유동체이다. 세포소기관 내 용액의 화학조성은 세포기질과는 다르다. 세포내액 intracellular fluid은 핵과 세포소기관의 액체를 전부 포함한 세포 내의 모든 액체 부분을 말하며, 세포기질은 세포내액의 대부분을 차지한다. 세포의 모든 구조물, 즉 세포막, 핵, 세포질, 세포소기관과 세포기질 등은 각기 구획화 compartmentalization 되어 있어서 한 가지 이상의 고유 기능을 가진다. 즉 모든 세포는 각 구획 내의 물질 조성이 다르기 때문에 서로 다른 특이

구획화
compartmentalization
각기 다른 기능을 할 수 있도록 신체내부 및 세포를 막에 의해서 구분 짓는 것

알아두기 현미경의 발달과 세포구조의 발견

1665년 영국의 과학자 로버트 후크 Robert Hooke가 광학현미경으로 식물체에서 기본구조를 발견하여 세포(cell; 라틴어로 작은 방을 의미하는 cella에서 유래함)라고 명명하였다.
1880년대에 와서 살아 있는 세포가 반유동체의 물질로 채워진 생명의 기본구조 단위 fundamental structural unit of life임을 알게 되었다. 광학현미경으로는 직경 0.2㎛ 정도까지 관찰할 수 있어서 세포의 전반적인 형태와 크기 또는 핵과 같은 비교적 큰 구조물만을 관찰할 수 있을 뿐, 세포 내 구성물을 관찰할 수는 없었다.
1950년대에 들어와서 전자현미경이 발달되면서 투과전자현미경 transmission electron microscope, TEM으로 세포 내의 0.002㎛(큰 단백질분자 및 핵산) 정도의 아주 작은 구조물을 관찰할 수 있게 되었다. 특히 주사전자현미경 scanning electron microscope, SEM에 의해서 세포와 조직의 삼차원적인 구조를 관찰할 수 있게 됨으로써 세포의 구조를 실체와 같이 이해할 수 있게 되었다.

그림 1-4 세포의 일반적 구조

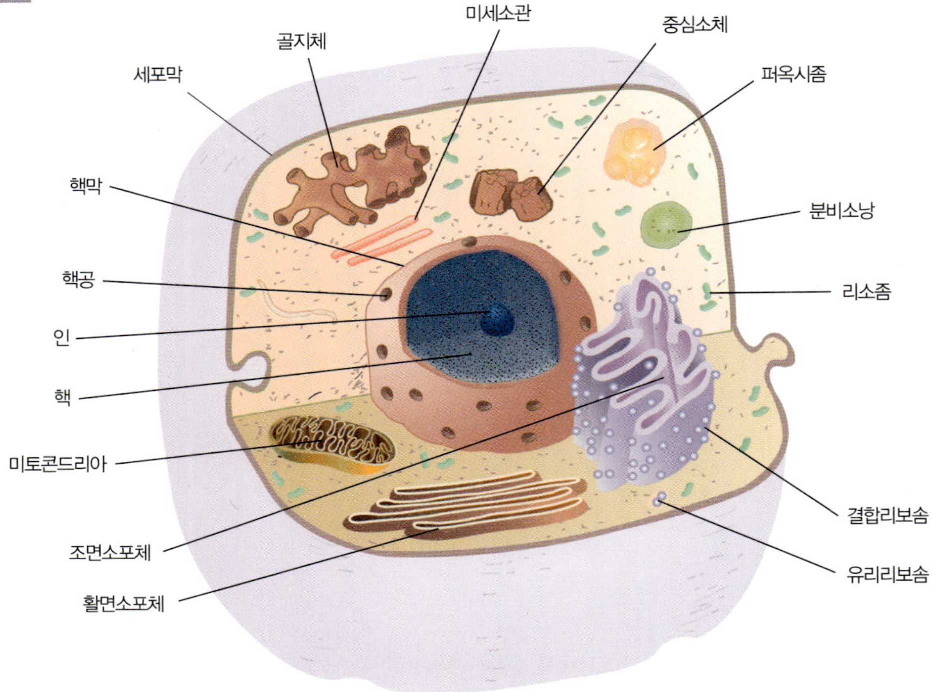

한 반응이 일어날 수 있으며 고유기능을 수행할 수 있다. 아울러 다른 세부 기관들과 협동으로 조화를 이루면서 세포의 기본적인 활동을 원활하게 수행하게 된다.

2 세포막의 구조와 기능

(1) 세포막의 구조

> **세포막**
> 세포와 세포환경을 경계 짓는 울타리

세포막(또는 원형질막)은 세포와 세포환경을 경계 짓는 울타리로서 두께가 6~10nm 정도로 전자현미경을 통해서 볼 수 있다. 모든 생체막의 구조는 기본적으로 이중층의 인지질 phospholipid과 단백질로 구성되어 있는 단위막 unit membrane이다 그림 1-5. 세포막의 인지질은 옷핀과 같은 분자형태를 가지고 있는데, 머리 부분은 인산 부분으로 극성 polar을 띠며 친수성 hydrophilic을 나타낸다. 꼬리 부분은 비극성 nonpolar을 띠며 소수성 hydrophobic을 보인다.

인지질은 이중으로 배열해 세포막을 이루는데, 안쪽으로 비극성인 지방산 사

그림 1-5 세포막의 구조

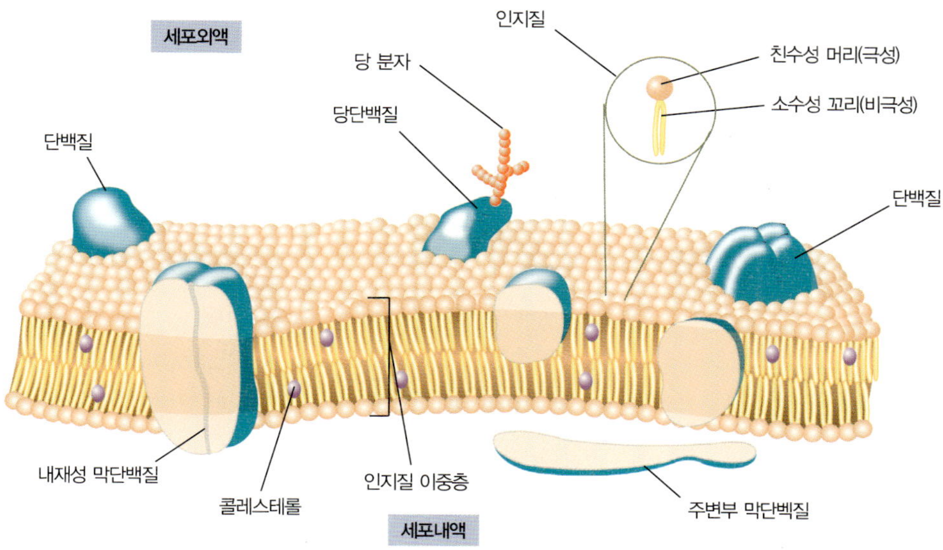

슬을 배치시키고, 바깥쪽으로 극성 부위를 위치시켜, 세포 밖으로는 세포외액과 접하고 세포 안으로는 세포기질에 접하고 있다. 이러한 이중의 인지질 층에 막단백질의 구조가 여러 모양으로 부착되어 있는데, 지질 분자도 단백질 분자도 고정되어 있지 않다. 즉 막 구조는 지질 바다에 단백질이 떠 있는 것과 같은 유동성 모자이크 모델 fluid-mosaic model로 이동성을 갖는다. 이러한 세포막의 구조가 밝혀지면서 물질이동에 있어서 단위막 구조로써 설명하기 어려웠던 막의 특이성, 선택성, 능동적 투과성 등의 막 기능을 보다 잘 설명할 수 있게 되었다.

세포막단백질은 구조적 측면에서 두 종류로 구분될 수 있다. 하나는 내재성 막단백질 integral membrane protein 또는 막관통단백질 transmembrane protein로서 인지질의 이중층에 밀접하게 결합되어 있는 단백질을 말한다. 다른 하나는 주변부 막단백질 peripheral membrane protein로서 막 표면에 위치하거나 내재성 막단백질의 극성 부위와 결합하여 존재하는 단백질을 말한다. 즉 막 내부의 비극성 지질층에 결합하지 않은 단백질이다.

세포 외측에는 당피 glycocalyx라고 하는 당단백질 또는 당지질, 뮤코다당류로 구성되어 있다. 이들의 탄수화물 부분의 짧은 단당류 사슬은 세포 표면에서 세포외액 쪽으로 뻗어 있어서, 세포를 인식하고 다른 세포와 서로 접촉하는 데 중요한 역할을 하는 것으로 알려져 있다. 이것들은 수많은 음(−)전하를 띠고 있다.

알아두기 **세포막의 화학 조성**

세포막의 일반적인 화학조성은 지질 40~50%(총 지질에 대해서 인지질 60%, 콜레스테롤 25%, 기타 지질 15%), 단백질 50~60%, 탄수화물 3%로 되어 있지만, 세포의 종류에 따라 상당히 차이가 있다. 예를 들면, 적혈구막은 이와 비슷한 조성을 가지고 있지만, 신경세포막은 지질 79%, 단백질 18%로 많은 부분을 지질이 차지하고 있다. 한편 미토콘드리아 내막의 경우는 단백질 76%, 지질 24%로 단백질을 더 많이 포함하고 있다.

인접한 세포의 세포막이 접착하는 구조 membrane junction에는 세 종류가 있다. 데스모좀 desmosome은 중간 필라멘트 intermediate filament와 같은 띠 형태로 세포와 세포를 이어주는 구조(예: 피부)이다. 밀착이음 tight junction은 세포 간 접착부위를 만들고 물질이동 통로를 막아주는 구조(예: 장세포)이다. 틈새이음 gap junction은 세포 간 세포질에 단백질 터널로 연결하여 세포끼리 소통하는 대부분의 조직이나 세포에서 볼 수 있는 보편적인 구조이다.

(2) 세포막의 기능

세포막은 중요하고 다양한 기능을 수행하지만, 가장 보편적인 기능은 선택적인 물질이동에 있다. 이에 따라 세포막 내외의 조성이 다르고, 세포 내 또는 세포소기관 내 조성이 다르다. 따라서 각기 생체막 내외에서 일어나는 화학반응(대사)이 동일하지 않고 기능도 다르다.

세포막의 기능과 그와 관련된 주요 막단백질을 요약하면 다음과 같다.

① 세포 내외의 경계 막 physical barrier으로서 세포외액과 세포 내를 구분하고, 세포소기관을 구획화한다. 이는 구조단백질의 작용이다.
② 세포 내외의 물질이동을 조절한다. 막단백질로서 수송체 transporter, 운반체 carrier, 채널 channel 등이 작용한다.
③ 세포 표면에서 화학적 메신저(호르몬)를 감지한다. 막단백질 수용체 receptor가 작용한다.
④ 막 접착구조로 인접 세포끼리 연락(연결)한다. 구조단백질, 세포접착구조단백질 등이 관여한다.
⑤ 세포 표면에 기능단백질(효소)을 부착하고 수용한다. 많은 대사과정과 신호전달에 관여하는 효소단백질이 이에 해당된다.

3 세포소기관의 구조와 기능

물리적·화학적 방법으로 세포막을 파괴시키면 세포 내용물을 얻을 수 있다. 또 세포 내용물을 속도와 시간을 달리하여 원심분리하면 크기와 밀도가 다른 **세포소기관** cell organelle을 분획·분리할 수 있다.

세포소기관의 구조적 특성과 주요 기능은 표 1-2 와 같다.

(1) 핵

핵 nucleus은 세포소기관 중 가장 크며, 세포 중앙에 원형 또는 타원형으로 존재한다. 이중의 막으로 구성된 **핵막** nuclear envelope으로 둘러싸여 있는데, 이 핵막은 핵과 세포질을 분리시키는 경계막이다. 핵막에는 군데군데 핵공 nuclear pore이라는 구멍이 있어서 핵과 세포질 사이를 유전자 조절물질, RNA분자, 전령분자 등이 통과한다.

핵 안은 DNA와 단백질로 구성된 염색질 chromatin로 차 있으며, 염색질은 세포분열 시 응축하여 염색체 chromosome가 된다. 또 막을 가지고 있지는 않지만 가장 뚜렷이 관찰되는 구조로 1개 또는 2개 이상의 핵인(nucleolus, 핵소체)을 들

표 1-2 세포소기관의 구조적 특성과 기능

세포소기관	구조적 특성	주요 기능
세포막	인지질의 이중층 구조와 단백질	세포 내부와 세포외액 사이의 물질이동과 출입구 역할
세포기질	반유동성 물질	용해성 영양소, 이온, 대사산물을 함유
중심소체	미세소관 다발	세포분열에 관여
리소좀과 퍼옥시좀	막으로 둘러싸인 소포로 내부에 효소 포함	세포 내 소화기관
미토콘드리아	이중막 구조	ATP 생성
골지체	납작한 막 주머니	단백질의 분류, 농축 변형 및 포장
핵	이중 핵막을 가진 원형 구조 DNA, RNA, 단백질을 가지고 있는 핵 내의 부분	유전정보를 포함하고 전달하는 DNA 함유 리보솜 RNA의 합성
조면소포체	외부 핵막과 연결된 막성 소관; 리보솜이 부착되어 있음	리보솜에서 합성된 단백질을 운반
활면소포체	리보솜이 부착되어 있지 않은 소포체	지방산, 스테로이드, 지질의 합성
리보솜	RNA와 단백질로 구성된 과립상	단백질 합성
미세소관과 미세필라멘트	단백질 섬유	세포질 지지

수 있는데, 핵인은 보통 DNA, RNA, 단백질로 구성되어 있다. 핵인은 성장하는 세포에 많이 존재하며, rRNA 합성을 조절하는 DNA를 포함하고 있다.

핵의 일차적 기능은 유전정보를 저장하고 전달하는 유전조절중추 genetic control center로서의 역할이다. 유전자의 본체인 DNA 분자 내에 암호화되어 있는 유전정보를 다음 세대에 전달하고, 또 세포의 구조와 기능을 결정하는 모든 단백질의 합성을 지시한다. **유전자** gene는 DNA 내부의 뉴클레오티드 서열 nucleotides sequence을 말하는데, 유전정보의 한 단위이다. 즉 DNA 한 분자는 수많은 유전자를 지니고 있다. 인체에는 난자와 정자를 제외한 모든 세포가 46개의 DNA 분자를 핵 안에 보유하고 있다. 각 DNA 분자는 단백질(히스톤 histone)과 결합해 염색체를 이루므로, 각 세포에는 46개의 염색체가 존재한다.

유전체
세포의 DNA에 암호화되어 있는 총체적 유전정보

유전체 genome란 생물체의 전형적인 세포의 DNA에 암호화되어 있는 총체적인 유전정보 total genetic information coded in the DNA of typical cell in an organism를 말한다. 유전체에 관한 학문을 유전체학 genomics이라 한다.

게놈 프로젝트 human genome project 등에 의하여, 인간의 유전체는 32,000~39,000개의 유전자를 포함하고 있는데 유전체 전체 염기서열 약 30억 개가 분석되어, 99% 이상의 정확도로 해독한 인간 게놈지도가 완성되었다.

(2) 미토콘드리아

미토콘드리아 mitochondria는 외막과 내막의 이중막을 가진 작은 원형, 또는 타원형의 세포소기관이다 그림 1-7. 외막은 매끄러우며, 미토콘드리아의 형태를 유지하는 역할을 하지만, 내막은 크리스테 cristae라고 불리는 소엽 또는 관 모양으로 접혀 있다. 내막 안쪽 중심부에는 효소, 리보솜, 과립, DNA를 포함하는 미토콘드리아 기질 matrix이 있다.

미토콘드리아의 기능은 주로 세포에 필요한 ATP의 대부분을 생성하는 일이어서, 세포 내 발전소 powerhouse라고 한다. 에너지를 많이 사용하는 세포 내에는 약 천여 개의 많은 미토콘드리아가 존재하지만, 활동이 적은 세포에는 그 수가 적다. 에너지 생성 기능 외에도 DNA와 리보솜의 존재로 보아 미토콘드리아 자신이 필요한 고유의 단백질 일부를 합성한다고 알려졌다.

그림 1-7 미토콘드리아의 구조

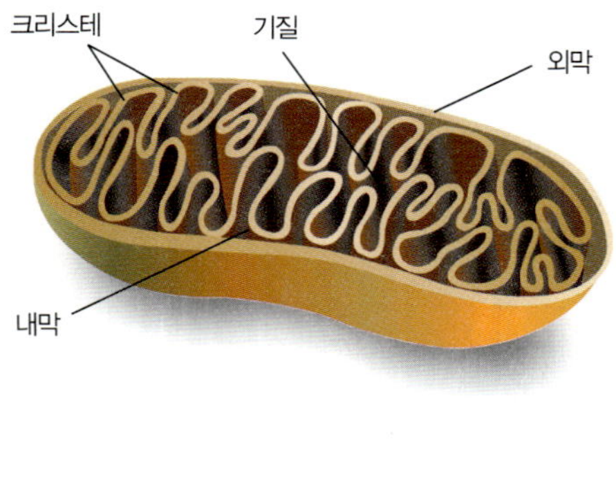

(3) 소포체

소포체 endoplasmic reticulum, ER는 핵의 외막이 연장되어 형성된 편평한 주머니 모양의 망상구조로, 세포질에 넓게 퍼져 네트워크를 구성한다. 따라서, 세포 내 소순환계 minicirculatory system라고도 한다. 소포체는 표면에 리보솜이 붙어 있어서 과립상 또는 거친 표면을 갖는 조면소포체 rough endoplasmic reticulum, RER와 리보솜이 붙어 있지 않은 매끈한 활면소포체 smooth endoplasmic reticulum, SER로 분류된다.

조면소포체는 부착된 리보솜에서 합성된 단백질이 소포체 내강으로 운반되어 다른 세포소기관에 분포되거나 세포 밖으로 분비된다. 따라서 조면소포체는 단백질 합성이 왕성한 세포와 외분비선·내분비선처럼 분비가 활발한 세포에 많이 존재한다. 한편 활면소포체는 주로 지방 합성의 기능을 가지며 지방산, 스테로이드, 지질의 합성과 관련된 효소를 가지고 있다. 또 근세포에서 근수축 시 이용되는 칼슘을 저장하는 기능을 갖는다.

(4) 골지체

골지체 Golgi apparatus는 일련의 납작한 막성 주머니 모양이 여러 겹으로 촘촘히 맞대고 있는 구조로 되어 있다. 특히 오목한 표면 근처에는 구형이면서 막으로 둘러싸인 소낭 vesicle들이 많이 존재한다. 이 골지체의 한쪽 볼록한 부분은 조면소포체를 향하고 있어서, 소포체로부터 물질을 받아들이는 부위가 된다.

골지체의 기능은 조면소포체에서 만들어진 단백질을 농축하고 변형시킨 후 막으로 둘러싸인 소낭으로 분배하여 다른 소기관으로 이동시키거나 세포 밖으로 내보내는 일을 한다. 즉 골지체는 세포소기관에서 합성된 물질을 분류·농축·포장·분비하는 역할을 한다.

(5) 리소좀

리소좀 lysosome은 막으로 둘러싸인 구형 또는 타원형 소기관으로, 전형적인 세포에는 수백 개가 존재한다. 리소좀 내의 용액은 산성이며, 다양한 가수분해 효소를 가지고 있어서 세포 내 소화기관 digestive organelle이라고 한다.

세포가 삼킨 죽은 세포의 파편이나 박테리아뿐 아니라, 기능을 상실한 세포소기관을 분해하는 역할을 한다. 리소좀 막이 파괴되면 그 속에 있는 소화효소들이 세포질로 나와 세포를 파괴하기 때문에 자살주머니라고도 불린다.

(6) 리보솜

리보솜 ribosome은 직경이 약 20nm 정도의 큰 입자로 세포질과 소포체 표면에 존재한다. 리보솜은 두 개의 소단위로 구성되어 있는데, 원심분리 시의 침강속도로 보면 소단위는 각각 30S와 50S로 되어 있다. 리보솜이 세포질 내에 유리되어 있는 것을 유리리보솜 free ribosome이라고 하고, 여러 개가 서로 붙어 있는 것을 폴리리보솜 polyribosome이라고 한다.

리보솜의 기능은 세포의 단백질 생산공장의 역할을 한다. 핵의 DNA로부터 만들어진 mRNA의 유전정보에 따라 리보솜에서 아미노산으로부터 단백질이 합성된다.

4. 세포막을 통한 물질이동

물질이동 transport이란 물질이 세포막을 포함한 생체막을 통과하는 현상으로 세포외액과 세포질, 세포질과 세포소기관 사이에 분자와 이온의 교환을 이루며, 세포 내의 각종 물질을 생명과정에 가장 적합한 농도로 유지하게 한다. 생체막을 통한 물질이동은 막의 특성에 의해서 결정되며, 이동속도는 물질에 따라 다르다. 이러한 물질이동에는 생명을 유지하기 위한 산소와 영양물질 및 노폐물질의 이동, 소화관에서의 분비, 영양소와 전해질의 흡수, 세뇨관에서의 물질의 분비와 재흡수, 신경과 근육세포에서의 자극 전달 등이 있다.

세포막은 그 구조와 조성이 특이하여 물질을 선택적으로 투과시킬 수 있을 뿐만 아니라, 경우에 따라서 그 투과성을 변화시키기도 한다. 세포막을 통과하는 기전으로는 물질에 따라 물리·화학적 힘을 빌어서 일어나는 수동수송 passive transport과, 운반체 carrier인 일종의 펌프에 의해서 일어나는 능동수송 active transport, 그리고 세포막 안으로 함몰되면서 세포 안으로 직접 삼키는 음세포작용 pinocytosis 등을 들 수 있다.

Ⅰ 수동수송

수동수송이란 세포막을 통한 물질이동의 가장 기본적인 과정으로, 일반적으로

그림 1-8 생체막 내외의 농도차에 의한 여러 가지 물질이동

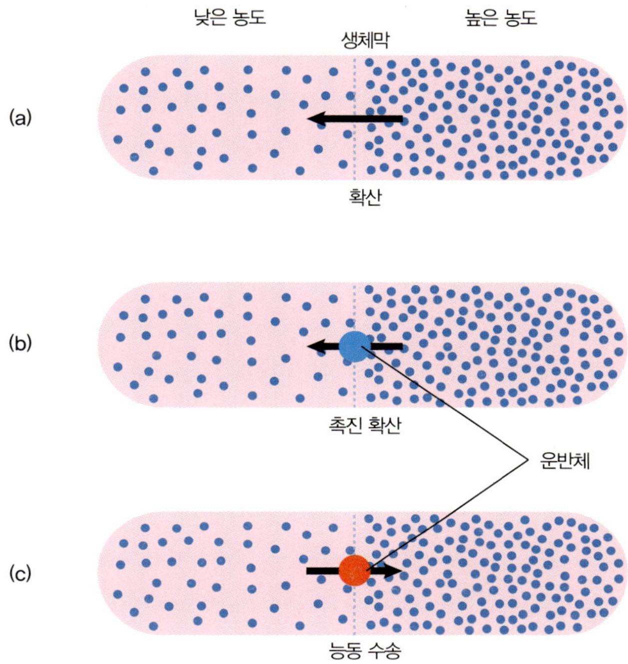

물리·화학적 법칙에 따라 자연적으로 일어나는 현상이다. 에너지를 필요로 하지 않고 막 내외의 물질의 전기적·화학적 농도의 차이에 의해서 농도가 높은 곳에서 낮은 곳으로 이동하는 것을 말한다. 확산, 삼투, 여과, 전기영동 현상 등이 이에 속한다 그림 1-8.

(1) 확산

확산 passive diffusion은 물질을 구성하는 분자들이 무질서한 브라운운동에 의해서 용액에 녹아 고루 퍼져 나가는 현상이다. 물질의 이동속도는 물질의 농도차가 클수록, 온도가 높을수록, 확산이 일어날 수 있는 세포막의 면적이 넓을수록 세포막의 투과도 permeability가 클수록 빠르다. 즉, 동일한 온도 조건(체온)에서 단위시간에 단위면적당 세포막을 통한 물질의 이동량 flux은 원동력의 크기 및 그 물질의 세포막 투과도와 비례한다. 세포막의 투과도는 비전해질의 경우 지방용해도가 클수록 분자량이 작을수록 크며, 전해질의 경우 수화된 이온의 크기가 작을수록 크다 그림 1-8(a).

물질의 유형에 따른 물질이동의 원동력은 다음과 같다.

- **용질의 경우:** 세포막이 용질과 용매를 모두 투과시킬 수 있을 때, 세포내액과 세포외액 용질의 농도차 concentration gradient에 의해서 물질이동이 일어난다.
- **이온의 경우:** 전위차 electrical gradient에 의해 확산된다. 생체막의 내측과 외측은 전하를 달리하고 있으며(내측은 음(−)전하, 외측은 양(+)전하), 막 내외의 전위차가 존재(안정막 전위 −60∼−90mV)한다. 용액 내에서 전기를 띠고 있는 물질, 즉 이온들의 이동은 전위차에 의해 좌우된다.
- **기체의 경우:** 막 내외의 기체분압 partial pressure의 차이에 의해서 확산된다. 예를 들면, 산소는 산소분압(PO_2)이 높은 폐포로부터 낮은 혈액 중으로 이동하고, 탄산가스는 탄산가스분압(PCO_2)이 높은 혈액으로부터 낮은 폐포 쪽으로 이동한다.

(2) 촉진확산

촉진확산 facilitated diffusion은 보통의 확산과 마찬가지로 물질의 농도차에 의해서 높은 곳에서 낮은 곳으로 물질이동이 일어난다. 그러나 세포막 내에 운반체 carrier가 존재하므로 보통의 확산보다 이동 속도가 빠르지만, 포화현상을 보인다. 운반체가 포화되면 더 이상 이동 속도가 증가하지 않기 때문이다. 촉진확산은 능동수송과 같이 매개수송 체계 carrier mediated transport에 속한다 그림 1-8(b).

그림 1-9 운반체를 통한 물질이동 모델

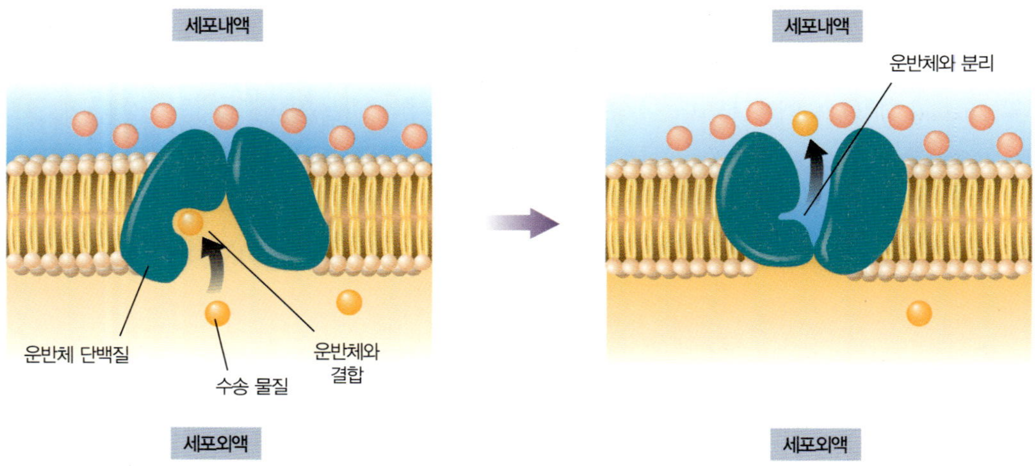

(3) 삼투

삼투 osmosis란 용질은 투과하지 않고 용매만 투과시키는 반투막 semipermeable membrane을 통한 물의 확산을 말한다. 다시 말하면 물의 농도(함량)가 높은 용액 쪽에서 낮은 쪽으로 물 분자가 확산하는 현상이다. 삼투압은 용매에 용해되어 있는 용질의 농도에 비례하므로 물 분자는 삼투압이 낮은 쪽에서 높은 쪽으로 이동한다.

2 능동수송

능동수송 active transport이란 분자 또는 이온이 세포막을 통하여 에너지 ATP를 소모하며 물질의 전기적·화학적 농도의 기울기(전위경사 potential gradient)에 역행하여 이동하는 현상이다. 물질의 농도가 낮은 곳에서 높은 곳으로 역행하여 물질 이동이 일어나는 현상으로 펌프와 같다. 능동수송은 운반체 단백질 carrier protein에 의해 일어난다 그림 1-8(c) 그림 1-9. 지방에 불용성인 물질이 세포막을 통과하려면, 일시적으로 지방에 용해되는 상태로 하여 세포막을 효과적으로 통과시켜 주는 물질인 운반체의 도움이 필요하다.

운반체의 종류는 운반되는 물질에 따라 특이성을 갖으며, 화학적으로 비슷한 구조를 갖는 물질은 동일한 운반체를 사용한다. 이때 이동되는 물질끼리 서로 운반체를 차지하기 위해 경쟁하기 때문에 어떤 이동물질이 단독으로 존재할 때보다 경쟁 물질이 있으면 이동속도가 저하된다. 이러한 현상을 경쟁적 저해 competitive inhibition라고 한다. 세포막에는 한정된 수의 운반체가 존재하므로 단위시간에 최대로 운반될 수 있는 양이 한정되어 있으므로 촉진확산의 경우처럼 포화 saturation현상을 나타낸다.

수동수송
에너지를 필요로 하지 않으며, 농도 기울기에 따라서 생체막을 통과하는 물질이동

능동수송
에너지를 필요로 하며, 농도 기울기에 역행하여 생체막을 통과하는 물질 이동

운반체 단백질
수송되는 물질에 결합하는 막 단백질

3 음세포작용

음세포작용 pinocytosis (cell drinking)은 어떤 분자들이 세포막의 구조적 장벽을 통과할 수 없을 때, 세포막이 조그만 주머니 vesicle를 형성하여 함몰하면서 이동 물질을 삼켜 세포 내로 수송하는 세포내섭취 endocytosis를 말한다. 역방향으로, 즉 세포 내 물질을 세포 밖으로 이동시키는 경우는 세포질에 존재하는 조그만 주머니를 세포막과 융합시켜 주머니 속의 내용물을 세포 밖으로 수송하는 과정을

그림 1-10 음세포작용

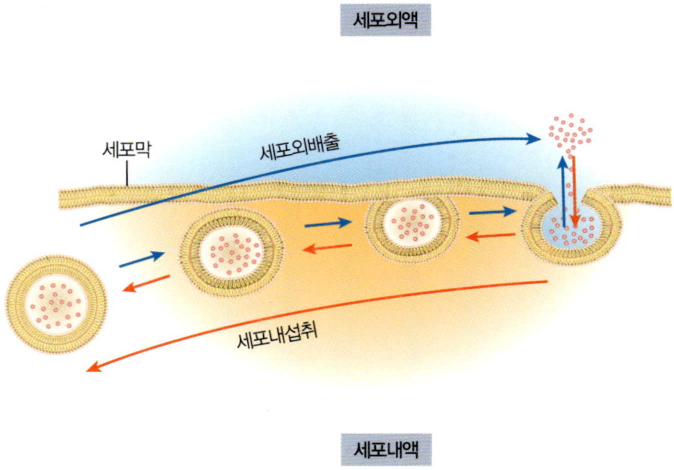

세포외배출 exocytosis이라 한다 그림 1-10 .

음세포작용에는 소량의 세포외액(액체)만을 함유한 주머니에 의해 물질이동이 일어나는 액체 세포내섭취 fluid endocytosis와 어떤 물질 분자들이 세포막 표면의 단백질 분자들과 결합하여 세포외액과 함께 세포안으로 이동하는 흡착 세포내섭취 adsorptive endocytosis가 있다. 또 다른 유형의 세포내섭취로 **식세포작용** phagocytosis(cell eating)을 들 수 있다. 이는 박테리아나 손상된 세포 조각과 같이 커다란 입자가 세포에 의해 먹히는 과정으로, 주로 백혈구와 같이 면역계에 작용하는 특수 세포에서 일어난다. 세포내섭취나 세포외배출은 대사에너지를 필요로 한다. 음세포작용에 의한 물질이동 과정을 보면 세포막이 형성한 주머니는 세포질 내에서 새로운 소낭을 형성하고 세포막과 격리된 후에, 이 소낭은 **엔도솜** endosome이라고 불리는 세포소기관의 막과 융합을 통해 다른 소기관으로 내용물이 수송된다. 한편 식세포작용에 의해 세포 내로 들어온 소낭은 엔도솜에 융합하고 가수분해 효소를 많이 가지고 있는 리소좀에 운반되어 소화된다. 박테리아의 식세포작용과 리소좀의 소화효소에 의한 과정은 세균에 대한 신체의 방어기전으로 매우 중요하다.

알아두기 암세포란?

암세포 cancer cell는 조절되지 않은 채로 무한히 세포분열이 일어나며, 특정기능 세포 specialized cells로 분화되지 않는다. 암세포는 원래 한 종류의 조직에서 유래하지만, 혈관이나 림프관을 갖는 다른 조직이나 기관으로 전이되어 퍼져 나간다. 그러나 주위의 정상 세포들과 협조 및 조정 체계를 이루지 않는다.

왜 암치료를 위해서 암세포를 죽이거나 제거하는 것이 꼭 필요한가? 암세포는 특정 기능을 갖는 세포로 분화되지 않기 때문에, 정상 세포들이 수행하는 기능을 수행할 수 없다. 또한 암세포가 정상 세포의 자리를 차지함으로써 조직을 파괴하고 기능 장애를 일으키기 때문이다.

암세포는 일반적으로 핵이 크고 세포질의 양이 적은 것이 특징이다. 이는 활발하게 분열 중에 있는 세포는 핵 내에 더 많은 DNA를 보유하게 되는데, 암세포는 분열속도가 빠르기 때문이다. 암세포는 세포분열 속도가 너무 빨라서 딸 세포들 daughter cells이 새로운 세포질을 합성할 만한 시간적 여유를 갖지 못한다. 따라서 정상 세포보다 상대적으로 세포질의 양이 적다.

CHAPTER 2

체액과 항상성 조절

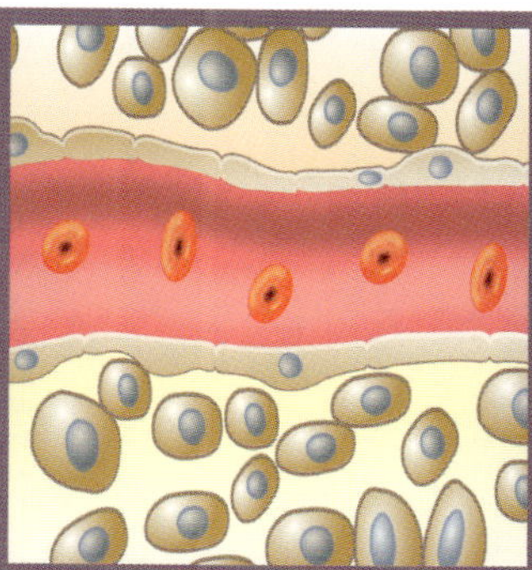

1. 체액의 분포와 기능
2. 신체의 항상성과 조절계
3. 체온의 항상성 조절
4. 체액의 산-염기 및 삼투질 농도 조절

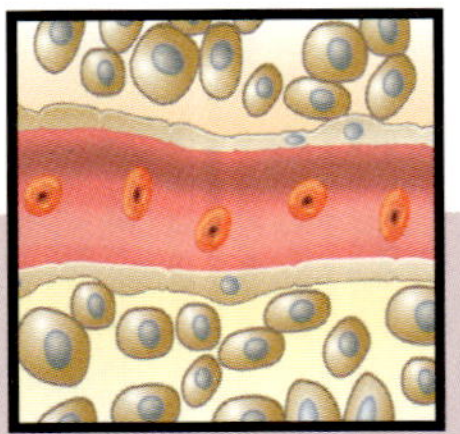

세포들은 세포막으로 경계를 삼고, 세포외액과 세포내액을 분리·구분한다. 세포가 정상적인 기능을 수행하기 위해서는 세포를 둘러싸고 있는 내부환경, 즉 세포외액의 조성을 일정하게 유지하는 것이 가장 중요하다. 신체는 내부환경을 일정하게 유지하려는, 즉 항상성을 유지하려는 다양한 능력을 가지고 있다. 각기 기능이 다른 세포끼리 어떻게 항상성을 유지하면서 통합될 수 있는가? 이것은 세포들 간의 빠르고 효율적인 소통에 의해서 가능하다. 대부분의 세포들은 소통의 수단으로 화학적 신호나 전기적 신호를 이용한다. 신호를 통한 정보전달은 주로 신경계와 내분비계에서 담당하는데, 비교적 가까운 근거리에서 일어나는 경우(국소적 소통 local communication)와 멀리 떨어져 있는 세포에게 일어나는 경우(원거리소통 long distance communication)가 있다. 세포 밖에서 세포 내로 정보를 전달하기 위해서는 신호물질이 세포막을 통과해야 하는데, 어떤 신호물질은 세포막을 통과할 수 있지만, 다른 어떤 물질은 세포막을 통과할 수 없다. 세포막을 통과할 수 없는 신호물질은 세포 내에서 번역되는 과정을 거치는데, 이 과정을 신호전달계 signal transduction system라고 한다.

Key words

내부환경 **internal environment**
설정점 **set point**
세포내액 **intracellular fluid, ICF**
세포외액 **extracellular fluid, ECF**
완충제 **buffer**
자가분비물질 **autocrine**
측분비물질 **paracrine**
체온조절중추 **thermoregulatory center**
항상성 **homeostasis**
호르몬 **hormone**

1. 체액의 분포와 기능

1 총 체수분량

성인의 총 체수분 함량 total body water, TBW은 체중에 대해 남성은 55~60%, 여성은 50~55%를 나타낸다. 총 체수분량은 연령에 따라 다르다. 유아 및 성장기에는 체수분 함량이 많으며, 나이가 들어감에 따라 점차 감소한다 표 2-1.

성인의 체수분량은 체지방량과 역비례 관계에 있다. 즉, 지방이 많을수록 수분량이 상대적으로 적게 평가된다. 여성이 남성보다 근육량은 적고 체지방량이 많으므로 체수분량은 상대적으로 적다. 이처럼 체수분 함량은 체지방 함량에 따라 달리 평가되므로, 생리학에서 체성분을 제시할 경우, 실제 체중보다는 제지방체중 fat-free mass; lean body mass, LBM을 더 많이 사용한다. 제지방체중의 체성분 함량은 거의 일정하며 lean body constancy, 수분 함량은 약 73%가 된다.

수분 함량은 체조직에 따라 다르다. 지방조직과 뼈와 치아 등을 제외하면, 대부분 조직은 70% 이상의 수분을 포함한다. 혈액과 신장 조직은 약 83%를, 심장과 폐는 약 79%, 비장과 근육과 뇌와 장 조직은 약 76%, 피부는 약 72%, 간 조직은 약 68%, 뼈는 약 22%, 지방 조직은 약 10%, 치아 조직은 약 5%를 함유한다. 총 체수분량의 50% 이상이 근육에 함유되어 있는데, 이는 근육이 체중의 45% 정도를 차지하기 때문이다.

표 2-1 연령에 따른 체수분 함량(희석법에 의한 측정치)

(%체중)

연령	총 체수분량(%)	연령	총 체수분량(%)
0-5개월	72.2	6개월-1세	69.5
2-6세	63.1	7-16세	58.4
22-58세	51.7	71-84세	50.8

2 체액의 기능

체수분(체액)은 신체의 구조와 형태를 유지하며, 세포대사에 필요한 환경을 제공하고, 물질수송(영양소의 흡수·분비·배설)의 수단이 되며, 용매로서 체내 화학반응에 관여하고, 열용량이 커서 체온유지의 수단으로 작용하는 등 생명유지에 있어서 가장 중요한 역할을 하는 필수 물질이다.

건강인의 경우 물을 섭취하며 절식을 하는 경우 수십 일간 생존이 가능하나, 물을 섭취하지 않는 경우는 5~10일밖에 견디지 못한다. 체액의 1%가 손실되면 갈증을 느끼게 되고, 10%가 감소되면 모든 생리기능의 장애가 나타나며, 20% 이상 손실 시에는 사망에 이르기도 한다. 탈수 시에는 수분과 함께 고형성분이 손실되고, 수분중독 시에는 체액이 묽어진다. 이러한 수분 평형이상은 불쾌감, 구역질, 두통, 메스꺼움, 정신착란, 경련, 혼수 등의 증상을 야기하며, 심하면 사망에 이르기도 한다.

3 체액의 구획과 조성

세포내액
세포 내에 존재하는 수분으로 모든 생화학적 반응이 일어나는 장소

세포외액
혈장과 세포들 사이에 있는 간질액을 합한 것으로 세포의 내부환경으로 역할

신체 수분은 세포 내와 세포 주위, 그리고 혈관 내에 존재한다. 세포 내에 존재하는 수분을 **세포내액** intracellular fluid, ICF이라고 하며, 혈액과 세포를 둘러싸고 있는 공간에 존재하는 체액을 합쳐서 **세포외액** extracellular fluid, ECF이라고 부른다. 세포외액 중 약 20%만이 혈액의 액체 부분, 즉 혈장 plasma에 존재한다. 나머지 80%의 세포외액은 세포들 사이에 존재하며, **세포간질액** interstitial fluid, ISF 또는 조직액 tissue fluid이라 부른다 그림 2-1. 체액의 구획에 따른 체액량을 보면 표 2-2, 총 체액량의 2/3가 세포내액이고, 나머지 1/3은 세포외액이다. 이 세포외액의 약 80%가 세포간질액이고, 약 20%가 혈장이다.

세포내액과 세포외액의 비율은 성과 연령에 따라 다소 차이가 있는데, 일반적으로 성인에 비해 성장기 유아에서, 남성에 비해 여성에서 세포외액이 많은 편이다.

그림 2-1 체액의 구획과 분포

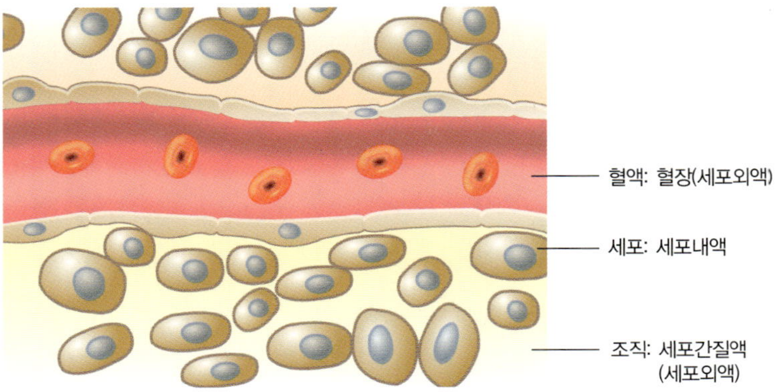

표 2-2 체액의 구획과 체액량(성인 체중 70kg)

체액의 구획	체액량(L)	% 체중
세포외액(ECF)	14	20
혈장(Plasma)	3	5
세포간질액(ISF)	11	15
세포내액(ICF)	28	40
총 체액량(TBW)	42	60

생리학에서 **구획** compartment은 중요한 일반 원리이다. 구획은 구획들 사이의 장벽(막 구조)에 의해서 이루어진다. 세포내액과 세포외액인 간질액 사이에는 세포막이 존재하고, 간질액과 혈장 사이에는 모세혈관이 존재한다. 이들 각 구획 내 물질의 조성은 물질이동을 결정하는 장벽(막)의 특성에 따라 다르다. 즉 수분은 세포 내외를 자유롭게 통과할 수 있지만, 세포 내외의 이온 조성은 세포를 둘러싸고 있는 세포막의 성질에 따라 현저한 차이가 있다. 세포내액은 그림 2-2에서 보는

그림 2-2 세포내액과 세포외액의 조성

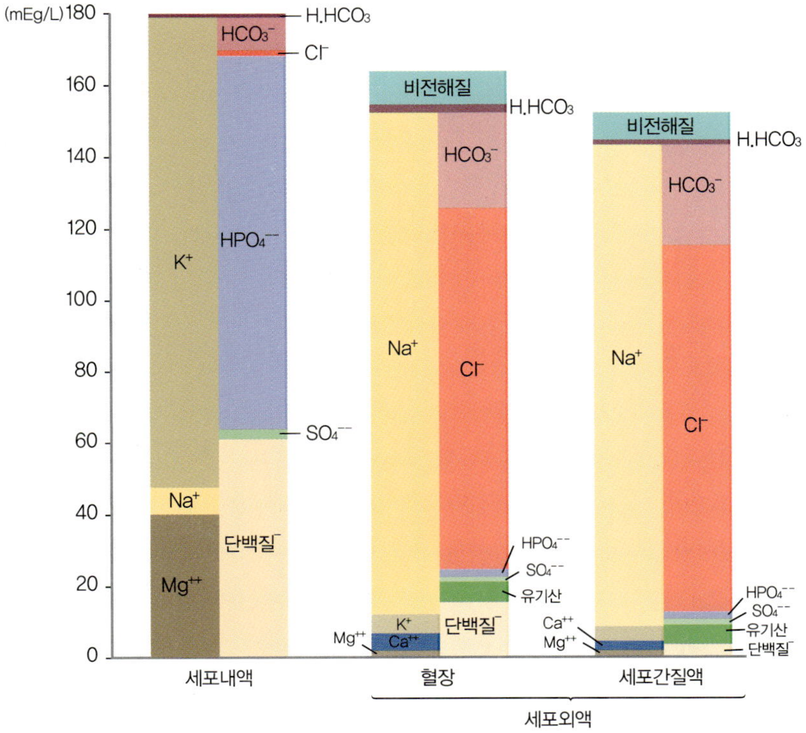

바와 같이, 주로 포타슘이온 K^+, 마그네슘이온 Mg^{++} 인산이온 HPO_4^{2-}, 단백질이온 등의 이온 조성을 보이는 반면, 세포외액의 주요 이온은 나트륨이온 Na^+, 염소이온 Cl^-, 중탄산이온 HCO_3^-으로 서로 매우 다르다. 이처럼 세포막을 경계로 체액 조성의 차이를 유지하는 것은 세포가 자신의 특유한 기능을 유지하는 하나의 중요한 방법이다. 예를 들어, 세포내액은 성장과 대사 활동을 조절하는 데 필요한 많은 종류의 단백질을 포함하고 있다.

세포외액의 두 구성요소인 세포간질액과 혈장은 가장 작은 혈관인 모세혈관의 세포벽에 의해서 구분된다. 모세혈관은 한 층의 내피세포로 되어 있으므로 혈장 단백질을 제외한 작은 분자들, 즉 산소와 전해질과 기타 대사물질들은 모세혈관을 통과할 수 있고 세포간질액과 교환될 수 있다.

이와 같은 물질이동 때문에 혈장과 세포간질액의 조성은 단백질 함량을 제외하면 사실상 거의 동일하다. 즉, 혈장의 단백질 농도가 세포간질액보다 높은 것을 예외로 하면, 세포외액은 전체가 균일한 조성을 보인다.

세포내액은 생명의 본체가 되는 모든 생화학적 반응이 일어나는 곳이다. 반면 세포외액은 신체의 내부환경 internal environment으로서 ① 세포가 필요로 하는 산소와 영양소를 공급하고, ② 세포에서 생성된 노폐물을 외부로 제거하며, ③ 삼투질 농도와 산도 pH를 일정하게 유지함으로써 세포의 기능을 원활하게 하는 역할을 한다.

내부환경
세포를 둘러싸고 있는 환경으로서 세포외액을 의미함

2. 신체의 항상성과 조절계

대부분의 세포는 개체의 외부환경 external environment과 직접 접촉하지 않으며, 조직의 내부환경 internal environment 안에 존재한다.

체내 세포는 체온, 혈압, 맥박수, 혈액의 산도와 성분들, 체수분량 등과 같은 여러 가지 물리적·화학적 변수들이 좁은 범위 내에서 일정하게 유지되어야 정상적인 생명활동을 수행할 수 있다. 예를 들면, 체온은 36~37℃를, 혈액의 산도는 pH 7.35~7.45를, 혈액의 칼슘 농도는 9~11mg/dL를 유지해야 한다. 신체는 내부환경이 정상범위로 유지되고 있을 때 건강상태가 유지되며, 내부환경의 균형이 깨지면 건강을 잃게 된다 그림 2-3. 다시 말하면, 신체의 내부환경의 항상성이 유지되고 있을 때를 **건강상태**라고 하며, 항상성이 깨진 상태를 **질병상태**라고 한다. 건강검진의 주요 내용인 혈액검사는 혈액 성분의 항상성을 보는 것이다.

그림 2-3 항상성에 따른 신체의 건강상태

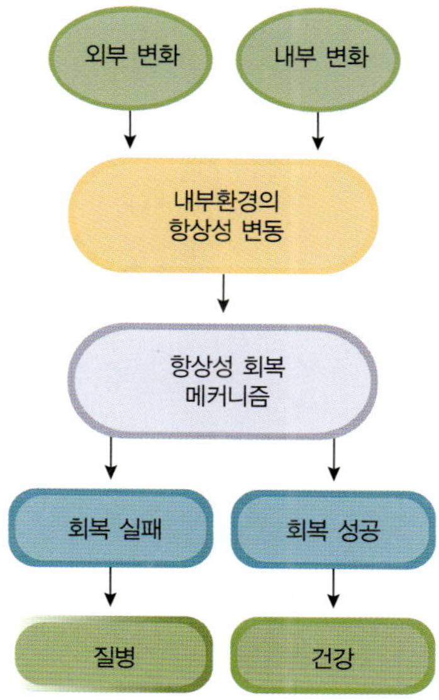

I 항상성의 개념과 일반적 특성

(1) 항상성의 개념

19세기 중반 프랑스 생리학자, 클로드 베르나르 Claude Bernard는 신체 내부환경 internal environment의 조건(수분, 산소, 체온, 혈압, 맥박, 영양소 등)을 일정하게 유지하는 것이 건강의 유지와, 생명현상의 원활한 진행을 위한 기초적 조건임을 밝혔다. 그 후 1929년 미국 생리학자, 월터 캐논 Walter B. Cannon은 내부환경을 상대적으로 일정하게 유지하는 생리적 조절과정을 **항상성** homeostasis이라는 말로 개념을 정립하였다. 즉, 항상성은 불안정한 내부환경을 정상상태 original state로 빨리 회복시키려는 여러 가지 생리적 조절과정이며, 상대적으로 일정한 내부환경을 말한다. 여기서 내부환경이란 세포외액 extracellular fluid, ECF을 의미하며, 실용적으로는 혈장 plasma을 의미한다. 즉, 혈장성분은 일정하게 유지되어야 한다.

> **항상성** homeostasis
> 내부환경을 일정하게 유지하려는 생리적 조절과정. 어원 *homeo*는 like or similar, *stasis*는 condition or standing still의 의미

항상성 조절 homeostatic control은 고정된 부동의 상태를 유지하는 것이 아니라 정상상태 steady state를 유지하는 것으로, 끊임없이 대사작용을 이루면서 동적평형(dynamic equilibrium; homeodynamics라고도 함)을 유지하는 것이다. 따라서 정상상태는 설정점 set point(작용점 operating point)을 기준으로 유입과 유출의 균형에 의해서 이루어진다.

> **설정점**
> 항상성 조절계에서 기준이 되는 정상 수준

항상성 조절계는 생물체가 고등할수록 발달되어 있고, 자율신경계와 내분비계의 작용에 의해서 자동적·통합적으로 이루어진다.

(2) 항상성 조절계의 일반적 특성

① 내부환경의 안정성은 변수의 유입과 유출의 균형에 의해서 이루어진다. 즉 유입과 유출의 절대적인 크기가 아니라, 이 둘 사이의 균형(balance; 출납)을 말하며, '풀 pool' 의 개념으로 이해하면 된다.

그림 2-4에서 보는 바와 같이 신체의 전체 평형은 신체의 순획득량 net gain과 순손실량 net loss의 균형에 달려 있다. 풀의 농도는 유입량(음식물과 내인성 물질)과 유출량(대사량과 배설량)의 영향을 받으며, 또한 저장되거나 다른 물질로 전환되면서 균형을 이룬다.

특정 물질의 경우 체내 전체 평형에는 세 가지 상태가 있을 수 있다.

- **손실량이 공급량을 초과한 상태** : 체내에 특정 물질의 총량이 감소하면, 음(−)의 평형 negative balance 상태를 나타낸다.
- **공급량이 손실량을 초과한 상태** : 체내에 특정 물질의 총량이 증가하면, 양(+)의 평형 positive balance 상태를 나타낸다.
- **공급량과 손실량이 같은 상태** : 안정한 평형 stable balance 상태를 나타낸다.

② 체내 모든 기관은 내부환경을 일정하게 유지하려는 방향으로 작동하기 때문에 대부분의 항상성 조절 메커니즘은 변화와 반대되는 방향의 반응을 유발한다. 즉, 원래값을 회복하려는 방향으로 반응한다. 이것을 **음성 피드백** negative feedback(음성되먹임)이라고 하며, 원래값(설정점)으로 돌아가는 방향으로 반응을 일으킨다 그림 2-5. 예외적으로 분만 시 진통 과정과 같은 몇몇의 양성 피드백

그림 2-4 물질의 균형

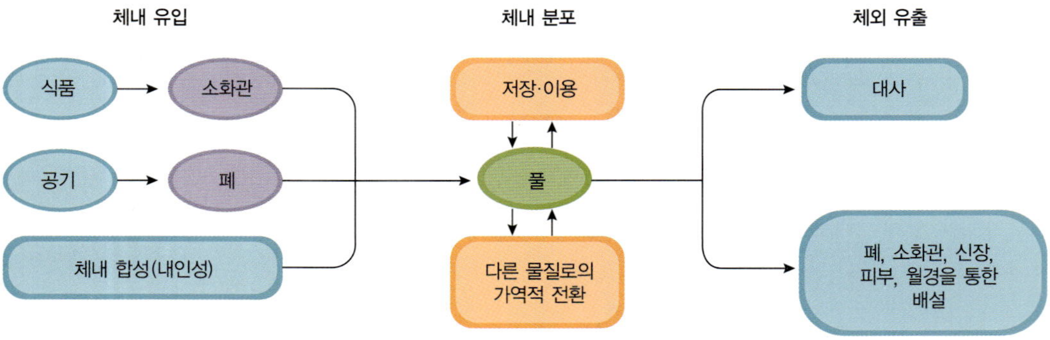

positive feedback의 반응도 있으나, 양성 피드백은 대부분의 생리적 과정에서는 악순환을 초래한다.

음성 피드백은 기관, 세포 및 분자 수준에서 다양하게 일어나며, 호르몬뿐 아니라 많은 효소 반응들도 음성 피드백에 의해서 조절된다. 예를 들면, 효소에 의해 기질로부터 생성되는 생성물이 그 이후 효소작용을 억제하는 쪽으로 작용한다.

그림 2-5 반사조절 경로와 음성 피드백

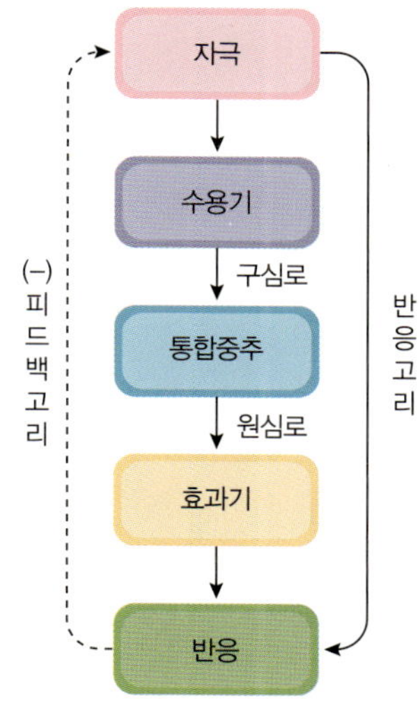

③ 내부환경의 어떤 조절 변수는 외부환경의 상황에 따라 다소간 좁은 범위 narrow range 내에서 조절된다. 따라서 정상 수준이라는 것은 단일값 single point이 될 수 없다.

④ 항상성 조절계의 기준이 되는 설정점 set point은 재설정될 수 있다. 즉, 설정점이 생리학적으로 높아지거나 낮아질 수 있다. 외부환경의 변화는 이미 존재하는 설정점으로부터 변수를 변화시킬 수 있을 뿐만 아니라 생리적 범위 내에서 변경되거나 재설정될 수 있다. 체온조절에서 일주리듬 circadian rhythm이나 발열과정에서 체온의 변화 등을 예로 들 수 있다.

⑤ 모든 조절 변수의 항상성 유지가 동시에 가능한 것은 아니다. 생명유지의 중요도에 따라 위계질서 hierarchy가 있다. 즉, 어떤 중요한 변수의 일정 수준을 유지하기 위해 다른 변수들의 항상성이 크게 변화될 수도 있다. 예를 들면, 혈액의 산도를 유지하기 위해 혈액의 이산화탄소(CO_2) 농도가 크게 변한다. 그러나 하나의 시스템이 항상성을 크게 벗어나면, 체내의 다른 시스템들이 항상성을 유지하지 못하게 된다. 체내의 모든 주요 기관계가 항상성을 유지하고 있다면, 건강상 좋은 상태에 있는 것이다.

(3) 항상성 조절의 내용

20세기 여러 학자들의 연구결과를 기초로 하여 월터 캐논 W. B. Cannon이 제시한 항상성 조절변수 parameters의 내용은 다음과 같다.

- 세포활동에 영향을 미치는 환경조건에 대한 항상성 : 활동하는 세포에 작용하는

환경조건을 일정하게 유지해야 할 체온, 체액의 pH, 체액의 삼투압 등.

- **세포의 수요를 만족시키는 물질에 대한 항상성** : 개개의 세포가 정상적인 생명활동을 유지하기 위해서 필요로 하는 에너지 영양소, 체수분, 무기질 이온, 비타민, 효소, 산소 등.
- **내분비물질에 대한 항상성** : 세포끼리의 소통을 위한 물질로서 일정하게 공급되어야 하는 호르몬, 또는 세포 간 전달물질 등.

효소 enzyme
화학 반응을 가속화하는 촉매 단백질

위와 같이 세포활동에 필요한 물리적 환경뿐 아니라 대사활동에 필요한 영양소와 산소의 공급, 대사산물의 배설 등의 조절변수는 주로 세포에 존재하는 효소 활성과 내분비 물질에 의존한다. 따라서 항상성 조절계는 매우 정교하고도 복잡한 신경계와 내분비계의 조절작용에 의해서 성립된다.

2 항상성 조절 메커니즘

(1) 항상성 조절 과정

항상성 조절 homeostatic control이란 체내 또는 체외로부터 받은 자극 또는 변화에 의해서 초래될 수 있는 혼란을 최소화하기 위하여 일어나는 조절과정을 말한다. 신체 내외로부터의 자극은 수용기 receptor들에 의해 구심성 신경 afferent nerve을 통해 중추신경계로 전달되고, 중추신경계 central nervous system, CNS는 자극을 분석하여 원심성 신경 efferent nerve을 통해 효과기 effector에 전달하여 적절한 반응 response을 하게 한다 그림 2-5.

항상성 조절 과정은 '자극 또는 조절변수의 변동 → 자극 평가 및 반응 개시 → 세포 또는 조직에서 반응 수행' 의 순서로 이루어진다.

(2) 항상성 조절 경로

① 국소조절

측분비 물질
세포에서 분비된 화학물질이 이웃 세포에 작용하는 세포 간 화학전령

국소조절 local control은 가장 단순한 조절계로서, 관련 조직이나 세포의 인접 부위에서 어떤 자극이나 변화를 감지하고, 그 변화가 일어난 부위에 국한하여 반응이 일어나는 것이다. 이 경우 주로 세포에서 합성·분비되어 인근 세포에 작용하는 측분비 paracrine 물질이나 바로 자기 세포에 작용하는 자가분비 autocrine

물질에 의해서 반응한다. 예를 들면, 운동으로 어떤 조직에 산소 공급이 감소됐을 때, 이들 조직세포에서 분비된 이산화탄소나 젖산 등에 의해 혈액을 운반하는 모세혈관이 이완·확장되어 보다 많은 혈액과 산소가 그 조직에 공급되도록 반응한다.

자가분비 물질
세포에서 분비된 화학물질이 분비한 바로 그 세포에 작용하는 화학전령

② 반사조절

반사조절 reflex control은 보다 복잡하고 체계적인 항상성 조절계로서 자극-반응의 연쇄적인 경로에 의해서 반사적으로 조절되는 것을 말한다. 이는 반응을 결정하는 곳(통합중추)과 반응하는 곳이 떨어져 있어서 전기적 신호 electrical signal 또는 화학적 신호 chemical signal를 보내 반응을 개시하며, 신경계와 내분비계가 주로 관여한다. 대체로 신경계를 통한 반응은 빠르고 즉각적이며, 내분비계는 화학 전령 messenger인 호르몬을 이용하므로 반응이 느리다.

호르몬
내분비세포에서 분비된 화학물질이 혈액을 통해 수송되어 표적세포에 작용하는 화학전령

③ 반사조절 경로

반사조절 경로를 반사궁 reflex arc이라고 하며, 그 구성요소는 그림 2-5에서 보는 바와 같이, '자극 → 수용기 → 구심로 → 통합중추 → 원심로 → 효과기 → 반응' 으로 되어 있다.

- **자극** : 항상성을 교란하는 신체내부 또는 외부환경의 변화로서 온도, 혈압, 산소량, 혈장의 칼슘 농도와 같이 감지될 수 있는 변수를 말한다.
- **수용기** : 끊임없이 환경 변화를 감시하고 감지하는 부분으로, 신체 내외의 자극을 받는 부분이다. 변화를 감지했을 때 신호를 생성하여 통합중추에 보낸다. 반사조절 경로에서의 수용기는 감각수용기 sensory receptor로서, 자극을 전기신호에 전달하기 위한 특정 세포군 또는 구조로 되어 있다. 존재하는 위치에 따라 중심수용기 central receptor와 말초수용기 peripheral receptor로 구분된다.

  중심수용기는 뇌와 가깝게 눈, 코, 귀, 혀 등에 분포되어 있는 수용기이다. 예를 들면 눈에는 빛, 코에는 냄새, 혀에는 맛, 피부에는 온도나 진동 또는 아픔의 자극을 감지하는 수용체가 존재한다. 말초수용기는 뇌 이외의 신체 조직에 널리 퍼져서 분포되어 있으며 화학물질, 온도, 압력, 삼투질 농도, 자세, 그리고 기계적 자극을 감지한다. 이들 모든 수용기는 반사 반응이 일

어날 수 있는 최소한의 자극 정도인 한계치(역치 threshold)를 갖고 있다.

- **구심로** : 자극을 통합중추에 전달하는 경로로서, 자극의 종류에 따라 다양하다. 신경계의 반사조절에서는 구심성 신경에 의해서 전기신호 및 화학신호를 통합중추에 보낸다. 그러나 내분비 조절계에서는 내분비 기관(세포)이 직접 자극을 받기 때문에 구심로는 없다.
- **통합중추** : 수용기로부터 받은 정보를 분석·통합하여 적절한 반응을 결정하는 부분이며, 또한 설정점을 결정하는 곳이다. 통합중추는 신경계 조절에서는 중추신경계에 있으며, 내분비계 조절에서는 내분비선이 된다.
- **원심로** : 통합중추로부터 통합된 정보를 효과기에 전달하는 경로이다. 신경계 반사조절에서는 원심성 신경에 의해서 전기신호나 화학신호를 이용하여 효과기에 전달한다. 주로 자율신경계가 역할을 한다. 내분비 조절계에서는 호르몬이 신호를 전달하는데, 순환하는 혈액에 분비되어 효과기에 도달한다.
- **효과기** : 반응을 실행하는 세포나 조직을 말한다. 신경계 조절에서는 표적기관 target organ으로 근육, 지방조직, 분비샘 등이 반응한다. 내분비계 조절에서는 각 호르몬과 결합할 수 있는 수용체 receptor를 가지고 있는 표적기관이 된다.
- **반응** : 세포와 조직에서 일어나는 반응과 신체 전체에서 일어나는 반응으로 나눌 수 있다. 세포 수준에서의 반응은 효소활성 조절, 기능 단백질의 합성, 물질이동 조절 등 표적기관에서 신호 리간드 signal ligand와 결합함으로써 생성되는 반응들이다. 신체 전체에서 일어나는 반응은 체온조절, 혈압조절 등과 같은 보다 일반적인 것들이다.

이상과 같이 항상성 조절 메커니즘은 자극에서 반응까지 연결되는 일련의 반응고리 response loop이다. 그러나 이때 반응이 자극의 크기를 감소시킬 수 없다면 원래의 정상값을 회복하기는 어려울 것이다. 따라서 항상성 조절계는 그림 2-5에서 보는 바와 같이, 또 하나의 고리를 가지고 있으며, 이것을 피드백고리 feedback loop라고 한다. 전형적인 반사조절계에서는 음성(−) 피드백의 성질을 나타내는데, 이것은 반응이 자극을 중화하거나 제거하는 효과를 나타낸다.

3. 체온의 항상성 조절

인간을 비롯한 포유류나 조류 등 항온동물 homeothermal animal은 외부 기온의 변화나 체내 열 생성량과 무관하게 매우 좁은 범위 내에서 체온의 항상성을 유지한다. 신체의 항상성 조절계의 한 예로서 체온조절 반사 thermoregulatory reflex에 대해서 살펴본다.

1 정상 체온

인체는 내부온도 internal temperature, 즉 중심체온 core temperature을 비교적 좁은 범위에서 일정하게 유지한다. 체온은 이론적으로 대동맥의 혈액 온도를 기준으로 하는 것이 원칙이지만, 실제로는 측정이 불가능하다. 따라서 환경온도에 따라 적게 변동하고, 혈액의 온도와 비슷한 겨드랑이 밑, 구강내, 직장내 또는 질내의 온도가 일반적으로 중심체온을 대표한다. 정상 체온은 약 37℃(평균 36.89℃ ±0.346℃)이며, 35.5~37.7℃의 좁은 범위에서 조절된다.

2 체열의 균형

인체는 항상 외부환경의 온도 변화와 체내 대사율의 변동을 겪고 있으므로, 체열의 균형 body heat balance은 끊임없이 도전 받는다. 그 결과, 체온이 변하고, 이러한 체온 변화는 자극으로 작용해 앞에서 설명한 항상성 반사조절계를 작동시킨다. 결국 효과기에서 열을 생산하거나 손실하도록 하여 체온을 정상 수준으로 유지하게 한다.

그림 2-6에서 보는 바와 같이, 외부 온도가 떨어지면 신체 표면에서 열 손실이 일어나 체온이 내려가기 쉽다. 이때 근육 떨림을 통해 열 생산량을 증가시키고, 피부 혈관의 수축과 몸 움츠리기를 통해 열 손실량을 줄이는 신체반응

그림 2-6 체온의 항상성 조절계

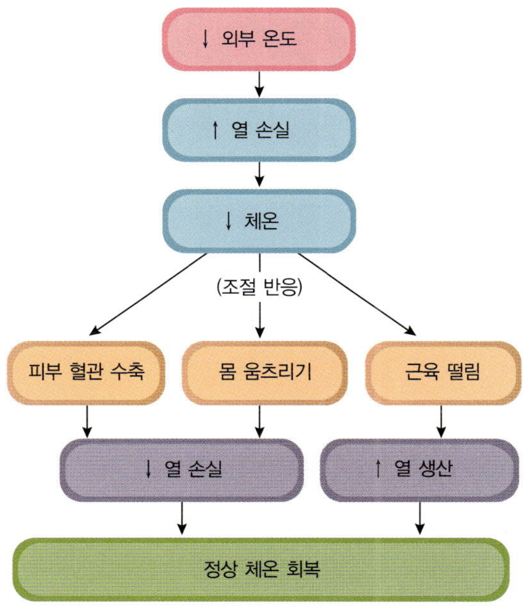

에 따라 체온을 상대적으로 일정하게 유지할 수 있다.

체열의 균형(항상성)은 열 생산량과 열 손실량이 동등한 경우에 이루어진다. 즉, '외부로부터 열의 유입량 external heat input + 신체 내부의 열 생산량 internal heat production = 열손실량 heat loss'이 되어야 한다.

체열의 생산은 물질의 대사과정, 음식물의 섭취, 근육활동 등 주로 화학반응에 의해서 일어난다. 이처럼 체온 유지를 위해 소모하는 열만큼 화학적 기전에 의해서 체열 생산을 증대시키는 과정을 화학적 체온조절 chemical thermoregulation이라고 한다.

체온조절
체열의 생산량과 손실량을 변동시킴으로써 체온을 항상 일정하게 유지하는 기전

체열의 손실은 각 장기로부터 생산된 열이 혈액에 전해져 전신을 순환할 때, 체표면에서의 복사, 전도, 대류, 증발 등과 호흡, 배뇨, 배변 등 물리적 방법에 의해서 조절된다. 이처럼 열 에너지의 물리적 성질을 이용하여 체온을 조절하는 것을 물리적 체온조절 physical thermoregulation이라고 한다.

3 체온조절 메커니즘

신체는 체열의 생산량과 손실량을 변화시켜 항상 체온의 동적 평형을 유지하는 기능을 가지고 있다. 이러한 체온의 항상성은 체온조절 반사 thermoregulatory reflex에 의해서 유지된다. 일반적으로 체온은 외부환경 온도보다 높지만, 환경온도가 25~30℃일 때는 혈류만으로도 체온의 항상성을 유지할 수 있다. 이것을 중립온도 범위 thermoneutral zone라고 한다.

그러나 그림 2-7에서 보는 바와 같이, 외부 온도의 변동 자극이 한계치(예: 중립온도 범위)를 벗어날 때, 또는 체온이 정상체온의 설정점을 벗어날 대 체온조절 반사 메커니즘이 작동하게 된다. 체온조절은 주로 신경계 반사조절에 의해서 이루어진다.

체온 변화는 온도수용기 thermoreceptor에 의해서 감지되는데, 외부환경의 온도 변화는 피부에 존재하는 말초온도수용기 peripheral thermoreceptor가, 운동·대사율 등으로 일어나는 중심체온의 변화는 시상하부나 복부 내장기관 등 신체 깊숙한 곳에 존재하는 중심온도수용기 central thermoreceptor가 자극을 받는다. 이들 자극은 신경경로를 통해 통합중추인 시상하부의 체온조절중추 thermoregulatory center에 전해진다. 체온조절중추로서는 시상하부 전부 anterior hypothalamus에 체온강하중추 heat loss center가, 시상하부 후부 posterior

체온조절중추
시상하부에 있으며, 체온강하중추와 체온상승중추가 있음

그림 2-7 체온조절반사

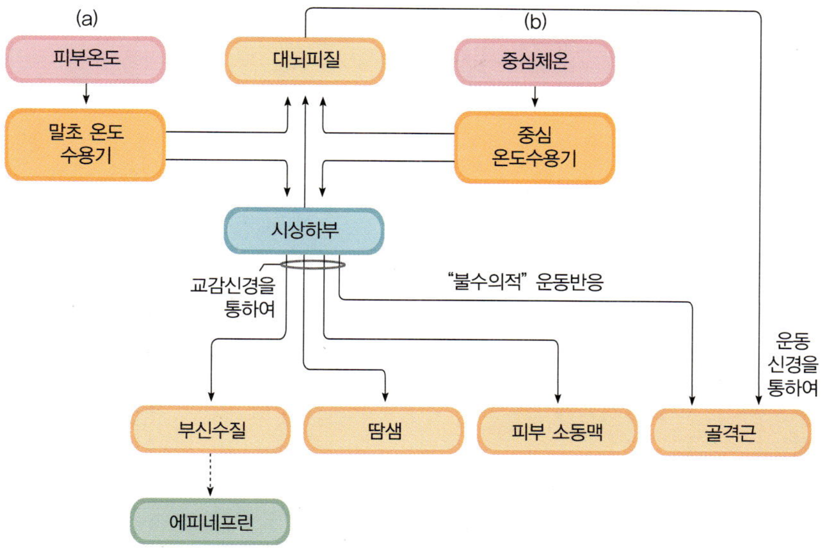

hypothalamus에 체온상승중추 heat conservation center가 있어서 각각 더울 때 또는 추울 때 체온을 조절하는 역할을 한다.

- **체온이 높은 환경** : 열에 의해서 자극받는 경우에 체온조절중추는 교감신경(콜린성 뉴런 cholinergic neuron)을 통해 열 손실량을 증가시키고, 열 생산량을 감소시키도록 반응을 유도한다. 즉, 피부혈관을 확장하고 땀샘을 자극하여 체열의 손실을 증가시키고, 근육운동과 수의적 활동량을 줄이고, 식욕을 억제함으로써 열 생산량을 감소시킨다. 옷을 시원하게 입거나 에어컨을 켜거나 선풍기를 돌리는 등, 열 발산량을 늘리는 행동을 보인다.
- **체온이 낮은 환경** : 한랭에 의해서 자극받는 경우에 체온조절중추는 교감신경(아드레날린성 신경 adrenergic neuron)과 운동신경을 통해 열 생산량을 증가시키고, 열 손실량을 감소시키도록 반응을 유도한다.

즉, 근육활동이나 떨림열생산 shivering thermogenesis, 식욕증진 등 에너지 대사량을 증가시키는 방식으로 열 생산량을 늘린다. 그리고 피부혈관의 수축과 몸 움츠리기 등으로 열 손실량을 줄인다. 대사속도를 증가시켜 열을 생산하는 비떨림 열생산 nonshivering thermogenesis이 있는데, 이는 주로 유아의 갈색지방조직에서 일어나며 체온조절에 중요한 의미를 갖는다. 행동 변

알아두기 **발열(fever)**

체온이 비정상적으로 상승하는 상태로 보통 38~39℃일 때를 말하고, 39℃ 이상을 고열이라고 한다. 41℃ 이상이면 뇌세포에 기능장애가 일어나는데, 42~44℃의 고체온이 수시간 지속되면 뇌세포는 불가역적인 장애를 일으켜, 의식장애와 사망으로 이어진다. 43℃는 세포가 생존할 수 없는 절대 한계체온이다.

발열의 원인

① 기계적 자극, 뇌종양, 뇌출혈 등 물리적 손상으로 인한 체온조절중추의 기능장애
② 각종 세균의 대사산물, 독소, 단백질 분해산물 등 발열물질 pyrogen에 의한 화학적 자극
③ 스트레스나 히스테리 같은 정신적 자극에 의해 체온조절중추가 자극 받음

발열 시 신체 내 변화를 보면 기초대사 항진, 에너지 대사 촉진(당 대사 항진, 간 근육 글리코겐 소모, 당신생 항진), 체단백질 분해 촉진(혈장 알부민 감소, 혈장 글로불린 증가, 면역체 증가), 지방 대사 항진(혈중 아세톤체 증가), 수분 결핍에 의한 탈수, 비타민 B와 비타민 C의 소모 증가, 전해질 농축에 의한 세포 내 삼투압 상승, 식욕부진, 소화능력 저하, 신장기능 저하에 의한 요량 감소, 에너지 대사 및 수분 대사 관련 호르몬 분비 변화, 심박수 증가, 호흡 촉진, 두통, 구토, 정신작업 능력의 저하 등이다.

화로서 따뜻한 의복을 입거나, 실온을 유지하려는 행동을 보인다.

이상에서 설명한 바와 같이, 신체 내외에 가해진 온·냉 자극에 의해서 온도수용기 thermoreceptor가 자극을 받아, 그 자극이 구심성 신경을 통해서 또는 직접 시상하부의 체온조절중추에 전해진다. 체온강하중추와 체온상승중추 간의 균형에 따라 개개인의 정상 체온이 설정되어 있다. 체온이 이 설정점을 벗어나면 반사조절기구가 작용한다. 이때 음성 피드백 메커니즘에 의해서 동적 평형이 유지되고, 체온은 항상 일정하게 유지된다.

4. 체액의 산-염기 및 삼투질 농도 조절

I 산-염기 항상성 조절

(1) 체액의 수소이온 농도와 pH

용액에서 수소이온(H^+)을 제공하는 분자나 이온을 산 acid이라고 하고, 역으로 수소이온을 받아들이는 물질을 염기 base라고 한다. 생체의 대사과정에서 수소

이온 농도는 단백질의 구조, 효소반응과 신경계 활동에 매우 민감하게 영향을 미친다. 따라서 신체의 내부환경, 즉 세포외액(혈액)의 수소이온 농도는 40nmol/L(44~ 36nmol/L)이고, pH는 7.4±0.05(7.36~7.44)로 거의 완벽하게 항상성을 유지하고 있다.

체내 대사과정에서 많은 산이 생성되기 때문에, 생체는 산을 중화하고 과잉의 산을 배설하여 체액의 수소이온 농도를 일정하게 유지하는 조절기전을 갖추고 있다. 예를 들어, 혈액의 산도가 정상 범위를 벗어나서 pH가 7.35 이하일 경우를 산혈증 acidosis이라고 하고, pH가 7.45 이상일 경우를 알칼리혈증 alkalosis이라고 한다. 만약 체액의 pH를 7.0~7.7에서 유지할 수 없다면 심각한 질병상태가 초래된다.

(2) 체액의 산-염기 평형 조절

체액의 산-염기 평형 acid-base balance은 주로 산의 유입량과 유출량의 균형에 의해서 이루어진다 그림 2-8.

- 전신의 세포조직에서 정상적인 대사 결과로 생성된 탄산가스는 혈중에서 약산으로 작용하여 수소이온을 생성한다.

그림 2-8 체내 산-염기의 평형

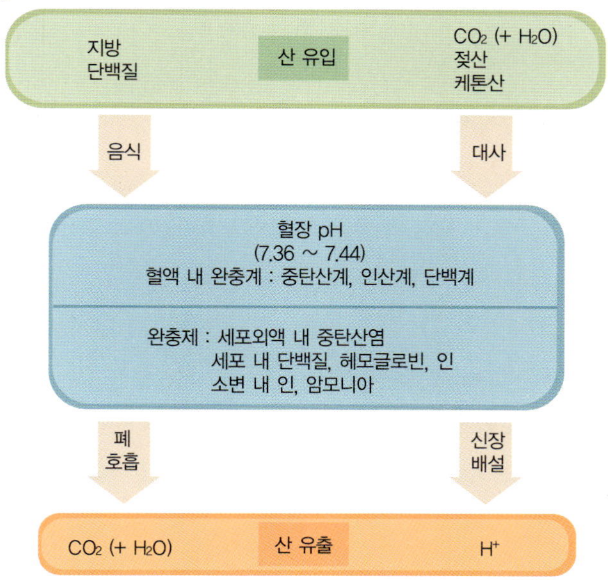

- 인단백질, 황단백질, 기타 유기물질의 대사 결과로 비휘발성인 인산(H_3PO_4) 또는 황산(H_2SO_4)이 생성된다.
- 근육운동으로 이산화탄소와 젖산 및 피루브산이 증가하고, 어떤 질환의 대사이상에서는 케톤체가 생성되어 산도를 높인다.
- 소화관에서 구토나 설사로 또는 소변으로 중탄산염을 손실한 경우, 역으로 수소이온을 얻는 결과를 초래하므로 산도를 높인다.

산의 유출량은 유기물 대사에서의 수소이온의 이용, 호흡으로 탄산가스의 배출, 구토로 인한 위액이나 소변을 통한 산 손실을 들 수 있다. 반면 염기의 유입과 유출은 산의 유입과 유출에 비하면 아주 적은 편이다. 음식물 섭취와 대사과정에서 공급되는 염기의 양이 매우 적기 때문이다.

체세포에서 만들어진 생리적 범위 내의 산과 알카리는 세포내액에서 조절되나 과잉의 산이나 알칼리는 세포외액으로 유출된다. 혈액으로 들어온 이들은 ① 혈액에서의 완충작용 buffering action, ② 폐에서의 이산화탄소 배출, ③ 신장에서의 산과 알칼리 배설 등을 통해 체액의 산-염기 평형이 엄격하게 조절된다. 첫 번째 완충작용에 의해서 pH의 변화를 막고, 다음으로 호흡계에서 pH 변화의 75%를 신속하게 반사조절을 통해 조정하며, 마지막으로 신장에서 비교적 천천히 나머지 25%의 pH 변화를 조정하여 효율적으로 정상 수준으로 되돌린다.

2 삼투질 농도 조절

(1) 체액의 삼투질 농도

삼투질 농도 osmolarity는 1L의 용액 속에 들어 있는 용질 입자 solute ions and molecules의 몰 농도를 말하며, 삼투질 농도의 단위는 Osm/L(osmol/L)를 사용한다(1Osm/L = 1,000mOsm/L). 포도당 1M 수용액은 1Osm/L이고, NaCl과 같이 수용액에서 이온으로 해리되는 물질은 몰 농도에 이온 수(n)를 곱한 값으로 NaCl 1M의 삼투질 농도는 2Osm/L이 된다,

> **등장액**
> 삼투질 농도와 같은 용액 (300mOsm/L)

삼투질 농도는 세포막을 통한 물질이동에 있어서 매우 중요하다. 체액의 삼투질 농도는 대략 300mOsm/L(등장액)이다. 만약 세포막을 통과하지 못하는 용질이 녹아 있는 수용액의 삼투질 농도가 300mOsm/L 이상인 용액(고장액)에 세포를 담그면, 세포내액의 물 분자가 세포 외로 확산 이동하기 때문에 세포는 쭈그러들

> **고장액**
> 체액의 삼투질 농도보다 높은 용액

것이다. 역으로 삼투질 농도가 300mOsm/L 이하인 용액(저장액)에 세포를 넣으면, 세포 내로 물분자가 이동하여 세포는 부풀어 오르게 된다.

저장액
체액의 삼투질 농도보다 낮은 용액

신체의 내부환경인 세포외액의 삼투질 농도는 좁은 범위에서 약 300mOsm/L (혈장: 285~295mOsm/L)로 일정하게 항상성을 유지하고 있다. 주로 신장에서 요의 배설을 통해 조절되는데, 이는 신장이 혈장 성분을 이용하여 요를 생성함에도 불구하고 삼투질 농도(요: 50~1400mOsm/L)가 혈장과는 전혀 다른 요를 배출할 수 있는 능력이 있기 때문이다. 체액의 삼투질 농도의 균형은 수분과 나트륨의 섭취와 배설의 평형에 의해서 이루어진다.

(2) 삼투질 농도 조절

건강인의 경우 체액의 삼투질 농도에 대한 항상성은 수분과 식염의 섭취와 배설의 균형에 의해 조절된다. 즉 세포외액의 수분 함량과 전해질 농도(주로 혈장의 나트륨 함량)를 조절하는 것이며, 대부분 신장에서 담당한다. 주로 자율신경계, 뇌하수체 호르몬 및 부신피질 호르몬의 작용에 의해서 조절되며, 혈액량 조절, 나트륨 농도 조절, 수분섭취 조절의 세 가지 과정으로 이루어진다.

CHAPTER 3

신경계

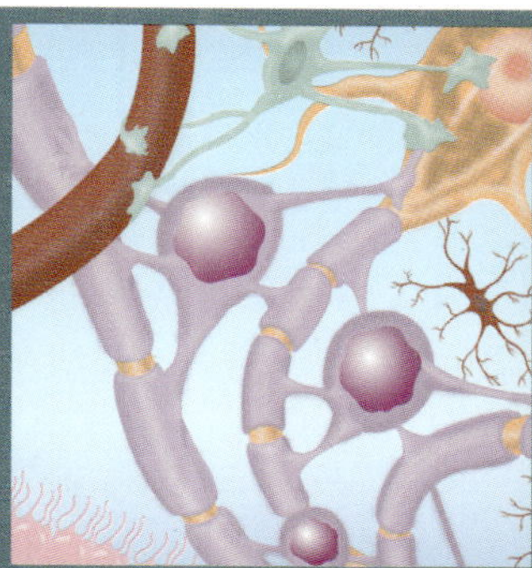

1. 중추신경계
2. 말초신경계
3. 신경세포의 구조
4. 신경세포의 작용

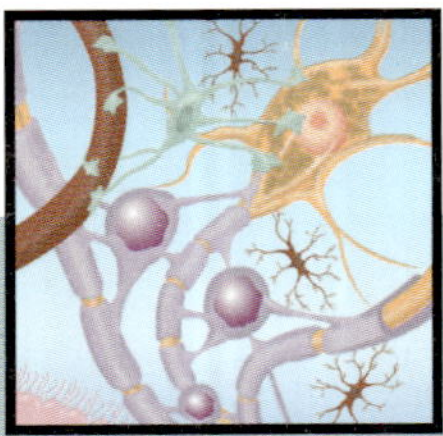

수많은 세포와 조직 그리고 기관으로 이루어져 있는 인체가 항상성을 유지하면서 적절한 활동을 수행하기 위해서는 신체 각 부위의 조직과 기관을 연락하고 조절해야 한다. 이런 기능을 담당하는 기관이 신경계와 내분비계이다.

신경계는 신경계 기능의 중심이 되는 중추신경계와 신체 부위를 연락하는 말초신경계로 이루어져 있다. 중추신경계는 뇌와 척수로 이루어지고, 말초신경계는 체성신경계와 자율신경계로 나누어진다. 신경계는 신경세포인 뉴런을 기본으로 한 신경조직으로 이루어져 있다.

신경계는 전신에 그물같이 분포되어 있어서 신경세포(뉴런)의 충동에 의한 흥분의 발생과 다른 신경세포로의 흥분 전달에 의해 인체 각 부위의 조직과 기관들의 작용을 통제하고 상호 협조하도록 조절한다.

Key words

간뇌 **diencephalon**
뉴런 **neuron**
뇌간 **brain stem**
대뇌 **cerebrum**
말초신경계 **peripheral nervous system**
소뇌 **cerebellum**
시냅스 **synapse**
신경전달물질 **neurotransmitter**
안정막전위 **resting membrane potential**
자율신경계 **autonomic nervous system**
중추신경계 **central nervous system**
척수 **spinal cord**
체성신경계 **somatic nervous system**
활동전위 **action potential**

1. 중추신경계

중추신경계 central nervous system, CNS는 뇌와 척수로 이루어져 있으며 통합기능 integration과 반사기능 reflex을 통해서 신체 활동을 조절하는 역할을 한다. **통합**이란 학습과 기억을 통하여 이해, 언어활동, 상상, 이성적 판단 등의 고등한 정신 기능을 수행하는 총괄적 기능을 말한다. **반사**란 감각기를 통한 자극이 구심성 신경 afferent nerve을 따라 중추신경에 도달하고, 적절한 반응이 원심성 신경 efferent nerve을 통해 신체 각 부분의 효과기에서 나타나는 현상을 말한다.

중추신경계
통합과 반사기능을 통해 신체를 조절하는 역할을 하는 신경계로서 뇌와 척수로 구성됨

Ⅰ 중추신경계의 구성

뇌는 대뇌, 소뇌, 간뇌, 뇌간(중뇌, 뇌교, 연수)으로 이루어져 있고 아래로 **척수**가 연결되어 있다. **대뇌** cerebrum는 두 개의 대뇌 반구가 대뇌피질, 대뇌수질, 그리고 대뇌핵으로 구성되어 있다. **소뇌** cerebellum는 뇌간의 뒤쪽에 있으며 윗부분은 거의 대뇌 반구가 덮고 있다. **간뇌**는 대뇌 반구 사이에 위치하고 있어 밖에서는 볼 수 없으며 시상, 시상하부, 시상상부 등으로 이루어져 있다. 그 아래로 이어지는 중뇌, 뇌교, 연수를 총칭하여 **뇌간** brain stem이라고 한다 표 3-1 그림 3-1.

뇌는 매우 부드러운 조직이므로 뼈조직인 두개골, 두피, 두발에 의해서 보호받고 있다. 뇌와 척수는 수막이라 불리는 막으로 둘러싸여 있는데, 가장 바깥쪽에

표 3-1 신경계의 구성

<table>
<tr><td rowspan="11">신경계</td><td rowspan="7">중추신경계</td><td rowspan="6">뇌</td><td colspan="2">대뇌</td></tr>
<tr><td colspan="2">소뇌</td></tr>
<tr><td colspan="2">간뇌</td></tr>
<tr><td rowspan="3">뇌간</td><td>중뇌</td></tr>
<tr><td>뇌교</td></tr>
<tr><td>연수</td></tr>
<tr><td>척수</td><td colspan="2">척수 안에 있는 신경</td></tr>
<tr><td rowspan="4">말초신경계</td><td rowspan="2">체성신경계</td><td colspan="2">뇌신경(12쌍)</td></tr>
<tr><td colspan="2">척수신경(31쌍)</td></tr>
<tr><td rowspan="2">자율신경계</td><td colspan="2">교감신경</td></tr>
<tr><td colspan="2">부교감신경</td></tr>
</table>

그림 3-1 뇌의 구성

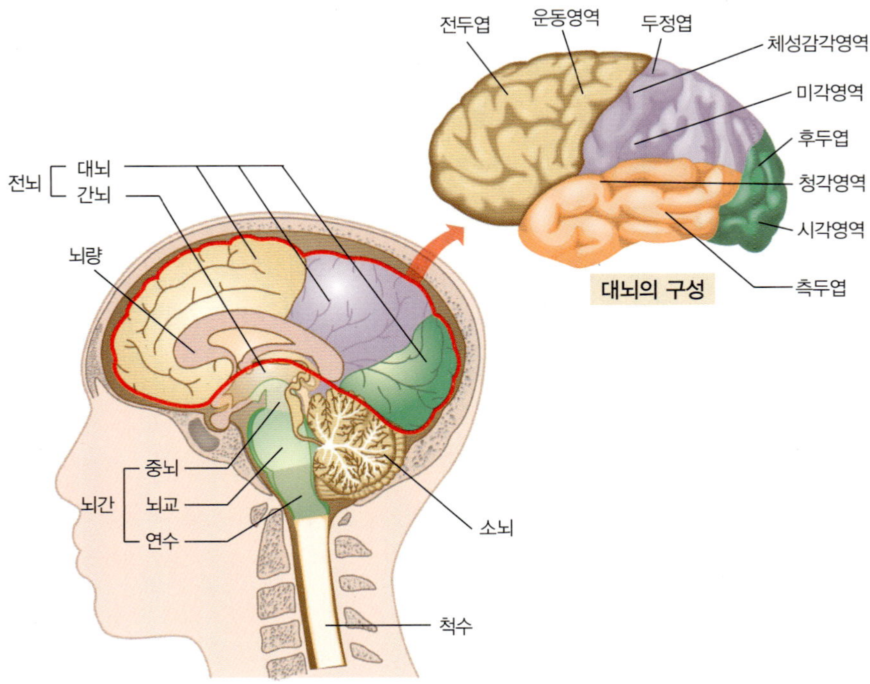

있는 두꺼운 막을 경막, 두 번째의 얇은 막을 거미막(또는 지주막), 세 번째로 뇌의 표면에 밀착되어 있는 막을 연막이라고 한다. 뇌와 척수의 수막 사이는 수액인 **뇌척수액** cerebrospinal fluid, CSF으로 채워져 있어 완충작용을 함으로써 외부의 충격으로부터 뇌를 보호하고 있다. 뇌척수액의 조성은 혈장과 비슷한데 단백질 함량은 혈장보다 적다.

뇌척수액
뇌와 척수의 수막 사이에 있는 액체로, 완충작용을 통해 외부충격에서 뇌를 보호함

뇌의 모세혈관과 뇌 조직 사이에는 치밀한 조직의 내포세포로 이루어진 뇌 보호장치인 **혈액뇌장벽** blood brain barrier, BBB이 있어 특정한 것 이외의 물질이 뇌세포로 들어가는 것을 막는다. 이 구조를 통해 뇌 모세혈관은 혈액이 운반한 물질을 선택적으로 통과시키는 문지기 역할을 한다. 포도당은 혈액뇌장벽을 통과하여 뇌의 에너지원으로 사용되지만, 아미노산이나 지방산은 통과하지 못하므로 이들은 뇌의 에너지원으로 사용될 수 없다. 또한 마취제나 알코올 등은 혈액뇌장벽을 쉽게 통과하지만 약물이나 중금속, 암모니아 등은 이를 통과하지 못한다.

혈액뇌장벽
뇌 모세혈관의 특수조직으로, 물질을 선택적으로 통과시키는 뇌의 보호장치

2 대뇌

대뇌 cerebrum는 기억과 판단 등을 관장하는 정신활동의 중추이며 또한 감각과 수의운동의 중추로서, 대부분의 행동을 통합하고 조절하는 기능을 한다.

대뇌는 버섯 모양의 좌우 **대뇌 반구** cerebral hemisphere와 이를 연결하는 신경섬유 조직인 **뇌량** corpus callosum으로 구성되어 있으며, 무게는 남자가 1.4kg, 여자가 1.2kg 정도이다. 대뇌는 뇌의 가장 큰 부분이며 뇌 전체 무게의 80%를 차지하고 있다. 대뇌의 좌우 반구는 깊은 홈으로 나누어져 있으며, 전두엽(전체의 40%), 두정엽(전체의 21%), 후두엽(전체의 17%), 측두엽(전체의 21%)으로 구별된다.

> **대뇌**
> 전체 뇌의 80%를 차지하는 뇌의 부분으로 정신활동과 감각, 수의운동의 중추

대뇌의 표면 부분은 신경세포체가 모여 있는 회백질로 이루어진 **대뇌피질** cerebral cortex이 있다. 안쪽으로는 신경섬유로 구성된 백질 부분의 **대뇌수질** cerebral medulla이 있으며, 백질의 가운데 부분에는 다시 회백질인 **대뇌핵** basal ganglia이 존재한다. 대뇌의 여러 기능은 주로 대뇌피질에서 이루어지며, 대뇌수질은 주로 정보를 전달하는 도로 역할을 한다.

그림 3-2 대뇌 부위별 담당 기능

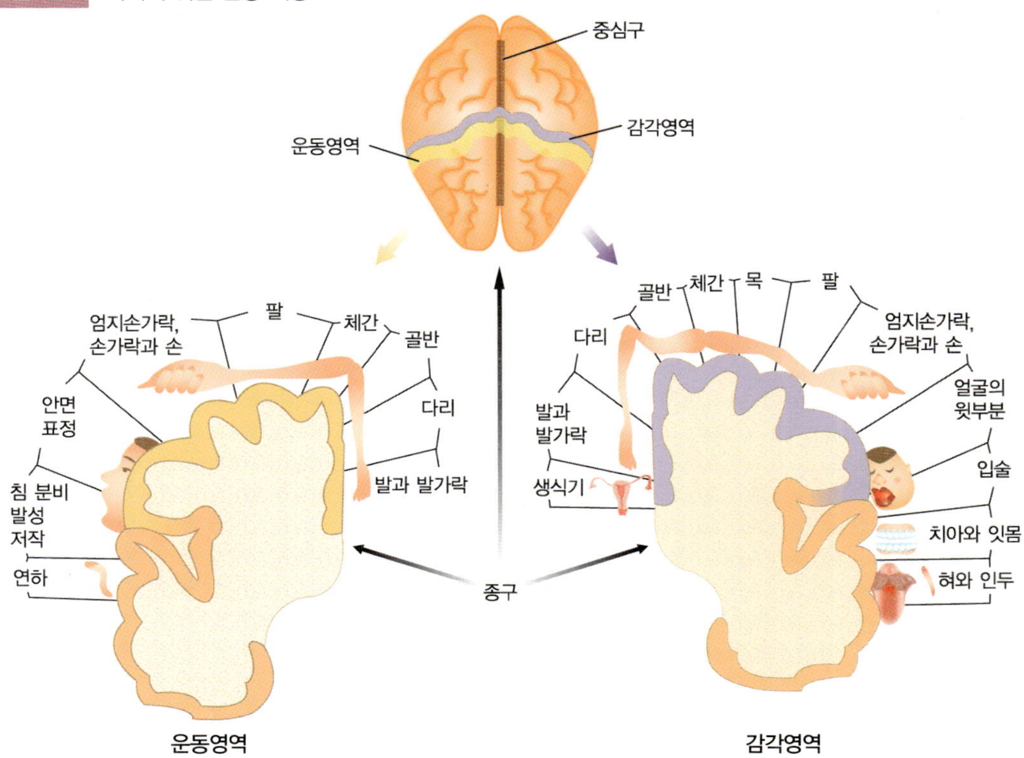

(1) 대뇌피질

대뇌피질
신경세포로 구성된 회백질 부분으로 회와 구로 이루어짐

대뇌 표면에 두께 약 3mm인 층을 **대뇌피질** cerebral cortex이라고 한다. 피질은 약 140억 개의 신경세포로 이루어졌으며, 표면에 수많은 주름이 있어 대뇌의 표면적을 크게 만들고 있다. 주름의 튀어나온 부분을 '회' gyrus, 들어간 부분을 '구' sulcus라고 부른다. 대뇌는 좌우 반구의 기능이 서로 달라, 왼쪽 반구는 언어와 분석 기능에 주로 관여하고 오른쪽 반구는 주로 시공간 기능에 관여하는 것으로 알려져 있다.

기능국재
대뇌피질의 각 영역마다 신체부위의 기능에 대응하는 점이 각각 존재하는 것

대뇌피질은 약 52개 영역으로 구별되는데, 각 영역은 각기 다른 기능을 담당한다. 대뇌피질의 각 영역마다 각기 신체 부위의 기능에 대응하는 점이 있는 것을 대뇌피질의 **기능국재** localization라 한다 그림 3-2. 세밀한 운동이나 민감한 감각에 관여하는 영역은 넓은 부위를, 크고 둔한 움직임에 관여하는 영역은 좁은 부위를 차지하고 있다. 중심구를 따라서 앞부분은 수의운동에 관계하는 **운동중추** kinetic center가 위치하고 뒷부분은 지각에 관련된 **감각중추** sensory center가 있는데, 운동과 지각에 관여하는 대뇌피질의 각 영역은 신체의 반대쪽 부위를 담당한다.

대뇌피질의 영역은 운동영역 motor area, 체성감각영역 somatosensory area, 청각영역 auditory area, 시각영역 visual area, 후각영역 olfactory area 및 미각영역 taste area으로 나누어져 있다 그림 3-1.

연합영역
대뇌피질에서 여러 영역들을 통합하여 고도의 정신기능을 담당하는 영역

대뇌피질에서 감각영역과 운동영역을 제외한 나머지 영역을 **연합영역** 또는 종합영역 association area이라 하는데, 전체 피질의 80~90%를 차지하고 있는 연합영역은 여러 영역들을 서로 연결하고 통합하는 역할을 한다. 즉 연합영역은 고도의 정신 기능인 언어, 기억, 학습, 상상, 이성, 이해 등의 기능을 담당하며, 정신기능과 운동 및 감각 기능을 통합하여 사물이나 상황을 인식하고 판단하는 영역이다. 감각기가 수용한 정보를 감각영역을 통해 지각하면, 연합영역은 이를 학습이나 과거 경험했던 기억 등과 대조·비교하여 이해함으로써 상황을 인식하고 대처 방안을 결정하는 데 관여한다. 연합영역에서 이루어진 결정에 따라 운동영역에 있는 해당 신경세포로 명령을 보내어 수의근의 수축을 일으켜 결정한 바를 실행하도록 한다. 뇌졸중 같은 병이나 교통사고 등으로 인하여 연합영역이 손상되면 기억상실증, 실어증, 실독증 등 여러 가지 이상이 발생한다.

알아두기 연합영역의 손상으로 인해 발생하는 증세

- 실어증 aphasia: 언어중추가 손상되어 말을 못하는 증상
  - 운동성 실어증: 상대의 대화는 들을 수 있고 책의 내용을 읽고 의미를 이해할 수 있으나 인식과 행동이 서로 연결되지 않아 말을 하거나 글을 쓸 수가 없는 상태
  - 감각성 실어증: 말(소리)은 들려도 뜻을 이해하지 못하는 상태
- 실독증 dyslexia: 문자는 인식하나 문자의 뜻을 이해하지 못하는 상태
- 실행증 apraxia: 근육마비나 지각, 언어 등에 이상이 없으나 하고자 하는 동작을 올바로 할 수 없는 상태
- 실인증 agnosia: 감각한 것의 의미를 파악하지 못하여 제대로 인지하지 못하는 상태.

(2) 대뇌수질

대뇌피질 아래 흰색 부분인 **대뇌수질** cerebral medulla은 신경섬유가 집합된 부분으로, 대뇌의 각 부분을 연결하거나 대뇌와 다른 중추신경계를 연결해주는 역할을 한다. 대뇌수질의 신경섬유에는 같은 쪽 대뇌피질의 각부를 연락해주는 연합섬유, 좌우 대뇌반구의 피질세포를 연결하여 주는 교련섬유, 그리고 대뇌의 운동영역의 명령을 척수로 전달해주는 투사섬유가 있다. **뇌량** corpus callosum은 좌우 대뇌 반구를 연결하는 교련섬유들이 교신하는 백질의 넓은 띠 모양의 부분이다.

대뇌수질
뇌의 부분들을 연결하는 신경섬유로 구성된 백질 부분

(3) 대뇌핵

대뇌핵(기저핵, basal ganglia)은 대뇌수질 속에 들어 있는 회백질 덩어리로, 대뇌피질과 다른 중추신경(척수, 소뇌, 시상 등) 사이의 운동 또는 감각을 중계하여 운동이 체계적으로 수행될 수 있게 도와주고 자세를 바르게 조정하는 기능을 한다. 기저핵에 존재하는 신경전달물질에는 도파민, 아세틸콜린, 세로토닌, 노르에피네프린, GABA γ-aminobutyric acid 등이 있는데, GABA는 무의미하고 불필요한 행동을 억제하는 역할을 한다. 그러므로 대뇌핵에 손상이 있을 때에는 운동기능의 통합이 불완전해지고 파킨슨 parkinson's disease병이나 무도병 chorea과 같은 특이한 운동기능 장애가 올 수 있다.

대뇌핵
대뇌피질과 다른 중추신경 간의 중계 역할을 하는 대뇌수질 속에 들어 있는 회백질

알아두기 대뇌핵의 손상으로 인해 발생하는 증세

- 무도병: 불필요한 동작을 반복하는 일종의 운동과다 증상
- 파킨슨병: 무표정하고 근육경직을 나타내며 안정상태에서도 사지의 떨림이 나타나는 증상으로 식사하기, 글씨 쓰기 등의 일상 행동도 어려워짐

(4) 변연계

변연계

기본적인 감정 충동의 중추로, 간뇌와 뇌간 주위를 둘러싼 고리 모양의 영역

변연계 limbic system란 간뇌와 뇌간 주위를 둘러싸고 있는 고리 모양의 영역으로, 회로를 이루며 연결되어 있다. 따라서 뇌는 대뇌피질에 해당하는 신피질 neocortex과 변연계로 구분할 수 있다. 변연계는 뇌량 주위에 존재하는 해마, 편도체, 대뇌피질의 일부인 대상회, 중격핵 등으로 구성된다 그림 3-3.

변연계는 기본적인 감정적 충동의 중추로 인간의 여러 정서상태와 관련된 기능을 담당한다. 그런데 대뇌피질과 변연계 사이에는 시냅스 연결이 조금밖에 없어 감정을 의식적으로 분석하기에는 어려움이 있다. 또한 변연계는 시상 thalamus 및 시상하부 hypothalamus와 회로로 연결되어 있어 이들 간의 상호작용

알아두기 뇌전도(뇌파)

뇌의 표면이나 두피 위에 전극을 대면, 주기적으로 변동하는 전기파가 감지된다. 이는 뇌의 활동을 가리키는 것으로 뇌파 brain wave 또는 **뇌전도** electroencephalogram, EEG라고 하며 주파수에 따라 다음과 같이 α, β, θ, δ 파의 네 가지로 분류한다.

수면 시의 뇌파는 잠의 깊이에 따라서 변한다. 잠이 들기 시작하면 α파가 작아져서 14회/초가량의 방추파라고 하는 뇌파가 나타나며, 깊이 잠들면 3회/초가량의 큰 δ파라는 뇌파가 나온다. 그런데 잠자고 있음에도 불구하고 꿈을 꿀 때에는 β파가 많은 각성형의 뇌파가 나타난다. 뇌파는 뇌기능 검사로써 마취 시나 뇌종양의 진단에 응용된다. 한 가지 예로, 간질 환자는 특유한 뇌파를 항상 보인다. 그러나 아직 뇌파의 과학적 근거는 희박하다.

뇌파(EEG)의 종류

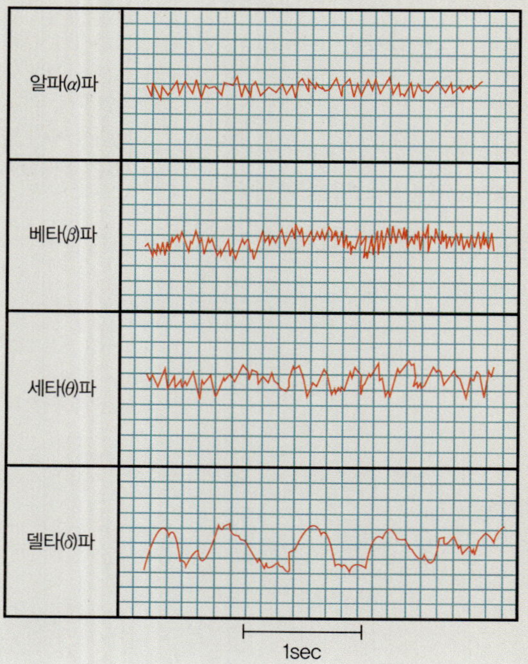

- **알파파**: 편안하고 안정할 때 나오는 뇌파, 8~10회/초
- **베타파**: 정신활동 및 흥분 시 나오는 각성형 뇌파, 14~30회/초
- **세타파**: 강한 흥분상태나 화가 났을 때 나오는 뇌파, 4~7회/초
- **델타파**: 깊은 수면에 빠졌을 때 나오는 파장인데, 뇌종양이나 간질이 있을 때에는 각성 시에도 나타남. 3~5회/초

그림 3-3 대뇌 변연계

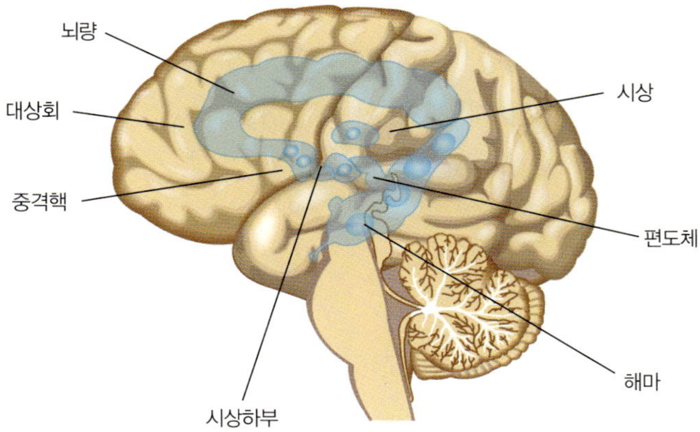

을 통해 변연계와 시상하부가 함께 감정과 행동에 관여하는 것으로 알려져 있다. 동물이 생존하며 개체를 보존하기 위한 섭식 행동(시상하부), 성적 충동 행동(시상하부와 변연계), 공격적 행동(편도체) 등 본능적인 행동뿐만 아니라, 그에 따른 희로애락의 느낌과 공포나 분노 등의 정서반응에도 관여한다.

3 소뇌

뇌교와 연수의 뒤쪽에 위치하고 있는 **소뇌** cerebellum는 대뇌 반구로 덮여 있으면서 신체와 대뇌 운동영역의 중계자 역할을 하여 몸의 균형을 유지시키는 중추이며, 무게는 약 120g 정도이다. 소뇌의 주요 기능은 신체 각부의 수의근의 수축과 이완을 조절하는 역할과 자세와 평형감각을 유지하는 것이다. 소뇌는 내이로부터 오는 평형감각 정보를 받아들여 신체의 평형을 조정한다. 한편, 소뇌에는 운동학습 기능이 있어 연습이나 훈련에 의한 운동패턴을 기억하여 숙련된 운동

> **소뇌**
> 대뇌의 아래, 뇌간의 뒷부분에 위치하며 평형감과 운동에 관여하는 뇌의 부분

알아두기 소뇌의 손상 또는 소뇌 절제의 영향

- 평형 장애: 일직선 상을 걷지 못하며 술 취한 사람처럼 비틀거림
- 협조운동 불능: 여러 근육의 협조에 의한 복잡한 운동에 장애가 와서 손바닥 뒤집기 등을 빨리 하기가 어려움
- 추적 이상: 거리와 속도에 대한 추정과 힘의 정도에 관한 조절을 잘못하고 동작의 순서도 정확하게 하지 못함
- 근무력증과 떨림: 근력이 약해지고 정지상태나 동작 시에 떨리는 증상이 나타남

에 대하여는 대뇌피질의 명령을 기다리지 않고 소뇌가 직접 주관하여 말초조직에 명령을 전달한다. 소뇌에 장애가 생기면, 운동은 할 수 있지만 동작이 원활하지 못하고 몸의 균형을 유지하지 못하여 똑바로 걷지 못하고 비틀거리거나 쉽게 넘어진다. 또한 손바닥 뒤집기를 재빨리 하지 못한다.

4 간뇌

간뇌
시상과 시상하부로 구성된 뇌의 부분으로, 자율신경계와 내분비계의 중추

중뇌의 앞쪽으로 이어져 좌우 대뇌 반구 사이에 위치한 **간뇌** diencephalon는 항상성을 유지하는 작용을 하는 자율신경계와 내분비계의 중추이다. 시상, 시상상부 및 시상하부로 이루어져 있다 그림 3-4.

그림 3-4 간뇌의 구조

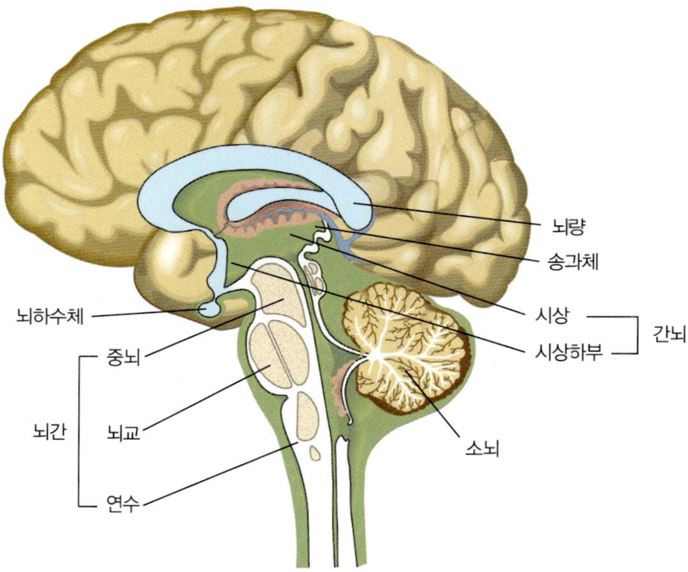

(1) 시상

간뇌 상부의 회백질 부분인 **시상** thalamus은 간뇌의 75%를 차지하며, 후각 이외의 감각들, 즉 촉각, 시각, 청각 등을 대뇌피질로 전도하는 감각신경의 중계소이다. 척수에서 뇌간을 통하여 올라오는 감각신경은 시상에서 새로운 뉴런으로 바뀌어 대뇌피질로 보내진다.

(2) 시상상부와 시상하부

간뇌의 **시상상부** epithalamus는 성과 생식계의 기능조절에 관여한다. 특히 시상상부의 한 구성체인 송과체 pineal body는 성선 gonad의 조기발육을 억제하는 호르몬을 분비하며 하루의 리듬주기를 이루는 데에도 관여한다.

시상의 아래쪽에 위치하고 그 끝부분에 뇌하수체가 연결되어 있는 **시상하부** hypothalamus는 호르몬을 방출하여 뇌하수체 호르몬의 분비에 영향을 준다. 내장의 기능을 조절하는 **자율신경계의 최고 중추**이며, 변연계와 함께 인간의 감정과 정서를 조절하는 중추이기도 하다. 이곳에는 또한 음식물의 섭취를 조절하는 포만중추와 공복중추가 있으며, 체온과 삼투압, 혈당 농도 및 생식기능을 조절하는 중추도 여기에 있다.

시상하부
간뇌의 부분으로 자율신경계와 정서를 조절하는 중추

5 뇌간

호흡, 순환, 심장박동, 소화 등의 생명활동과 직결된 작용을 조절하는 부위인 중뇌, 뇌교, 연수를 묶어서 **뇌간** brain stem이라고 한다.

뇌간
척수에 연결되어 있으며 호흡, 순환, 소화 등 생명유지에 필수적인 기능을 조절하는 뇌의 부분

(1) 중뇌

뇌교와 소뇌 위쪽에 위치하고 있는 **중뇌** midbrain에는 자세반사와 눈의 운동반사중추가 있다. 머리나 몸통의 경사 혹은 비틀림에 의하여 신체 근육의 긴장이 변하면 자세를 변환하여 몸을 바로잡으려는 반응이 일어나는데, 이를 **자세반사** postural reflex라 한다. 예를 들면, 쥐의 꼬리를 잡고 공중으로 던지면 쥐는 머리를 정상 위치로 하여 몸을 바로잡으려 한다. 고양이는 중뇌가 발달되어 공중에서 낙하시켜도 자세반사에 의하여 정상 자세로 지상에 떨어질 수 있다.

빛의 세기에 따른 동공의 축소와 확대를 조절하는 반사를 눈의 운동반사 또는 **동공반사** pupillary reflex라고 한다. 눈에 빛을 비치거나 또는 가까운 것을 응시하면 동공이 축소된다.

중뇌
자세반사와 동공반사의 중추

(2) 뇌교

연수와 중뇌의 사이에 있는 **뇌교** pons 는 골격근의 긴장을 조절하는 역할을 한다.

(3) 연수

연수
생명유지에 중요한 호흡중추와 심장중추가 있는 뇌

척수 바로 위에, 뇌교 밑에 이어지는 부분으로, 생명유지에 중요한 호흡중추 및 심장중추가 **연수**(숨골, medulla oblongata)에 있다. 몸속에 이산화탄소가 너무 많아 혈액의 산도가 낮아지면 연수의 **호흡중추**가 자극되어 호흡을 촉진시켜 이산화탄소를 빠르게 배출한다. 또한 연수에는 심장 활동을 조절하는 **심장중추**가 있어 대동맥궁이나 경동맥동의 압력수용기로부터 받은 혈압 관련 정보를 통합하여 심장박동을 조절한다. 연수에 있는 소화기에 관한 중추에는 위액이나 타액분비, 저작반사, 연하 및 구토조절중추가 있다. 그리고 공이 갑자기 날아오는 등의 위험 시에 눈을 감는 반사중추와 눈물을 분비를 하는 중추도 연수에 있다.

알아두기 뇌사와 식물인간

뇌사 brain death는 뇌간을 비롯한 뇌 전체의 기능을 상실한 경우를 말한다. 인공호흡기 등을 통해 일시적으로 생명을 유지하더라도 2주 이상 지속하기는 어렵고 의식이 다시 회복되는 경우는 거의 없다.
식물인간은 뇌간의 기능은 정상이나 대뇌의 기능을 상실한 상태 vegetative state이다. 대뇌피질의 기능이 상실됐기 때문에 정신활동을 비롯하여 의식이나 감각, 운동 기능은 정지됐지만, 간뇌와 뇌간이 담당하는 호흡, 순환, 소화, 자율신경조절 기능은 이루어지므로 신체의 항상성은 유지된다. 경관급식으로 영양을 공급하면 생명이 유지될 수 있고, 드물지만 의식이 다시 회복되는 경우도 있다.

6 척수

척수
척추관에 들어 있는 중추신경으로 반사작용의 중추

척수 spinal cord는 척추관 안에 들어 있으며 연수에 이어져 있는 중추신경이다. 척수의 뉴런들은 신체의 각 부분에 있는 수용기로부터 받은 감각 정보를 뇌로 전달하는 역할과, 뇌로부터 받은 명령을 근육과 분비선에 전달하는 역할을 한다 그림 3-5. 또한 척수는 반사작용의 중추이기도 하다. 따라서 대뇌피질로 정보를 전달하지 않고 자극에 대한 반응을 자체에서 실행하는 경우도 있다.

(1) 구조

중심관
뇌척수액으로 채워진 척수와 대뇌의 뇌실로 이어지는 관

척수의 굵기는 1～1.3cm, 길이는 41～46cm, 무게는 약 30g이며, 위로는 뇌에, 아래로는 요추에 연결되어 있다. 척수의 구조는 중앙에 중심관이 있고 그 둘레를 H자 모양의 **회백질** gray matter이 에워싸고, 다시 그 바깥쪽을 **백질** white matter이 덮고 있다. **중심관**은 대뇌의 뇌실로 이어지는 관이며, **뇌척수액** cerebrospinal fluid, CSF으로 채워져 있다.

그림 3-5 척수의 흥분전달 경로

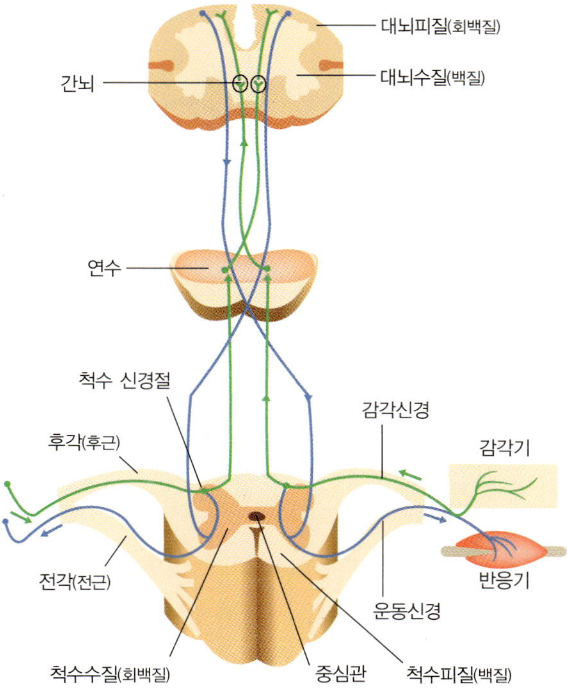

척수의 안쪽, 즉 수질 부분인 회백질은 신경세포가 밀집된 곳이며, 전각과 후각이 신경조직으로 돌출되어 있다. 배 쪽으로 나오는 **전각**(전근 ventral root)에는 원심성의 운동신경세포가, 등 쪽으로 들어가는 **후각**(후근 dorsal root)에는 구심성의 감각신경세포가, 또 전각과 후각의 중간부에는 자율신경세포가 분포되어 있다 그림 3-5. 수질의 운동신경세포에서 나온 신경섬유는 자율신경섬유와 함께 다발을 이루어 척수신경의 전각을 형성하여 신체 각 부위에 분포된다. 척수의 바깥쪽에 위치한 백질은 신경의 연계망 역할을 하는데, 다수의 신경섬유로 이루어져 있으며 신경세포체는 함유하지 않는다.

(2) 척수반사

일반적으로 외부로부터의 자극이 피부, 눈, 귀 등에 가해지면 이들 감각기관(수용기)의 감각신경이 흥분되어 충동 impulse이 신경세포를 따라 대뇌피질로 전해진다. 충동을 전달받은 대뇌피질이 그에 대하여 판단을 하고 명령을 운동신경에 내리면 운동신경은 명령에 따른 충동을 해당 근육조직(효과기)에 전달하여 각

그림 3-6 척수의 구조와 반사궁

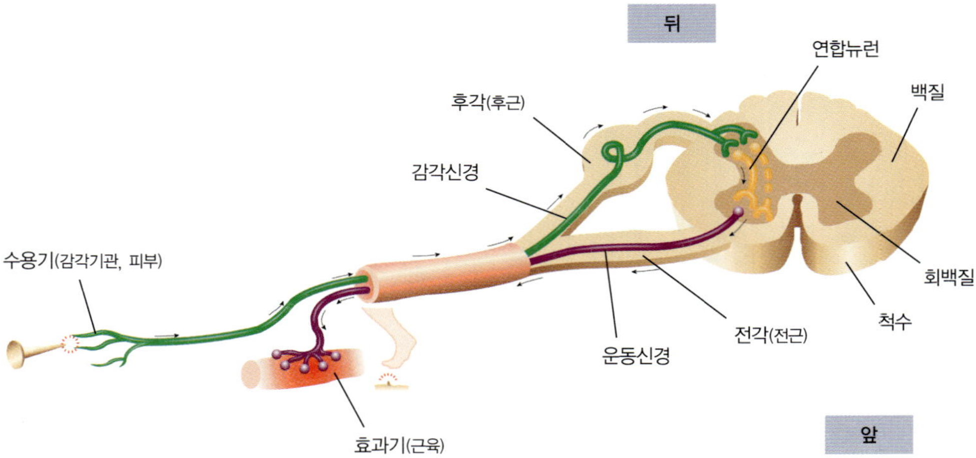

상황에 대처하기 위한 근육활동을 하게 된다.

한편 신 음식이 입안에 들어오면 무의식적으로 타액을 분비하고, 뜨거운 것에 손이 닿는 경우에 순간적으로 손을 떼는 동작이 발생한다. 이러한 현상은 자극에 의하여 감각신경에서 생긴 충동이 대뇌피질까지 도달되기 전에 타액분비신경(자율신경)이나 운동신경으로 직접 전해지기 때문에 생긴다. 이처럼 자극에 대하여 대뇌피질의 작용과 명령을 거치지 않고 반사중추가 관여하여 운동이나 분비 반응이 일어나는 것을 **척수반사** spinal reflex라고 한다.

> **척수반사**
> 척수에서 통합되는 반사로, 슬개건반사와 굴곡반사가 대표적임

척수에는 감각신경과 운동신경을 연접하는 신경회로가 있으므로 대뇌피질의 작용에 관계없이 척수의 활동만으로 무의식적으로 어떤 자극에 대해 반응을 나타낼 수 있다. 이때 척수는 반사중추로 작용하는 것이다. 반사작용이 일어날 때, 신경 충동이 통과하는 신경로를 **반사궁** reflex arch이라 한다 그림 3-6. 척수반사의 종류로는 슬개건을 두드리면 무릎이 튀어 오르며 반응하는 **슬개건반사** knee

알아두기 반사궁과 반사의 종류

반사궁: 자극 → 수용기 (감각기관) → 구심성 신경 (감각신경) → 반사중추 (척수, 연수, 중뇌) → 원심성 신경 (운동신경) → 효과기 (반응기) → 반응

반사의 종류: 척수반사 – 슬개건반사(무릎반사), 굴곡반사
연수반사 – 구토, 재채기, 침 분비
중뇌반사 – 동공반사(빛반사), 빠른 물체가 날아올 때 눈 감는 반사

jerk reflex와 발바닥에 자극을 가하면 발가락이 구부러지는 굴곡반사 flexor reflex 등이 있다. 수용기가 자극을 받은 다음에 효과기에 반응이 일어날 때까지의 시간을 반사시간 reflex time이라 하며, 슬개건반사의 경우 약 20msec이다.

알아두기 조건반사(conditioned reflex)

개의 앞에 먹이를 갖다 놓으면 타액분비가 생기는데, 이는 반사작용이다. 보통 개에게 소리만 들려주면 타액이 분비되지 않지만, 종을 울리는 소리 자극과 먹이를 연결시켜 두 가지 자극을 함께 주는 것을 되풀이하면 소리 자극만으로 타액분비반사가 일어나게 된다. 이 경우 먹이는 자극이며 소리는 후천적으로 얻어진 행동양식으로 조건반사가 만들어진 것이다. 이처럼 사람이나 동물이 어떤 자극에 의해 반응이나 행동을 보일 때 습관이나 학습에 의하여 만들어진 과거의 경험에 의해 조건반사작용이 일어나는데, 이러한 경우에는 대뇌피질이 관여한다.

2. 말초신경계

신체 각 부위의 감각기관에서 받아들인 자극을 뇌와 척수 같은 중추신경계로 보내고, 중추신경계에서 통합 처리된 결과에 따른 명령을 신체 각 부분의 효과기, 즉 골격근이나 내장근 및 분비선에 전달하는 신경계를 **말초신경계** peripheral nervous system, PNS라 한다. 뇌신경과 척수신경 같은 체성신경계와 교감신경과 부교감신경 같은 자율신경계가 말초신경계를 구성한다.

말초신경계
중추신경계와 신체 각 부위 간에 정보를 전달하는 신경섬유로, 체성신경계와 자율신경계로 구성

1 체성신경계

체성신경계 somatic nervous system는 수용기가 받은 자극을 중추신경계로 보내고 중추의 명령을 효과기로 보내는 역할을 하는 신경계로서, 운동신경과 감각신경으로 구성되어 있다. 체성신경계는 수의적 반응에 관여하며 중추신경계의 명령을 골격근으로 전달한다.

체성신경계
골격근을 지배하는 말초신경계의 부분

(1) 뇌신경

뇌신경 cranial nerves은 뇌에서 나와 얼굴에 분포하는 좌우 12쌍의 신경이다. 뇌에서 시작하는 기점을 기준으로 하여, 뇌의 윗부분부터 순서대로 번호를 붙여 부르며 특징에 따라 명칭을 붙이기도 한다. 제 1·2·8 뇌신경은 감각신경이고, 제

뇌신경
뇌에서 나와 얼굴에 분포하는 12쌍의 신경

표 3-2 뇌신경의 종류와 기능

번호	신경명칭	유형	기능
I	후신경	감각	후각 정보
II	시신경	감각	시각 정보
III	동안신경	운동(부교감신경)	안구 운동(동공축소)
IV	활차신경	운동	안구 운동
V	삼차신경	혼합	감각: 안면, 눈, 코, 이, 혀 등의 감각 운동: 저작, 연하 운동, 고막의 긴장
VI	외전신경	운동	안구 운동
VII	안면신경	혼합(부교감신경)	감각: 미각 운동: 안면 표정근의 수축(타액 및 눈물 분비)
VIII	내이신경	감각	청각과 평형 감각
IX	설인신경	혼합(부교감신경)	감각: 미각 정보, 경동맥소체의 감각 운동: 연하(이하선의 분비 조절)
X	미주신경	혼합(부교감신경)	감각: 장기, 근육, 분비선의 감각 운동: 장기, 근육, 분비선의 운동 (가슴 및 복부 장기의 운동과 분비 조절)
XI	부신경	운동	목, 후두 근육 운동
XII	설하신경	운동	혀 운동(대화나 연하)

3·4·6·11·12 뇌신경은 운동신경이며, 제 5·7·9·10 뇌신경은 감각과 운동의 혼합신경이다. 제 3·7·9·10 뇌신경은 자율신경인 부교감신경의 원심성 신경섬유를 포함한다 표 3-2.

(2) 척수신경

척수신경
척수에서 나와 신체에 분포되어 있는 31쌍의 신경

척수에서 나와 신체에 분포되어 각 부분의 운동을 지배하는 좌우 31쌍의 신경을 **척수신경** spinal nerve이라 한다 그림 3-7. 신경이 빠져나가는 척추의 부위를 기준으로 경수에서 나오는 경신경 cervical nerves 8쌍, 흉수에서 나오는 흉신경 thoracic nerves 12쌍, 요수에서 나오는 요신경 lumbar nerves 5쌍, 천수에서 나오는 천골신경 sacral nerves 5쌍, 미수에서 나오는 미골신경 coccygeal nerves 1쌍으로 구성된다. 척수신경은 모두 혼합신경으로 척수 사이에 있는 추간공에서 1쌍씩 나와 규칙적으로 신체에 분포된다. 척수신경은 원심성 운동신경인 전근과 구심성 감각신경인 후근으로 이루어진다. 이처럼 전근이 운동신경, 후근이 감각신경으로 되어 있는 것을 **벨-마장디 법칙** Bell-Magendie law이라고 한다.

그림 3-7 척수신경의 분포

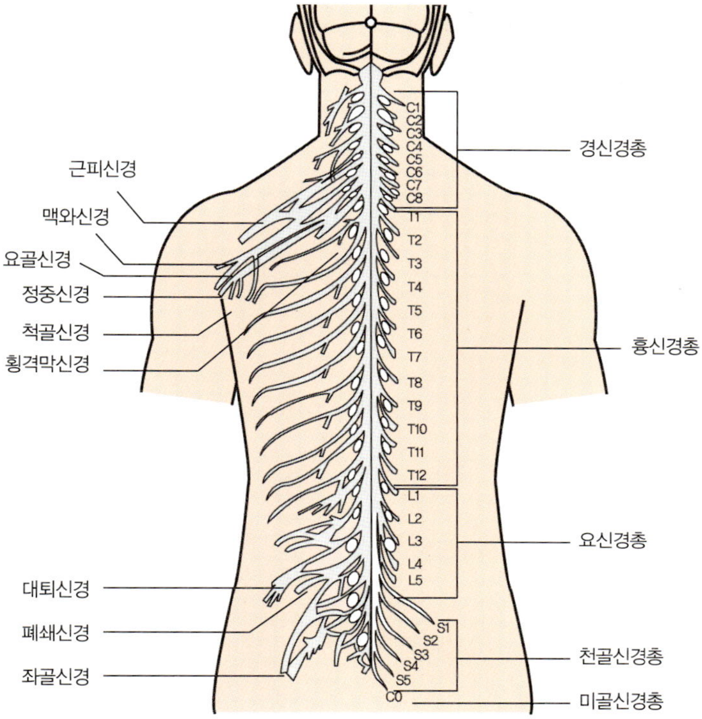

척수에서 나와 복잡한 망조직을 형성하며 전신의 말초조직으로 분포되어 있는 **척수신경총** plexus of spinal nerves은 정교하게 배열되어 있다.

2 자율신경계

말초신경계에는 운동이나 감각을 맡은 체성신경계 외에 **자율신경계** autonomic nervous system, ANS가 있어 심장, 소화기, 생식기, 외분비선, 내분비선 등과 같이 생명유지에 필요한 장기들의 운동과 분비 기능을 자율적으로 조절하고 있다. 자율신경계의 중추는 간뇌의 시상하부이며, **교감신경**과 **부교감신경**으로 구성된다. 대부분의 내장은 교감신경과 부교감신경이 함께 분포되어 있어 이중지배를 받고 있다. 교감신경과 부교감신경은 서로 길항작용을 하여 한쪽이 흥분을 촉발할 때 다른 쪽은 반대로 억제 작용을 함으로써, 신체의 항상성 유지에 관여한다 표 3-3.

> **자율신경계**
> 내장 근육을 지배하는 말초신경계의 부분으로 교감신경과 부교감신경으로 구성

대부분의 자율신경은 중추신경계로부터 특정 내장기관까지 2개의 뉴런으로 구성되어 있어 **신경절** ganglion에서 시냅스를 이룬다. 즉, 교감신경과 일부 부교감

표 3-3 자율신경계의 자극이 효과기 기관에 미치는 효과

효과기 기관		교감신경 효과	부교감신경 효과
눈			
	홍채(방사근)	동공 확대	–
	홍채(괄약근)	–	동공 수축
	모양체근	이완	수축
선			
	눈물	–	분비 촉진
	땀	분비 촉진	–
	타액	분비 감소	분비 증가
	위	–	분비 촉진
	장	–	분비 촉진
	부신수질	호르몬 분비 촉진	–
심장			
	심근	박동 증가, 수축력 증가	박동 감소, 수축력 감소
	전도계	전도속도 증가	전도속도 감소
혈관		수축(거의 모든 기관)	확장(일부 기관)
폐			
	세기관지	확장	수축
	점액선	분비 억제	분비 촉진
위장관			
	운동성	억제	촉진
	괄약근	폐쇄 촉진	폐쇄 억제
간		글리코겐 분해 촉진	–
지방세포		지방 분해 촉진	–
췌장		외분비선 분비 억제	외분비선 분비 촉진
비장		수축	–
방광		이완	수축
자궁		임신 시 수축, 임신하지 않은 경우는 이완	–
음경		사정	발기(혈관 확장에 기인)

신경은 중추신경계를 빠져나온 후에 표적기관인 장기에 도달하기 전에 신경절을 거치며 뉴런을 교대하는데, 중추신경에서 신경절로 들어가는 신경을 절전 뉴런 preganglionic neuron이라고 하고, 신경절에서 나가 장기에 도달하는 신경을 절후 뉴런 postganglionic neuron이라고 한다. 그러나 부교감신경 중 내장기관에 뻗어있는 미주신경 등 일부 뇌신경과 천골신경은 신경절을 거치지 않고 중추신경계로부터 내장기관까지 한 개의 절전 뉴런으로 뻗어 있다 그림 3-8.

그림 3-8 자율신경의 뉴런 구성 및 신경전달물질의 분비

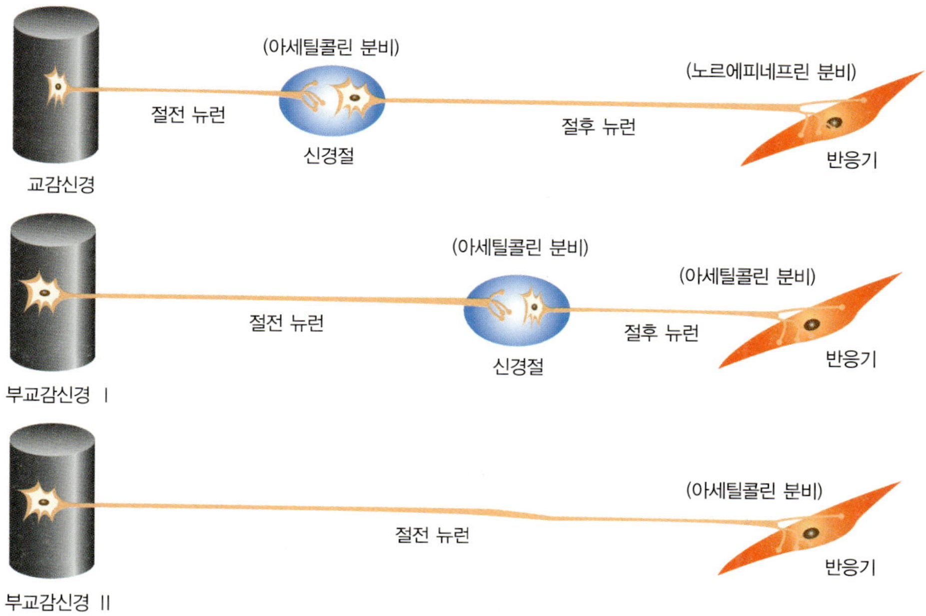

(1) 교감신경

교감신경 sympathetic nerve의 활동은 정신적으로 긴장 또는 흥분하거나 운동 을 하면 항진된다. 교감신경의 활동이 항진되면 심장에서는 심박수와 심박출량이 증가되는 등 심장의 기능이 촉진되고, 혈관의 수축이 촉진되어 혈압이 올라간다. 반면에 소화액의 분비는 억제되고, 비뇨생식계의 운동 및 분비도 억제된다. 교감신경은 척수 속의 흉수와 요수에서 나와서 신경절을 거치며 뉴런을 바꾼 후에 각 장기와 피부, 땀샘 등에 분포한다 그림 3-9.

교감신경
자율신경의 하나로 긴장 또는 운동 시 활동이 항진되는 신경

(2) 부교감신경

부교감신경 parasympathetic nerve은 보통 안정상태에서 기능을 한다. 부교감신경의 작용은 교감신경과는 반대로 심장 기능의 억제, 혈관의 확장, 소화관 운동과 소화액 분비의 촉진 등에 관여한다. 동안신경 중의 부교감신경은 동공을 축소시키고 모양체근을 수축하여 수정체를 볼록하게 하며, 설인신경 중의 부교감신경은 타액의 분비를 촉진한다. 척수에서 나오는 부교감신경은 하행결장, 직장, 방광근 등의 수축을 촉진한다.

부교감신경
자율신경의 하나로 교감신경과 길항작용을 하는 안정 시 활동하는 신경

그림 3-9 교감신경과 부교감신경

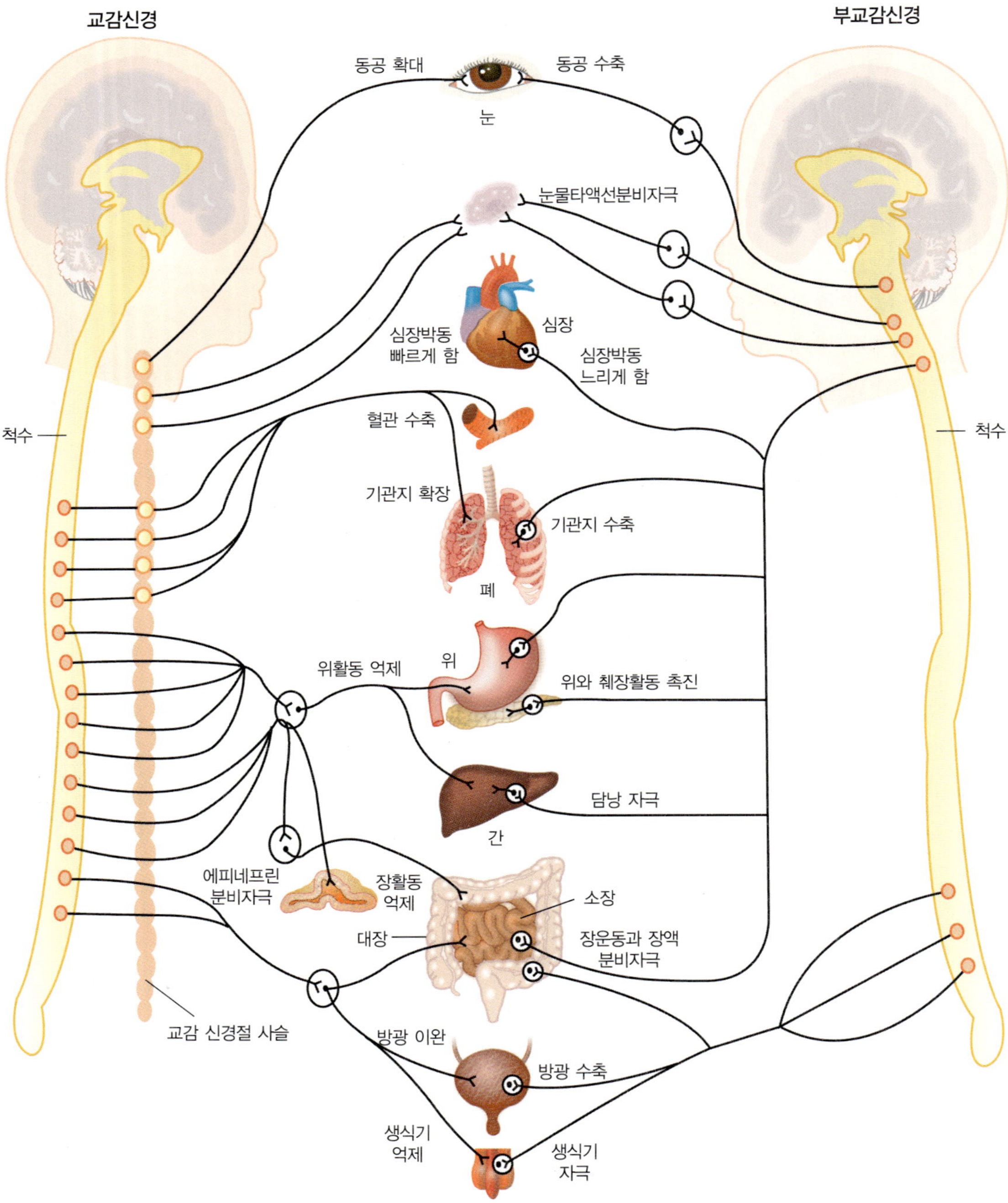

(3) 자율신경계의 신경전달물질

신체의 각 내장 기관에 분포되어 있는 교감신경계와 부교감신경계가 길항작용을 통해 이들 기관을 이중지배 함으로써 신체의 항상성을 유지하는 것은 이들 신경의 말단에서 분비되는 **신경전달물질** neurotransmitter이 내장기관에 미치는 효과가 서로 다르기 때문이다. 모든 자율신경의 **절전 뉴런**에서는 **아세틸콜린** acetylcholine이 분비되지만, 절후 뉴런 말단에서는 교감신경과 부교감신경이 분비하는 신경전달물질이 각각 다르다. 교감신경의 **절후 뉴런**에서는 **노르에피네프린** norepinephrine이 분비되고, 부교감신경의 절후 뉴런에서는 아세틸콜린 acethylcholine이 분비된다 그림 3-8. 아세틸콜린을 분비하는 신경섬유를 가진 뉴런을 **콜린작동성 뉴런** cholinergic neuron이라고 하고, 노르에피네프린을 분비하는 신경섬유를 가진 뉴런을 **아드레날린작동성 뉴런** adrenergic neuron이라고 한다.

길항작용
신체에서 서로 상반되는 두 가지 요인이 동시에 작용하여 항상성을 유지하는 현상. (예: 심장박동을 촉진시키는 교감신경과 억제시키는 부교감신경이 심장의 기능을 조절함)

신경전달물질
뉴런의 축삭말단에서 분비되는 화학적 전달체

3. 신경세포의 구조

감각기관에서 받은 자극을 중추신경계로 전달하고 중추의 명령을 근육 등의 효과기로 전달하는 역할을 하는 신경계를 구성하는 최소 단위는 **뉴런**(신경세포: 신경원, neuron)과 **신경교세포** neuroglia이다. 뉴런은 받은 자극을 다른 세포로 전달하는 기능을 담당한다. 신경교세포는 신경세포의 지지작용, 탐식작용 및 영양공급작용을 통해 뉴런을 보호하고 뉴런의 기능을 보조하는 역할을 한다.

뉴런
전기적 신호를 생성하고 전파하는 신경세포로 신경계를 구성하는 최소단위

Ⅰ 뉴런

뉴런은 자극을 받으면 이를 전기신호화하고, 뉴런의 말단에서 신경전달물질 neurotransmitter을 분비함으로써 다른 세포들에게 자극 정보를 전달한다. 뉴런의 모양과 크기는 신경계의 부위에 따라 다양하지만, 정보의 전달에 적합하게 분화되어 있다. 기본적으로는 핵을 포함한 신경세포체와 수상돌기, 축삭돌기 그리고 축삭 말단에 있는 신경종말로 이루어져 있다 그림 3-10.

신경세포체
핵과 소기관을 함유하는 뉴런의 부분

그림 3-10 뉴런의 구조

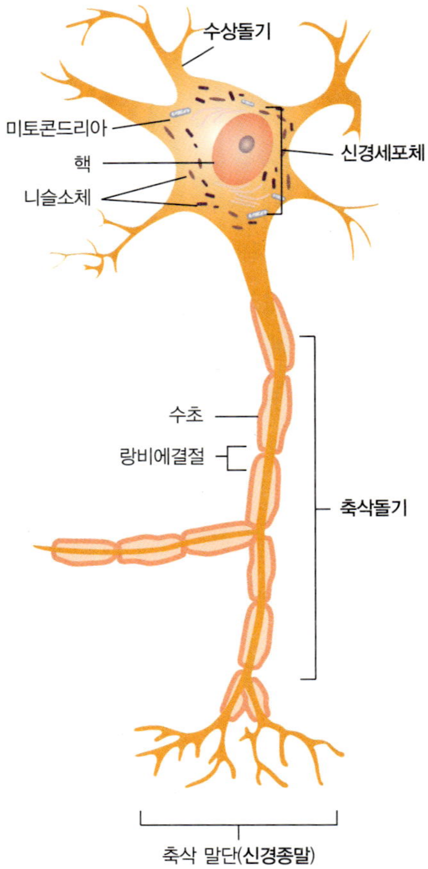

(1) 신경세포체

신경세포체 nerve cell body는 뉴런에서 돌기를 제외한 부분이며, 중심에는 크고 둥근 핵이 있는 신경세포의 몸체로서 뉴런의 성장과 물질대사에 관여하는 부분이다. 신경세포체는 세포막과 핵, 그리고 과립형태의 세포질 및 미토콘드리아 같은 미세소기관들로 구성되어 있다. 신경세포체에는 일반 세포의 조면소포체와 비슷한 과립 형태의 RNA의 집합체인 닛슬소체 nissl bodies가 존재한다. 닛슬소체의 막에는 리보솜이 부착되어 있어 단백질을 합성하고, 신경세포체에 영양을 공급하며, 이물질에 대해 식세포작용 phagocytosis을 한다. 또한 세포질 안에는 실처럼 가느다란 신경원섬유 neurofibril가 망상 구조를 이루면서 신경세포체나 축삭 및 수상돌기를 통해 퍼져서 이들을 지지해 주는 역할을 한다.

(2) 수상돌기와 축삭돌기

신경세포체에서 뻗어 나온 신경섬유인 돌기에는 여러 개의 짧은 가지 모양인 수상돌기 dendrites와 한 개의 긴 모양인 축삭돌기 axon의 두 종류가 있다.

수상돌기는 세포체의 막으로부터 돌출되어 가지를 친 모양으로 되어 있으며, 다른 뉴런의 수상돌기나 축삭돌기들과 접촉하여 이들로부터 정보를 받아들여 신경세포체로 전달하는 역할을 한다.

> **축삭돌기**
> 신경세포체에서 활동전위를 신경종말로 전도하는 신경섬유

축삭돌기는 신경세포체로부터 뻗은 한 줄의 긴 돌기로 흥분을 신경종말로 전달하는 통로 역할을 하는 신경섬유 nerve fiber이다. 긴 것은 길이가 1m 이상인 것도 있고, 매우 짧은 것은 수 μm인 것도 있다.

축삭돌기가 수초 myelin로 싸여 있는 신경을 **유수신경** myelinated neuron이라고 하고, 수초로 싸여 있지 않은 신경을 **무수신경** unmyelinated neuron이라고 한다. 대부분의 뉴런에서 축삭돌기의 마디는 인지질로 구성된 여러 겹의 세포막으로 형성된 수초(마이엘린 myelin)로 감겨 있다. 수초는 절연체 작용을 하는데, 이들 마디의 간격은 약 1mm 정도이며 수초와 수초 사이의 공간을 **랑비에결절** ranvier nodes이라고 한다.

축삭돌기나 수상돌기의 세포질 안에도 미토콘드리아, 신경원섬유, 리보솜이 있다. 축삭은 신경 전도 이외에도 신경세포체에서 만들어진 물질을 축삭돌기의 말단에 있는 신경종말로 운반하는 역할을 한다.

(3) 신경종말과 시냅스

축삭돌기의 말단을 **신경종말** axon terminals이라 하는데, 이곳의 작은 주머니 안에는 신경전달물질이 저장되어 있어 신경 충동에 따라 이를 시냅스 synapse로 분비한다. **시냅스**는 한 뉴런과 다음 뉴런 사이의 기능적 연결부를 말하는데, 한 뉴런의 신경종말은 시냅스를 거쳐 다음 뉴런으로 연결된다. 이 밖에 근육이나 분비선 등의 효과기 세포와 연결되기도 한다.

시냅스
두 뉴런 사이의 좁은 간극

뉴런과 뉴런이 연결되는 시냅스와 뉴런과 근육이나 분비선 등이 연결되는 시냅스의 생리는 비슷하다. 뉴런과 뉴런 사이의 시냅스는 일반적으로 한 뉴런의 축삭말단과 다음 뉴런의 수상돌기 또는 신경세포체로 연결된다. 하지만 때로는 두 개의 수상돌기 사이, 축삭돌기와 신경세포체 사이, 또는 축삭말단과 축삭말단 사이에서 시냅스가 이루어지기도 한다. 시냅스의 앞부분에서 신호를 조정하는 뉴런을 **시냅스전 뉴런** presynaptic neuron이라 하고, 시냅스로부터 신호를 전달받는 부위를 **시냅스후 뉴런** postsynaptic neuron이라고 한다. 시냅스를 통한 신경자극의 전달은 한쪽 방향으로 진행되는데, 주로 시냅스전 뉴런의 신경종말에서 분비된 신경전달물질이 시냅스후 뉴런으로 전달됨으로써 일어난다.

(4) 뉴런의 분류

① 신경자극 전달 방향에 따른 분류

뉴런의 기능적 분류는 신경자극을 어느 방향으로 전달하는가에 따라서 구심성 뉴런, 원심성 뉴런, 연합뉴런으로 구분된다 표 3-4.

구심성 뉴런 afferent neuron은 감각기에서 수용한 자극을 중추신경계로 전달하는 감각뉴런 sensory neuron이고, **원심성 뉴런** efferent neuron은 중추신경계로부터의 명령을 효과기(근육이나 분비선)로 전달하는 운동뉴런 motor neuron이다. **연합뉴런** interneuron은 중추신경계를 구성하고 있으며, 중추신경계 내부에서 감각뉴런과 운동뉴런을 연결하고 중계하는 역할을 한다. 중추신경계로 들어가는 구심성 뉴런 1개에 대해 10개의 원심성 뉴런과 20만여 개의 연합뉴런이 있다. 연합뉴런

연합뉴런
중추신경계 내에 위치하며, 뉴런과 뉴런 사이를 이어 주는 뉴런

표 3-4 기능적 분류에 의한 뉴런의 구분

뉴런의 종류	특징
구심성 뉴런	감각기로부터 중추신경계로 정보 전달 신경세포체와 대부분의 축삭돌기가 말초신경계에 위치 수상돌기가 없음
원심성 뉴런	중추신경계의 정보를 효과기 세포(근육, 분비선, 다른 뉴런)로 전달 신경세포체, 수상돌기와 축삭의 일부분이 중추신경계에 위치 축삭돌기의 대부분은 말초신경계에 위치
연합뉴런	통합과 신호 변화의 기능(구심성 뉴런과 원심성 뉴런을 통합) 중추신경계 내에만 위치 전체 뉴런의 99%에 해당

은 중추신경계 내에서만 볼 수 있으며, 전체 뉴런의 약 99%에 해당한다.

② 수초의 유무에 따른 분류

슈반세포
유수신경의 수초 형성 세포

뉴런을 수초의 유무에 따라 유수신경과 무수신경으로 구분한다. **유수신경**은 뉴런의 축삭돌기가 수초와 슈반초 sheath of schwann에 의해 싸여 있는 신경이다. 수초는 슈반세포와 희돌기교세포막의 연속적인 둘러싸기에 의해 형성된다. 척추동물의 신경은 대부분 유수신경이다. **무수신경**은 축삭돌기에 수초가 없이 슈반초로만 싸여 있는 신경으로 자율신경의 절후 신경섬유가 무수신경이다. 흥분의 전도 속도가 느리다.

2 신경교세포

신경교세포
중추신경계에서 결합조직 역할을 하는 세포들

신경계의 지지세포인 성상세포, 희돌기교세포, 소교세포, 상의세포 등 **신경교세포** neuroglial cell는 뉴런의 세포체, 수상돌기, 축삭돌기 등을 둘러싸고 지지하는 역할과 함께 다양한 기능을 수행한다 그림 3-11. 별 모양의 **성상세포** astrocyte는 뇌 모세혈관 부위에서 혈액뇌장벽을 형성하여 암모니아나 독소가 뇌로 침입하는 것은 막고, 뇌에 포도당을 공급한다. **희돌기교세포** oligodendrocyte는 축삭돌기를 둘러싸 수초를 형성하여 정보가 빨리 전달되도록 돕는 역할을 한다. **소교세포** microglia는 중추신경계 내에서 면역 기능을 담당하는 세포로, 이물질이나 죽은 세포를 처리하는 식세포작용을 한다.

그림 3-11 중추신경계의 신경교세포

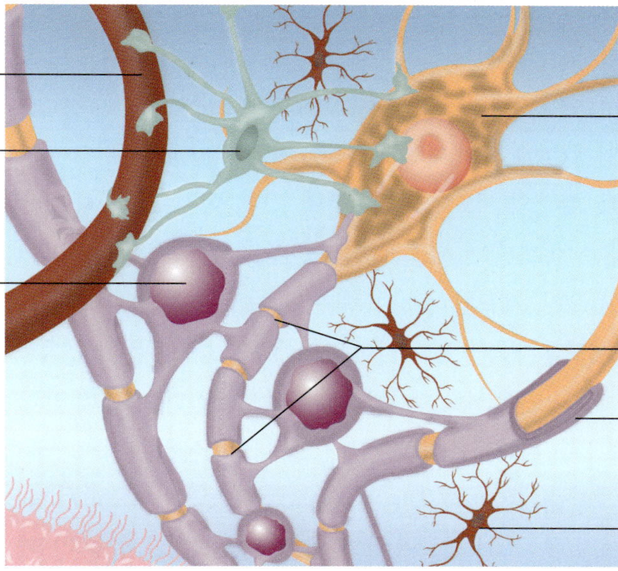

4. 신경세포의 작용

신경계는 전신에 분포되어 있는 뉴런으로 이루어져 있다. 자극을 받으면 뉴런에서 흥분이 발생하여 이를 다른 뉴런으로 전달함으로써, 각 조직과 기관의 작용을 통제하고 조절하여 인체의 항상성을 유지한다.

1 신경세포의 흥분과 전도

뉴런이 역치 이상의 자극을 받으면 신경세포막에 활동전위가 발생하고 흥분이 신경종말로 전도된다. 뉴런에서 일어나는 흥분의 발생과 전도는 세포막을 통한 나트륨이온(Na^+)와 포타슘이온(K^+)의 확산에 의해 이루어진다.

(1) 안정막전위

휴식상태에 있는 뉴런에서 전압을 측정하면, 세포막 외부의 두 점에서는 전압이 같으나 세포막을 경계로 하여 바깥쪽 점과 안쪽 점 사이에서는 전압의 차이가

안정막전위
세포에서 자극이 없는 상태의 막전위로 음(−)전하를 나타냄

일정하게 나타난다. 이처럼 세포가 안정되어 있을 때에 세포막을 경계로 하여 나타나는 전압의 차이를 **안정막전위**(막전위 resting membrane potential)라고 한다. 안정상태인 세포에서 세포막 외부는 양(+)전하를 띠고 내부는 음(−)전하를 나타내며, 안정막전위는 약 −70mV(−60~−90mV)이다.

안정 시에 세포 내외에 분극이 생기고 안정막전위가 나타나는 이유는 다음과 같다. 뉴런의 세포내액에는 주로 포타슘이온이 존재하고, 세포외액에는 나트륨이온이 존재한다. 세포내액의 포타슘이온의 농도는 세포외액에 비하여 약 30배가 높으며, 세포외액의 나트륨이온 농도는 세포내액보다 10배 정도 높다. 이러한 세포막 내외의 농도 차이 때문에 포타슘이온은 세포막 바깥으로, 나트륨이온은 세포막 안쪽으로 확산하려는 힘이 작용한다. 그런데 안정 시의 세포막을 포타슘이온은 비교적 쉽게 투과하지만, 나트륨이온은 거의 투과하지 못한다. 그러므로 포타슘이온이 세포막 바깥쪽으로 확산되어 나오려는 힘은 곧 세포막 안쪽을 전기적 음성으로 만들어 양이온인 포타슘이온이 밖으로 나가지 못하도록 잡아당기는 막전위 membrane potential를 생성하게 한다. 포타슘이온을 잡아두려는 힘인 세포막 내의 음전하와 포타슘이온이 밖으로 확산하려는 힘이 균형을 이루게 되는 시점의 세포막 내외의 전압 차이가 안정막전위이다.

알아두기 Na^+-K^+ 펌프

안정상태의 뉴런에서 막 투과성의 차이는 있지만 이온의 농도 차이가 매우 크므로 일부 K^+는 세포 밖으로 일부 Na^+는 세포 안으로 계속하여 확산된다. 그러므로 세포막의 내부와 외부의 이온 농도의 차이를 일정하게 유지하기 위하여 세포막에 있는 Na^+-K^+ 펌프가 Na^+는 세포 밖으로, K^+는 세포 안으로 지속적으로 이동시킨다. 이처럼 Na^+-K^+ 펌프는 농도차를 거슬러서 운반시키는 능동수송을 하므로, 작용 시에 에너지가 필요하다.

(2) 활동전위

안정상태에 있는 뉴런에 자극을 주면 그 부위의 세포막의 나트륨이온과 포타슘이온의 투과성이 변하여 이온의 이동이 급격히 일어나면서 세포막 내외의 전압에 변화가 나타난다. 안정상태에는 음(−)이였던 막전위가 일시적으로 양(+)을 나타내게 되는 데, 이처럼 세포가 흥분 시에 나타나는 막전위의 변화를 **활동전위** action potential라고 한다. 이때 자극에 대한 정보가 신경섬유를 따라 신속하게 전달되어 근육 수축이나 분비 등의 활동이 나타나게 된다.

활동전위
흥분성 세포에서 자극으로 인해 변화된 막전위

그림 3-12 나트륨 이온채널

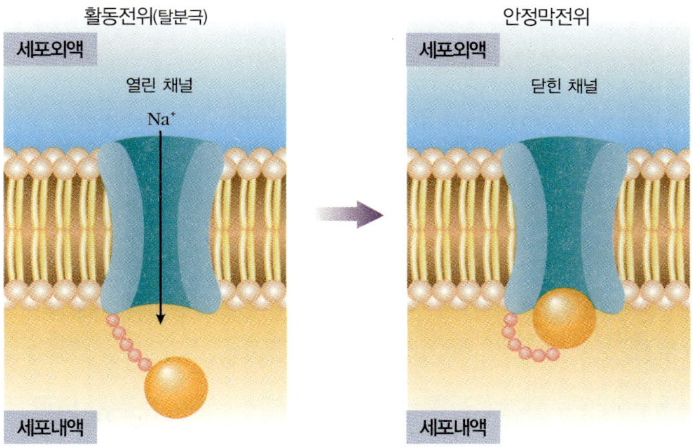

① 이온채널

세포막의 인지질 이중층의 사이에는 이온이 이동할 수 있는 단백질 성분의 **이온채널** ion channel이 있다 그림 3-12. 안정막전위나 활동전위 등 세포 내의 전압차가 발생하는 것은 이온이 이온채널을 통해 세포막을 통과하여 세포막 내외의 이온 배치를 달리하기 때문이다. **포타슘 이온채널**은 두 가지가 있는데, 한 종류는 항상 열려 있고 다른 종류는 안정상태에서 닫혀 있다. 반면에 **나트륨 이온채널**들은 안정상태에는 모두 닫혀 있다. 그러므로 안정상태에서는 포타슘이온에 대한 세포막의 투과성이 나트륨이온의 투과성에 비해 높게 나타나게 된다.

② 탈분극과 재분극

뉴런이 역치 이상의 자극을 받으면, 평소에 닫혀 있던 나트륨 이온채널이 열려 나트륨이온의 막투과성이 증가하고 나트륨이온이 세포 내로 들어오게 된다. 그 결과, 세포 내의 양이온이 증가하여 탈분극 depolarization이 일어난다. 그 후 세포는 다시 안정을 찾고 원상태를 회복하게 되는데, 이를 재분극 repolarization이라고 한다.

탈분극과 재분극의 과정을 차례로 살펴보면 다음과 같다 표 3-5, 그림 3-13.

- 신경세포가 자극을 받으면 −70mV였던 안정막전위가 변동되어 역치 수준인 −50mV에 도달하게 된다. 이때 막투과성이 변하여 나트륨이온이 이온채널을 통해 세포 내로 유입되면서 막전위가 급격히 변하여 0mV를 지나서

표 3-5 활동전위의 발생단계

단계	진 행 과 정
1단계	• 흥분한 부위의 막전위가 안정막전위(−70mV)에서 역치수준(−50mV)으로 탈분극된다.
2단계	• Na^+ 채널들의 문이 열린다. • 세포외액의 Na^+가 채널을 통하여 세포 내로 들어온다. • 막전압이 0mV를 거쳐 +30mV까지 변동한다(탈분극)
3단계	• Na^+ 채널들이 불활성화되면서 문이 닫힌다. • K^+ 채널들이 열리면서 세포내액의 K^+가 세포 밖으로 나간다. • 재분극이 시작된다.
4단계	• 안정막전위(−70mV)에 이르면 K^+ 채널들이 닫히기 시작한다. • K^+ 채널들이 닫히는 속도가 느리기 때문에 K^+의 유출이 계속되므로 일시적 과분극이 일어난다. • K^+ 채널들이 모두 닫히고 막전위는 다시 안정막전위 수준으로 회복된다(재분극).

그림 3-13 활동전위의 발생 단계

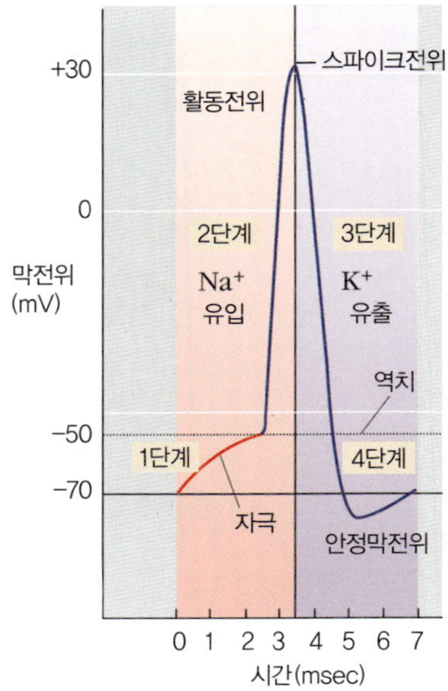

+30mV에까지 이르게 된다. 이 시점을 **스파이크전위** spike potential(활동전위의 파장 모양이 뾰족하여 붙여진 이름)라고 한다. 막전위가 안정막전위에서 역치에 도달한 후 스파이크전위의 정점으로 변동하는 기간을 **탈분극**이라고 한다.

• 스파이크전위의 정점에 이른 막전위는 다시 안정막전위로 급속히 되돌아가는데, 이처럼 탈분극 이후에 다시 안정막전위 쪽으로 변동되는 기간을 **재분극**이라고 한다. 이 현상은 막전위가 스파이크전위의 정점에 도달하면 나트륨 이온채널이 닫혀 나트륨이온의 막투과성이 다시 감소하게 되고, 세포 내가 양전하를 띠고 있는 상태에서 포타슘 이온채널이 열려 세포 내의 양이온인 포타슘이온이 세포 밖으로 나가게 되어 세포 안이 다시 음성인 상태로 되기 때문이다. 그 결과 신경세포막은 다시 안정막전위인 −70mV를 회복하게 된다.

탈분극
세포 내 양이온의 증가로 인해 안정막전위(−)에서 양전위로 변동하는 현상

재분극
탈분극 이후에 이온의 이동에 의해 다시 세포 안이 안정막전위를 회복하는 것

이처럼 뉴런이 역치 이상의 자극을 받았을 때 나타나는 일련의 막전위의 변화를 **활동전위**라 한다. 활동전위가 발생된 것은 신경이 자극되었음을 말한다.

(3) 흥분의 전도

신경세포의 한 부분이 자극되어 활동전위가 한 부분에서 발생되면, 이 활동전

위가 축삭돌기를 따라 한 방향으로 전파된다. 이러한 현상을 흥분의 전도 conduction라고 한다.

흥분의 전도
활동전위가 축삭돌기를 따라 이동하는 현상

① 활동전위의 전도

신경세포의 수상돌기나 축삭돌기의 한 부분이 자극되면 나트륨 이온채널들이 열려 나트륨이온이 세포 내로 들어오면서 활동전위가 발생한다. 이때 세포 내로 유입된 나트륨이온은 축삭을 따라 옆 부분으로 확산되면서 주변 세포막의 투과성을 변화시켜 나트륨 이온채널을 열게 하여 나트륨이온이 주변 세포에도 유입되게 함으로써 인접 부위가 탈분극되도록 한다. 그 결과 인접 부위에 새로운 활동전위가 발생하게 되고, 이것은 축삭돌기를 따라 연속적으로 전도되어 또 다른 주변 세포에 흥분이 전도된다 그림 3-14.

한 신경세포의 어떤 부위가 자극되어 활동전위가 발생하면 그 부위 양쪽으로 활동전위가 전도될 수 있으므로, 흥분은 자극 부위를 중심으로 양쪽 방향으로 전파되어 갈 수 있다. 이를 양측방향전도 double direction conduction라고 한다. 그러나 양측방향전도는 단일 뉴런에서만 일어난다. 여러 뉴런들이 시냅스를 이루고

그림 3-14 무수신경의 흥분 전도

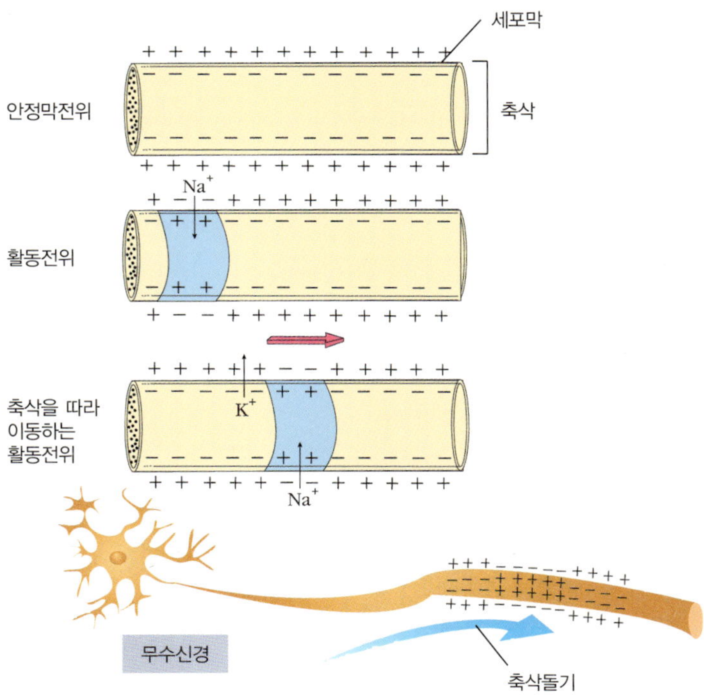

있는 실제의 신경계에서는 흥분이 신경세포체에서 신경종말 쪽의 한 방향으로만 전파되어 간다. 그 이유는 흥분이 신경섬유의 중간 부위에서 갑자기 일어나는 경우는 없기 때문이다. 이러한 한쪽 방향으로의 흥분전도 방식을 **전방전도의 법칙** law of forward conduction이라고 한다.

② 불응기

활동전위가 발생한 후 일정기간(약 10msec)에는 다시 탈분극되더라도 두 번째 활동전위를 발생하지 못하는데, 이 기간을 **불응기** refractory period라고 한다. 이는 불활성화되어 닫힌 나트륨 이온채널들이 다시 활성화되어 열릴 때까지 일정한 시간이 필요하기 때문이다.

불응기
지속적인 자극에서 첫 번째 활동전위가 발생한 후 두 번째 활동전위가 발생할 때까지의 기간

③ 활동전위의 전도 속도

신경섬유에서 활동전위가 전도되는 속도는 신경섬유의 직경에 따라 다르다. 신경섬유의 직경이 굵을수록 활동전위의 전도 속도가 빠르다. 그 이유는 신경섬유의 직경이 클수록 이온이 흘러갈 때 저항이 작기 때문이다. 운동신경과 감각신경은 직경이 큰 편이어서 전도 속도가 빠르며, 자율신경은 직경이 가늘어 속도가 느리다.

일반적으로 수초로 감싸여 있는 유수신경의 전달 속도가 빠르다. 또한 유수신경에서는 신경섬유의 랑비에결절 사이의 거리가 흥분의 전달 속도를 결정한다. 수초는 절연성이 높아서 활동전위가 발생하지 않으므로, 수초가 없는 부분인 랑비에결절 부분에서만 활동전위가 발생하는데, 이것이 옆의 랑비에결절로 건너뛰면서 전달된다. 이런 현상을 **도약전도** saltatory conduction라고 한다 그림 3-15. 랑비에결절이 길수록 전도 속도는 빠르다.

도약전도
유수신경에서 랑비에결절 부분에서만 활동전위가 발생하여 빠르게 전도되는 현상

한편, 한 뉴런에서 일어나는 흥분은 그 세포 내에서 축삭돌기를 따라 전달되는

그림 3-15 유수신경의 도약전도

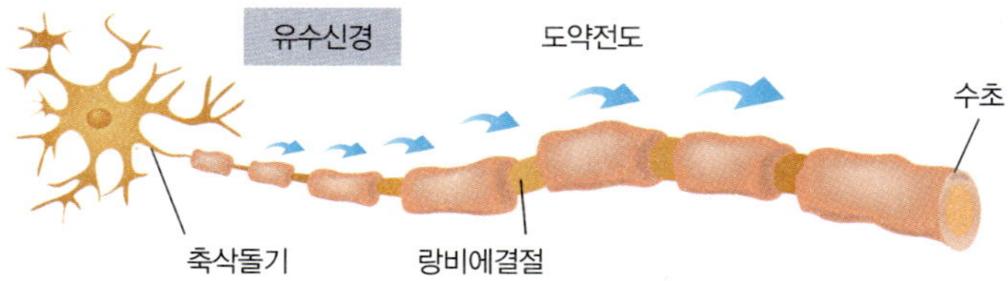

것이지, 그 흥분이 이웃 세포의 축삭돌기로 직접 옮겨지는 경우는 없다. 이를 **절연성 전도** insulated conduction라고 한다.

(4) 신경 흥분의 특징

신경이나 근육이 흥분하여 활동전위를 발생하려면 자극의 강도가 일정 수준 이상을 유지해야 한다. 자극 강도가 일정한 수준 이상에 도달하지 못하면 신경섬유는 흥분하지 않는데, 신경이 흥분하기 위한 최소한의 강도의 자극을 **역치자극** threshold stimulus이라 한다.

역치자극
신경이 흥분하기 위한 최소한의 강도의 자극

한편 역치자극보다 강한 자극이 가해지더라도 발생되는 흥분의 크기는 자극의 강도에 따른 차이가 없이 역치자극 때와 동일하다. 이처럼 단일 뉴런이 역치 이상의 자극에서 최고의 흥분을 하고, 그 이하의 자극에서는 전혀 흥분하지 않는 현상을 **실무율** none or all principle이라고 한다.

실무율
단일 뉴런이 역치 이상의 자극에서만 활동전위를 발생하는 현상

그러나 신경조직에는 많은 뉴런이 모여 있으므로, 신경조직에 역치 이상의 자극이 가해졌을 때 발생하는 활동전위는 일반적으로 실무율을 따르지 않는다. 이는 각 뉴런의 종류에 따라 흥분의 전도 속도가 다르기 때문이다. 전도 속도가 빠른 뉴런에서 먼저 활동전위가 나타나고, 전도 속도에 따라 나머지 뉴런에서 활동전위가 차례로 나타나므로, 신경조직의 모든 뉴런은 자극에 동시에 반응하지 않는다. 이러한 결과, 세포에 가해지는 자극의 크기가 커지면 활동전위가 커지고 기간도 길어지며 전압의 정점 peak도 여러 개가 보이는 **복합 활동전위** compound action potential를 나타낸다. 따라서 자극의 강도는 자극을 받는 뉴런의 수와 활동전위의 빈도에 따라 다르다.

2 흥분의 전달

한 뉴런이 다음 뉴런과 접속하고 있는 부위를 시냅스 synapse라고 한다. 신경계의 활동은 시냅스전 뉴런 presynaptic neuron의 흥분을 시냅스후 뉴런 postsynaptic neuron으로 전달함으로써 이루어진다.

(1) 시냅스 전달 방식

시냅스의 흥분 전달은 전기적 시냅스 electrical synapse 또는 화학적 시냅스 chemical synapse에 의하여 이루어진다 그림 3-16. **전기적 시냅스**는 세포와 세포

그림 3-16 시냅스를 통한 흥분 전달

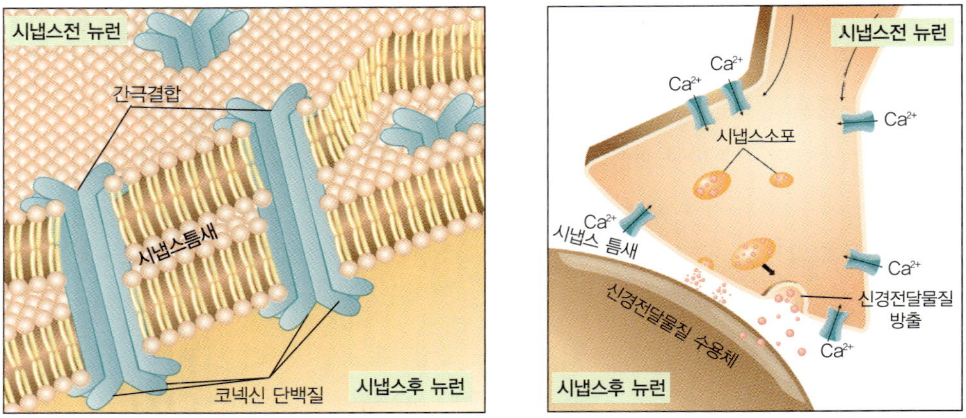

사이가 직접 통로로 연결되어 있어 이온이나 분자를 통로를 통해 직접 전달하는 방식이고, **화학적 시냅스**는 신경전달물질을 시냅스 간격으로 분비하여 흥분을 전달하는 방식이다.

① 전기적 시냅스

간극결합(틈새이음)
두 뉴런의 시냅스가 코넥신 단백질 채널로 연결된 것

심근 세포 사이와 일부 평활근 세포 사이의 시냅스에서 보이는 흥분전달 방식이다. 시냅스전 뉴런과 시냅스후 뉴런은 **간극결합(틈새이음** gap junction**)**으로 직접 연결되어 있다. 간극결합은 **코넥신** connexin으로 알려져 있는 단백질 채널인데, 이를 통해 전해질 이온과 작은 펩티드 분자들이 한 세포에서 다른 세포로 직접 전달된다. 이 방식을 통해 세포는 양쪽 방향으로 빠르게 정보를 전달하므로 다량의 인접 세포들이 동시에 흥분하고 수축할 수 있다.

② 화학적 시냅스

화학적 시냅스
두 뉴런의 시냅스가 신경전달물질로 신호를 전달하는 것

신경계에 존재하는 대부분의 시냅스에서는 시냅스전 뉴런의 화학신호를 시냅스후 뉴런으로 전달함으로써 흥분을 전달하는데, 이러한 방식을 화학적 시냅스라 한다. 화학적 시냅스에서는 뉴런들이 약 20nm의 **시냅스 틈새** synaptic cleft를 사이에 두고 떨어져 있다.

시냅스전 뉴런의 축삭 말단으로 활동전위가 전달되면 칼슘 이온채널이 열려 시냅스 틈새에 있던 칼슘이온이 세포 내로 들어오면서 신경종말에 들어 있는 신경전달물질 neurotransmitter을 세포 밖으로 분비시킨다. 분비된 신경전달물질은 시냅스 틈새를 거쳐 시냅스후 뉴런의 세포막에 있는 특수 단백질인 수용체와 결합함으로써 신호를 전달한다.

시냅스전 뉴런에서 분비되는 신경전달물질이 시냅스후 뉴런에 탈분극을 일으켜 활동전위를 발생하게 되는 경우를 **흥분성 시냅스후 전위** excitatory postsynaptic potential, EPSP라고 한다. 반면에 신경전달물질이 과분극을 일으켜 신경세포가 활동전위를 일으키지 못하도록 하는 경우가 있는데, 이와 같은 경우를 **억제성 시냅스후 전위** inhibitory postsynaptic potential, IPSP라고 한다. 흥분성 시냅스후 전위를 일으키는 신경전달물질에는 아세틸콜린, 노르에피네프린, 세로토닌 등이 있고, 억제성 시냅스후 전위를 일으키는 신경전달물질에는 GABA gamma amino butyric acid, 글리신 등이 있다.

화학적 시냅스는 흥분전달이 시냅스전 뉴런에서 시냅스후 뉴런 쪽으로 한 방향으로만 일어난다. 신경전달물질이 축삭돌기의 끝 부분인 신경종말에만 있고 신경전달물질에 대한 수용체가 시냅스후 뉴런의 수상돌기와 신경세포체 막에만 있기 때문이다. 또한 계속적으로 뉴런을 자극하면 신경전달물질이 소모되고 합성 능력이 저하되어 피로 현상이 일어난다.

시냅스에서 흥분이 다음 뉴런으로 전달된 후에는 신경전달물질이 시냅스 틈새로부터 제거되어야 반응이 종결된다. 신경전달물질은 효소에 의해 분해되어 제거되거나, 시냅스전 뉴런으로 재흡수되기도 한다. 회수된 신경전달물질은 축삭돌기 말단의 신경종말에 저장된다.

알아두기 **흥분성 및 억제성 시냅스후 전위의 발생기전**

흥분성 시냅스후 전위를 일으키는 신경전달물질은 시냅스후 뉴런의 세포막에 작용하여 나트륨이온에 대한 투과성을 증대시켜 나트륨이온이 뉴런 내로 유입하게 함으로써 세포 내에 양이온을 증가시켜 막전위를 탈분극시키게 되어 흥분성 시냅스후 전위를 발생한다. 억제성 시냅스후 전위를 일으키는 신경전달물질은 시냅스후 뉴런의 세포막에 작용하여 포타슘이온에 대한 투과성을 높임으로써 포타슘이온이 안정 시보다 더 많이 세포 밖으로 유출되어 세포 내가 음성을 띠게 한다. 즉, 안정막전위가 더욱 커지므로 과분극 hyperpolarization이 일어나 흥분하기 어렵게 하는 것이다. 시냅스후 뉴런의 수상돌기에서는 흥분성 시냅스후 전위와 억제성 시냅스후 전위를 모두 발생한 후 이들을 신경세포체로 전달한다. 신경세포체는 이들을 모두 통합하여 그 결과에 따라 흥분을 발생하기도 하고 안 하기도 한다.

(2) 신경전달물질

① 아세틸콜린

대표적인 신경전달물질인 **아세틸콜린** acetylcholine은 중추신경계와 말초신경계의 신경종말에서 모두 분비된다. 아세틸콜린은 많은 경우 흥분성 시냅스후 전위를 발생시키지만 일부의 경우에는 억제성 시냅스후 전위를 발생하기도 한다. 중추신경계에서 아세틸콜린을 신경전달물질로 사용하는 많은 콜린작동성 뉴런은 대부분 아세틸콜린을 흥분성 신경전달물질로 사용한다. 자율신경계에서는 부교감신경이 신경전달물질로 아세틸콜린을 사용하는데, 기관에 대해 억제효과를 나타내는 경우는 심장 박동수를 저하시키는 미주신경의 작용을 예로 들 수 있고, 흥분 효과를 나타내는 예로는 소화관의 운동을 촉진하는 작용을 들 수 있다.

② 모노아민류

신경전달물질로 작용하는 모노아민 monoamine으로는 도파민 dopamine, 에피네프린 epinephrine, 노르에피네프린 norepinephrine, 세로토닌 serotonin 등이 있다.

도파민, **에피네프린** 및 **노르에피네프린**은 아미노산인 티로신 tyrosine으로부터 생성되는데, 이들 모노아민을 **카테콜아민** catecholamine이라고 부른다. **세로토닌**은 아미노산인 트립토판 tryptophan으로부터 생성된다. 모노아민 류의 신경전달물질들은 시냅스후 뉴런 세포막의 이온채널을 직접 여는 대신에 2차전령을 통해 작용한다. 카테콜아민이 작용하는 시냅스의 경우 cAMP cyclic adenosine monophosphate가 2차전령 역할을 한다.

카테콜아민
티로신으로부터 합성된 카테콜 구조를 가진 모노아민

알아두기 모노아민류 신경전달물질

■ **세로토닌**

세로토닌은 중추신경계인 뇌간에서 신경전달물질로 사용된다. 세로토닌은 기분, 행동, 식욕 등을 조절하는 기능을 하여 정서와 감정에 영향을 미치고 우울증 치료제, 신경안정제, 두통 치료제로 사용되기도 한다.

■ **도파민**

도파민은 중뇌의 뉴런에서 운동 통제에 관여하고 정서적 보상에 관여하는 작용을 하는 것으로 알려져 있다.

■ **노르에피네프린**

노르에피네프린은 중추신경계에서는 행동 각성에 관여하는 작용을 하며, 말초신경계에서는 교감신경에 작용하여 심근, 평활근, 분비선의 기능을 촉진하거나 억제하는 작용을 한다. 노르에피네프린은 부신수질호르몬의 성분이기도 하다.

③ 아미노산

일부 아미노산과 아미노산의 유도체가 뇌에서 신경전달물질로 작용한다. **글루탐산** glutamic acid은 뇌의 중요한 흥분성 신경전달물질이다. 글루탐산의 유도체인 **GABA** gamma-aminobutyric acid는 뇌의 가장 중요한 억제성 신경전달물질로 뇌의 뉴런의 30% 이상이 GABA를 신경전달물질로 사용한다. 글리신 glycine은 억제성 신경전달물질로 작용하는데, 주로 척수에서 골격운동을 통제하는 역할을 한다.

④ 폴리펩티드

뇌에서 신경전달물질로 사용되는 폴리펩티드를 **신경펩티드**라고 한다. 대표적으로 **콜레시스토키닌** cholecystokinin과 **물질 P** substance P 및 내인성 아편 유사물질을 들 수 있다. 콜레시스토키닌은 소장에서 분비되는 소화기 호르몬이나 뉴런에서도 방출되고 신경전달물질로 작용한다. 물질 P는 여러 기관에서 발견되며 고통을 감지하는 신경전달물질로 사용된다. 모르핀 morphin과 같은 아편 유사물질이 체내에서 생성되는데, 대표적인 물질이 **β-엔도르핀** β-endorphin이다. β-엔도르핀은 긍정적인 심리상태를 유발하는 것으로 알려져 있다. 운동을 하면 뇌와 척수의 β-엔도르핀 수준이 증가하여 불안감을 감소시켜 심리적 안정감을 준다. 분만 중의 임산부에서도 β-엔도르핀이 다량 분비되어 고통을 줄여주는 작용을 한다.

β-엔도르핀
동물의 뇌 등에서 추출되는 모르핀과 같은 진통효과를 가진 신경전달물질

CHAPTER 4

내분비

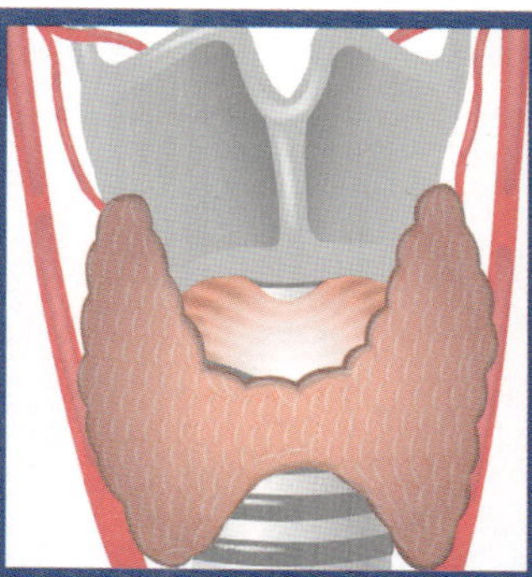

1. 호르몬의 일반적 특성
2. 시상하부와 뇌하수체
3. 갑상선과 부갑상선
4. 부신
5. 췌장
6. 기타 내분비선
7. 국소호르몬

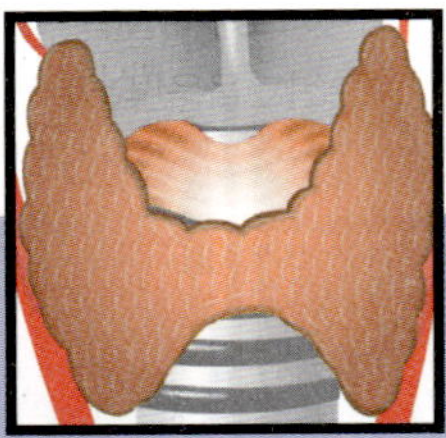

인체는 외적·내적 환경변화에 대하여 적응하기 위한 조절체계를 가지고 있는데, 대표적인 것이 신경계와 내분비계이다. 이들은 각 조직과 기관의 기능을 통합하고 조절함으로써 인체가 항상성을 유지하도록 돕는 역할을 한다. 항상성 유지는 생물체의 외부나 내부의 환경이 변하더라도 체온, 삼투압, 혈당 등을 일정하게 유지하여 신체의 대사가 제대로 이루어지도록 하는 것이다. 내분비계는 호르몬을 생성하고 분비하여 신체의 대사, 성장, 생식이 제대로 이루어지도록 한다.

Key words

갑상선 **thyroid gland**
국소호르몬 **local hormone**
내분비선 **endocrine gland**
뇌하수체 **pituitary gland**
부갑상선 **parathyroid gland**
부신피질 **adrenal cortex**
부신수질 **adrenal medulla**
시상하부 **hypothalamus**
췌장 **pancreas**
호르몬 **hormone**

1. 호르몬의 일반적 특성

Ⅰ 체내 분비선의 종류

신체 내에는 외분비선, 내분비선 그리고 자가분비 조직 등의 분비원이 있다. **외분비선** exocrine gland은 침샘, 땀샘, 눈물샘, 소화샘 등에서 분비되는 분비물을 도관을 통해 체외 또는 소화관으로 분비한다. **내분비선** endocrine gland은 뇌하수체나 갑상선과 같이 특별한 도관이 없이 분비물을 직접 혈액 또는 림프액으로 분비하는 선이다 그림 4-1. 또한 분비선이 아닌 **자가분비** autocrine 조직세포에서 생성되어 하나의 조직 내의 다른 세포를 조절하는 물질들도 있다 표 4-1.

(1) 내분비선의 특징

> **호르몬**
> 내분비선에서 생성되어 혈액으로 분비되는 체내 대사조절물질

내분비선에서 생성되어 혈액으로 분비되는 물질인 **호르몬** hormone은 혈액이나 림프액에 의하여 특정한 조직세포나 표적기관으로 운반되어 매우 적은 양으로도 이들의 대사를 조절하는 작용을 하여 체내 항상성을 유지하도록 돕는다. 호르몬의 분비가 너무 많거나 너무 적으면 항상성 유지 및 행동 조절에 이상이 생기는

표 4-1 분비원의 특징과 분비물

분비원	특징	분비물
외분비선	분비물이 도관을 통해 체외 또는 소화관으로 분비됨	소화효소, 땀, 침
내분비선	분비물이 특별한 도관 없이 직접 혈액 또는 림프액 중으로 분비되어 표적기관에 있는 수용체 receptor에 결합함으로써 작용함	호르몬
자가분비 조직	분비선이 아닌 조직세포에서 분비되어 동일 조직의 동일 세포 또는 이웃 세포에 작용하는 물질을 분비함	파라크린, 오토크린

그림 4-1 내분비선과 외분비선의 분비작용

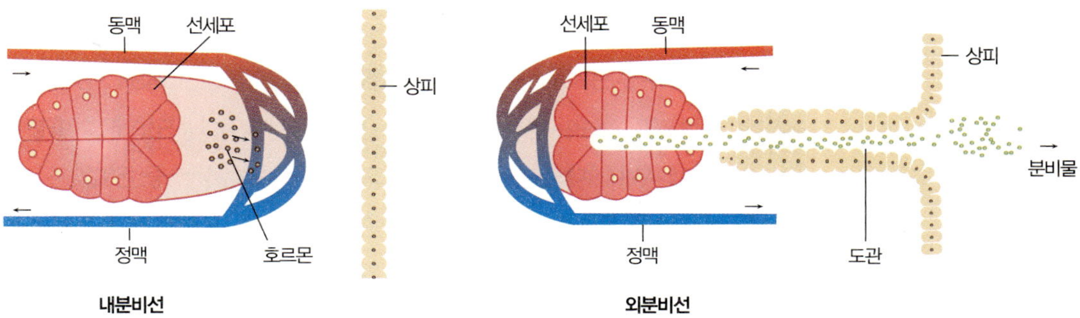

알아두기 **호르몬과 신경계의 비교**

구분	호르몬	신경계
반응속도 및 특징	지속적이고 완만함	즉각적이고 신속함
자극전달 매체	혈액	뉴런
작용 특성	표적기관에 작용	신경조직에 작용
작용 범위	넓음	좁음

과다증과 **과소증**이 나타나기도 한다. 호르몬은 체내에서 비타민이나 신경계와 마찬가지로 여러 조절작용을 하지만 체내에서 생성된다는 점에서 비타민과 차이가 있고, 신경조직과 같은 특수 조직이 아닌 혈액을 통해 운반되어 필요한 곳에서 작용한다는 특징이 있다.

(2) 내분비선의 종류와 위치

인체의 내분비선에는 뇌하수체, 갑상선, 부갑상선, 부신, 췌장, 난소와 정소, 송과체와 흉선 등이 있다 그림 4-2 표 4-2 .

그림 4-2 내분비선의 위치

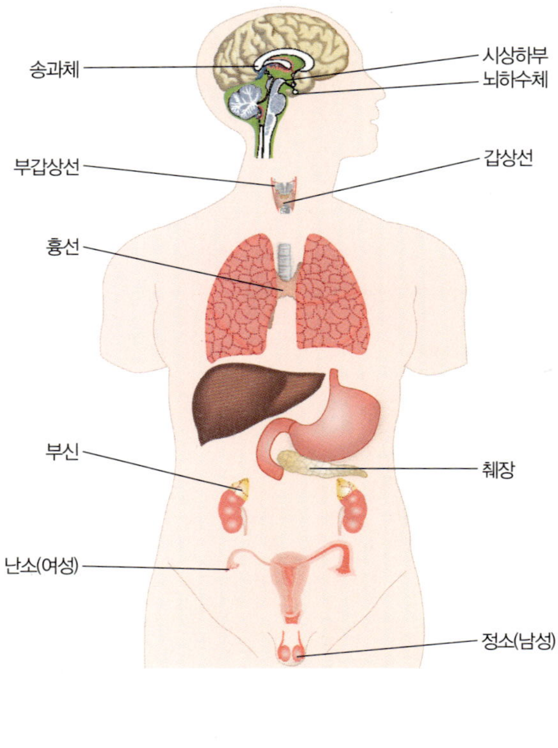

표 4-2 내분비선과 호르몬의 작용

내분비선	호르몬	주요 기능
시상하부	성장호르몬-방출호르몬	성장호르몬 분비촉진
	갑상선자극호르몬-방출호르몬	갑상선자극호르몬 분비촉진
	부신피질자극호르몬-방출호르몬	부신피질자극호르몬 분비촉진
	성선자극호르몬-방출호르몬	황체형성호르몬과 난포자극호르몬 분비촉진
	도파민	프로락틴 분비억제
	소마토스타틴	성장호르몬 분비억제
뇌하수체 전엽	성장호르몬	성장촉진, 단백질 합성, 혈당 상승
	갑상선자극호르몬	갑상선호르몬 분비
	부신피질자극호르몬	부신피질호르몬 분비
	프로락틴	분만 후 유즙분비 촉진
	난포자극호르몬	• 남성 : 정자 생산
		• 여성 : 난소에서 난포 성장
	황체형성호르몬	• 남성 : 고환에서의 테스토스테론 생산
		• 여성 : 난소에서의 에스트라디올 생산; 배란
뇌하수체 후엽	옥시토신	모유 분비; 자궁의 운동성 촉진
	항이뇨호르몬	신장에서 수분의 재흡수 촉진
갑상선	티록신	대사율 항진, 성장 촉진
	트리요오드타이로닌	뇌의 발달과 기능
	칼시토닌	혈장 칼슘 저하
부갑상선	부갑상선호르몬(PTH)	혈장 칼슘과 인 조절
		1,25-디히드록시비타민 D의 생성
부신피질	알도스테론	신장에서 나트륨 재흡수와 칼륨 배출 촉진
	글루코코르티코이드	물질대사 촉진, 스트레스에 대한 반응
	안드로겐	남성호르몬과 동일
부신수질	에피네프린	물질대사 촉진, 심장혈관 운동 항진
	노르에피네프린	스트레스에 대한 반응
췌장	인슐린	혈당 저하, 동화작용에 관여
	글루카곤	혈당 상승, 이화작용에 관여
성선 • 난소	에스트로겐	여성 생식계 발달, 난포 발달
• 난소	프로게스테론	임신상태 유지, 체온 증가
• 정소	안드로겐(테스토스테론)	생식계 발달, 남성 2차성징 발현, 근육 발달
송과체	멜라토닌	신체 리듬
흉선	티모포이에틴	T-림프구 기능
소화기 • 위	가스트린	위 운동과 위산 분비 촉진
• 소장	콜레시스토키닌	췌장효소 분비와 담낭수축 촉진
	세크레틴	중탄산염 분비 촉진
	위억제펩티드(GIP)	위 운동과 위산 분비 억제

2 호르몬의 분류와 작용 메커니즘

(1) 호르몬의 화학적 분류

호르몬을 화학적 성분에 따라 분류하면, 단백질로 이루어진 단백질계 호르몬과 콜레스테롤로 이루어진 스테로이드 호르몬이 있다 표 4-3. **단백질계 호르몬**은 아미노산인 티로신으로부터 유래한 갑상선호르몬과 부신수질호르몬 등의 **아미노산 유도체 호르몬**과 여러 아미노산이 결합한 폴리펩티드로 이루어진 췌장 및 일부 뇌하수체 호르몬 등의 **펩티드 호르몬**, 그리고 당단백질로 이루어진 여포자극호르몬 등의 **당단백질계 호르몬**이 있다. **스테로이드 호르몬**에는 콜레스테롤에서 유래한 호르몬인 성호르몬과 부신피질호르몬이 있다. 단백질호르몬은 호르몬 생산세포의 리보솜에서 호르몬의 전구물질인 프로호르몬 prohormone의 형태로 형성된다. 프로호르몬은 골지체로 이동되어 그곳에서 절단되고 연결되어 성숙한 호르몬을 만들어 저장되었다가 필요시 분비된다. 지방호르몬인 스테로이드 호르몬은 콜레스테롤을 재료로 하여 만들어지는데, 스테로이드 호르몬 생산세포에서 필요할 때에 합성되어 분비된다 그림 4-3.

펩티드 호르몬
폴리펩티드로 이루어진 호르몬

스테로이드 호르몬
콜레스테롤로부터 합성되는 호르몬

분비된 호르몬 중 단백질호르몬은 대부분이 수용성이므로 혈장에 녹아서 운반되지만, 비수용성인 스테로이드 호르몬들과 갑상선호르몬의 대부분은 혈장단백

표 4-3 호르몬의 분류

펩티드 호르몬	구성	내분비선
성장호르몬	191개 아미노산	뇌하수체 전엽
프로락틴	198개의 아미노산	뇌하수체 전엽
부신피질자극호르몬	39개 아미노산	뇌하수체 전엽
항이뇨호르몬	8개 아미노산	뇌하수체 후엽
옥시토신	8개 아미노산	뇌하수체 후엽
칼시토닌	32개 아미노산	갑상선
부갑상선호르몬	84개 아미노산	부갑상선
인슐린	51개 아미노산	췌장 랑게르한스섬의 β세포
글루카곤	29개 아미노산	췌장 랑게르한스섬의 α세포

당단백질계 호르몬	구성	내분비선
난포자극호르몬	당단백질	뇌하수체 전엽
황체형성호르몬		
갑상선자극호르몬		
아미노산 유도체 호르몬	**구성**	**내분비선**
티록신	티로신과 요오드	갑상선
에피네프린	티로신유도체	부신수질
스테로이드 호르몬	**구성**	**내분비선**
글루코코르티코이드	스테로이드 (콜레스테롤)	부신피질
알도스테론		부신피질
에스트로겐		난소
프로게스테론		난소
테스토스테론		정소

그림 4-3 스테로이드 호르몬의 합성과정

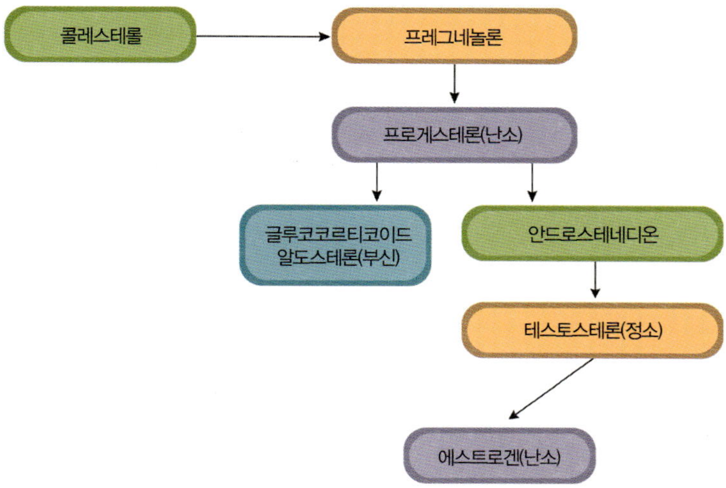

질인 알부민과 결합하여 운반된다.

(2) 호르몬의 작용 메커니즘

신체에 변화가 생기면 이를 감지한 내분비기관은 호르몬을 합성하여 혈액 중으로 분비한다. 분비된 호르몬은 표적기관의 기능과 활동을 조절하여 신체의 항상성을 유지하는데, 표적기관의 세포막이나 세포질에는 특정 호르몬에 대한 **수용체**가 각각 존재한다. 일반적으로 갑상선호르몬과 지용성인 스테로이드 호르몬은 세포막을 통과하므로 이들에 대한 수용체는 대부분 핵 및 세포질 내에 위치하고, 수용성 호르몬인 펩티드 호르몬은 세포막을 통과하지 못하므로 이들의 수용체는 세포막에 위치한다 그림 4-4. 수용체가 호르몬과 결합하면 세포 내로 적절한 정보가 전달됨으로써 물질대사의 변화가 일어난다.

호르몬 수용체
표적기관의 세포에 존재하면서 특정 호르몬과 특이적으로 결합하는 물질

① 효소의 합성 유도

갑상선호르몬과 스테로이드 호르몬은 핵 또는 세포질에 있는 수용체와 특이적으로 반응하여, **호르몬-수용체 복합체** hormone-receptor complex를 형성한다. 이 복합체는 핵에 작용하여 DNA의 유전정보를 전사하여 RNA를 합성하는 반응을 촉진한다. 그 결과, 세포 내에서 특정 단백질 효소의 합성이 촉진되어 세포의 대사작용이 활발하게 일어나게 된다.

그림 4-4 호르몬의 작용 메커니즘

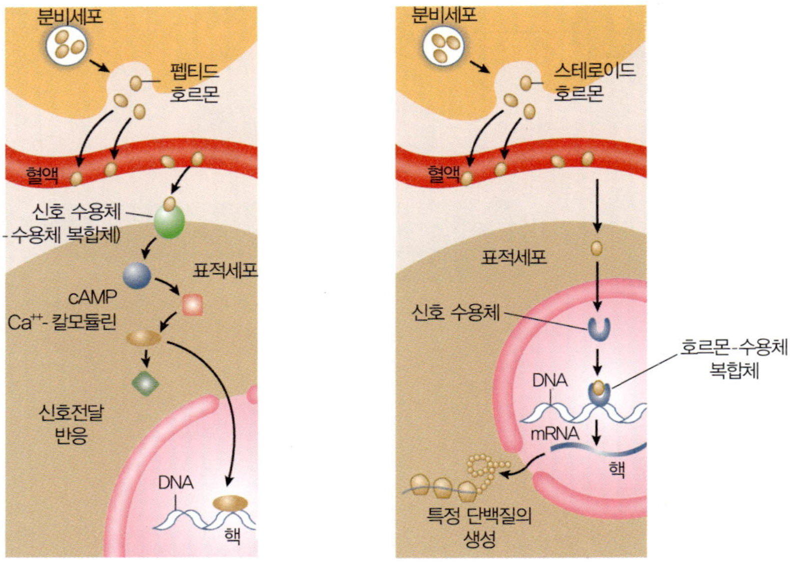

② 2차 전령에 의한 작용

펩티드 호르몬은 세포막을 통과하지 못하므로 세포막의 수용체에 의해 신호전달을 한다. 신호전달을 하는 **2차 전령**으로는 cAMP와 칼슘이온을 들 수 있다.

펩티드 호르몬이 표적기관의 세포막의 수용체와 호르몬-수용체 복합체를 형성하면, 세포막의 효소가 작용하여 cyclic AMP를 형성하거나 또는 칼슘이온 채널을 열어 활성화된 **칼슘-칼모듈린** 복합체를 만든다. 이 두 가지 물질은 세포 내에서 각종 효소를 활성화하는 작용을 한다. 효소의 활성이 증가되면 세포 내의 물질대사가 촉진되어 호르몬 특유의 기능을 나타낸다.

cyclic AMP
호르몬의 작용에 관련하여 세포 안의 효소를 활성화하는 물질

이처럼 호르몬은 직접 세포활동을 촉진하는 것이 아니라 다른 물질의 생산을 통하여 그 기능을 나타내므로 호르몬을 **1차 전령** first messenger이라 하고, 호르몬의 작용을 중재하는 cAMP나 칼슘이온을 2차 전령 second messenger이라 한다.

(3) 호르몬 분비의 조절

호르몬의 분비는 신체의 외부·내부의 정보에 따라 적절하게 조절된다.

① 신경에 의한 조절

교감신경과 부교감신경의 자율신경계는 일부 내분비선에 영향을 미친다. 인슐린과 위장관 호르몬의 분비는 부교감신경에 의해 촉진되고, 교감신경에 의해서 억제된다.

② 뇌의 자극호르몬에 의한 조절

시상하부와 뇌하수체 전엽에서 분비되는 **자극호르몬**은 연관된 특정 호르몬 분비선의 성장을 촉진하고 해당 호르몬의 분비를 자극하므로, 특정 호르몬의 분비는 자극호르몬의 혈액 농도에 의하여 직접적으로 조절된다.

자극호르몬
시상하부와 뇌하수체 전엽에서 분비되어 특정 호르몬 분비선의 성장과 특정 호르몬의 분비를 촉진하는 호르몬

시상하부의 갑상선자극호르몬 방출호르몬이 분비되어 뇌하수체의 갑상선자극호르몬의 분비가 촉진되면, 이것이 갑상선을 자극하여 티록신 thyroxin의 분비를 촉진한다. 그 결과 티록신 농도가 정상 이상으로 높아지면 각 내분비선의 호르몬 분비를 억제하여 혈액의 호르몬 농도를 조절한다(**음성 피드백**, negative feedback).

알아두기 음성 피드백에 의한 갑상선호르몬의 분비 조절

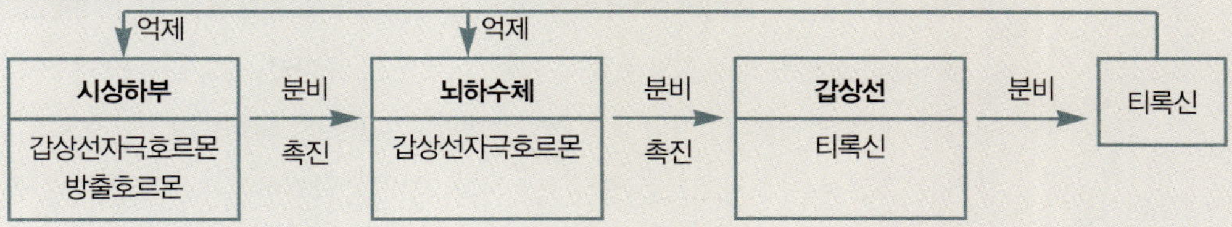

③ 혈액 내 물질 농도에 의한 조절

부갑상선호르몬의 분비는 혈액 칼슘농도의 변화에 의하여 조절된다.

(4) 호르몬의 대사

호르몬이 작용을 한 후에 혈액 내의 호르몬의 농도가 다시 정상치로 복구되기 위해서, 간과 신장이 호르몬을 분해하거나 배출시키는 작용을 한다. 또는 호르몬이 작용을 한 세포 내에서 호르몬이 자체적으로 대사되어 분해되기도 한다. 일반적으로 카테콜아민과 펩티드 호르몬은 신속히 배출되거나 분해되어 짧은 기간 동안(몇 분에서 1시간) 혈액 내에 남아 있으나, 스테로이드 호르몬들과 갑상선 호르몬은 작용 후에 제거하는 데 걸리는 시간이 다소 길어 혈류 내에 몇 시간 내지 며칠 동안 남아 있게 된다.

2. 시상하부와 뇌하수체

1 시상하부

> **뇌하수체자극 호르몬**
> 시상하부에서 분비되며 뇌하수체 전엽 호르몬의 분비를 조절하는 호르몬

시상하부 hypothalamus의 특정 부위의 신경은 뇌하수체 전엽 호르몬의 분비를 조절하는 뇌하수체자극호르몬을 분비한다. 이들 시상하부 호르몬은 시상하부-뇌하수체 문맥 혈관에 의해 뇌하수체 전엽으로 이동되어 뇌하수체 전엽 세포가 그들의 호르몬 분비를 조절하도록 작용한다.

갑상선자극호르몬-방출호르몬 thyrotropin-releasing hormon, TRH은 갑상선자극호르몬의 분비를 촉진하고, 부신피질자극호르몬-방출호르몬 corticotrophin-releasing hormone, CRH은 부신피질자극호르몬의 분비를 촉진한다. 성장호르몬-방출호르몬 growth hormone-releasing hormone, GRH은 성장호르몬의 분비를 촉진하며, 성선자극호르몬-방출호르몬 gonadotropin-releasing hormone, GnRH은 황체형성호르몬과 난포자극호르몬의 분비를 촉진한다. 뇌하수체 전엽 호르몬의 분비를 자극하지 않고 오히려 억제하는 호르몬이 두 가지 존재하는데, **소마토스타틴** somatostatin, SS은 성장호르몬의 분비를 억제하고, **도파민** dopamine, DA은 프로락틴의 분비를 억제한다. 따라서 성장호르몬은 두 종류의 뇌하수체자극호르몬 즉, 분비를 촉진하는 성장호르몬-방출호르몬과 분비를 억제하는 소마토스타틴에 의하여 분비가 조절된다.

시상하부에서는 뇌하수체 후엽 호르몬을 생성하여 신경로를 거쳐 내려가서 뇌하수체 후엽에 저장했다가 필요시 분비한다.

2 뇌하수체

뇌하수체 pituitary gland는 대뇌 아래 부분의 시상하부 아래에 위치한 대두 크기(직경 1.3cm, 무게 0.6g)의 내분비선으로, 위치상으로 볼 때 신경계와 내분비계를 연결하는 역할을 한다.

전엽, 중엽, 후엽으로 나누어지며 사람의 경우에 성인이 되면 중엽은 흔적만 남는다. 전엽과 후엽은 각각 다른 호르몬을 분비한다 그림 4-5.

그림 4-5 뇌하수체 전엽의 호르몬과 표적기관

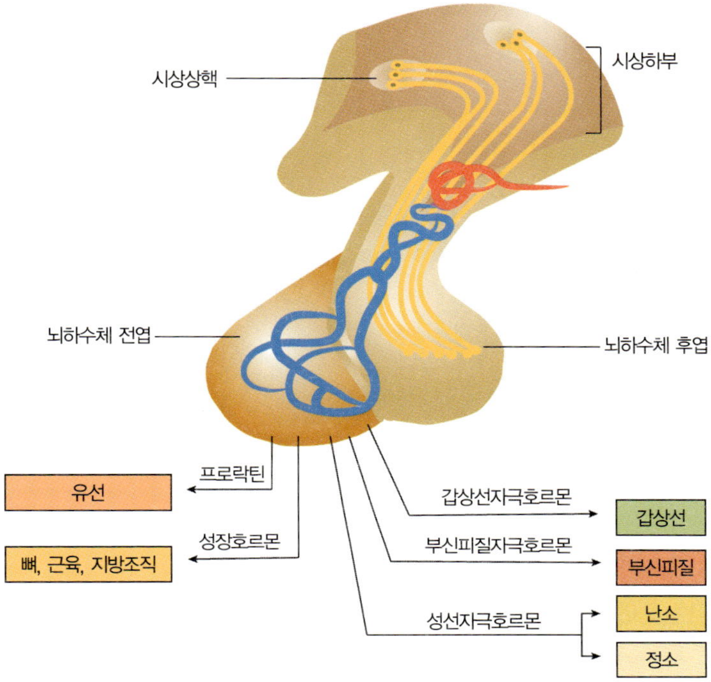

(1) 뇌하수체 전엽

뇌하수체 전엽 pituitary anteriorlobe에서는 성장호르몬, 갑상선자극호르몬, 부신피질자극호르몬, 성선자극호르몬인 난포자극호르몬과 황체형성호르몬, 유즙분비자극호르몬인 프로락틴 등의 여섯 가지 호르몬이 분비되는데 이들은 모두 단백질인 펩티드 호르몬이거나 당단백질계 호르몬이다. 그중 갑상선자극호르몬과 부신피질자극호르몬, 난포자극호르몬과 황체형성호르몬은 다른 내분비선의 작용을 조절하는 역할을 하는 자극호르몬 tropic hormone이다.

> **뇌하수체 전엽**
> 성장호르몬과 다섯 가지의 내분비계 자극호르몬을 분비하는 내분비기관

뇌하수체 전엽에서 분비되는 성장호르몬과 프로락틴 및 4종의 자극호르몬의 작용은 다음과 같다.

① 성장호르몬 growth hormone, GH

일정한 특정 표적기관이 없이 신체의 모든 조직에 영향을 주어 성장을 촉진시키는 작용을 하는 호르몬이다. 성장호르몬은 세포의 크기와 수를 증가시키는데, 뼈(장골)의 말단에 있는 연골의 증식을 촉진하여 키를 크게 하고, 단백질의 합성

알아두기 **거인증과 말단비대증**

거인증과 말단비대증은 주로 성장호르몬을 분비하는 뇌하수체 전엽의 종양이 원인이 된다. 종양이 성장기 동안에 생기면 비정상적인 크기로 자라 키가 250cm 이상인 거인증이 된다. 반면에 종양이 성장기 이후에 발생하면 키는 정상이나 신체의 여러 골격 중 손, 발, 머리 등의 골격이 두드러지게 두꺼워지는 말단비대증이 나타난다. 특히 턱이 확장되고, 심장 같은 여러 내장 기관들도 커져 정상적 기능을 발휘하지 못하게 된다. 또한 당뇨병과 유사한 증상들을 초래할 수 있다. 거인증과 말단비대증의 치료법으로 보통 뇌하수체 종양을 제거하는 수술이 실시된다.

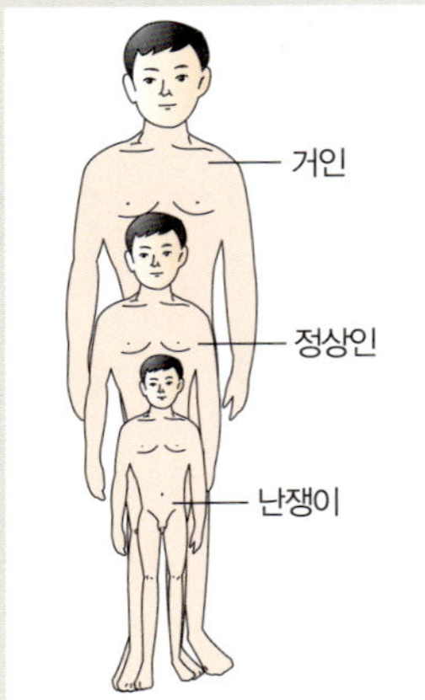

거인증

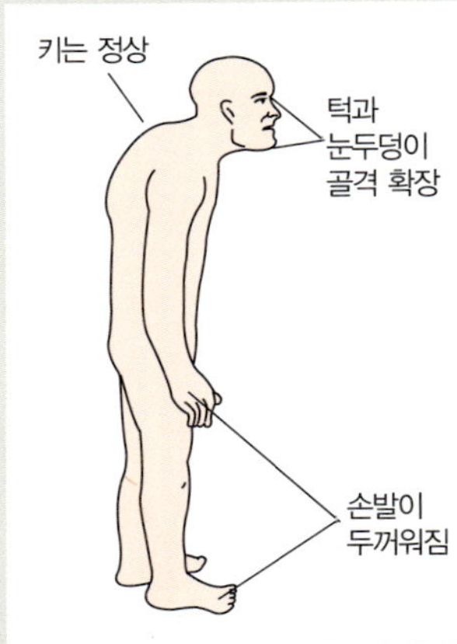

말단비대증

을 촉진하여 근육과 체중을 증가시킨다. 또한 혈당을 상승시키고 지방대사를 촉진하는 작용도 한다. 성장호르몬의 분비는 저혈당증, 스트레스, 조직에 손상이 있는 경우와 임신기 등에 증가되며 평상시에는 취침 후 2시간 동안 성장호르몬의 분비가 가장 왕성하다. 고혈당증에서는 호르몬의 분비가 감소된다. 성장호르몬의 분비는 시상하부의 호르몬에 의해 조절된다. 성장기에 성장호르몬의 분비가 부족하면 키가 작고 근육도 부족한 **뇌하수체성 소인**이 되고, 반대로 과다하게 분비되면 키가 정상에 비해 매우 크게 되는 **거인증** giantism이 된다. 한편, 성인이 된 후에 성장호르몬의 분비가 과다하면 인체의 말단인 손, 발, 광대뼈, 턱, 눈두덩이 등의 골격이 튀어나오는 **말단비대증** acromegaly이 된다.

② 프로락틴 prolactin(유즙생성호르몬)

유선에 작용하여 유즙의 생성을 촉진하므로 분만 후에는 프로락틴의 분비가 항진되어 유선에서 유즙이 분비된다. 프로락틴의 분비는 수유에 의해 증가되며, 수유 중에는 난소주기가 억제되어 임신이 억제된다. 또한 남성 생식계를 조절하며 신장에서는 물과 전해질의 평형을 조절하는 역할을 한다.

③ 갑상선자극호르몬 thyroid stimulating hormone, TSH

갑상선호르몬의 생성 및 분비를 촉진하는 작용을 하여 갑상선호르몬의 분비를 조정한다.

④ 부신피질자극호르몬 adrenocorticotropic hormone, ACTH

부신피질호르몬인 글루코코르티코이드와 알도스테론, 그리고 부신 안드로겐의 생성 및 분비를 자극한다.

⑤ 난포자극호르몬 follicle stimulating hormone, FSH

당단백질 호르몬으로 난자의 성숙과 난포의 성장을 촉진하며 난포호르몬인 에스트로겐의 생성과 분비를 자극한다. 또한 남자의 경우에는 정소 세포에 작용하여 정자의 형성을 촉진한다.

⑥ 황체형성호르몬 luteinizing hormone, LH

당단백질 호르몬으로 여성에서는 난포가 배란 후에 황체를 형성할 때, 황체의 형성을 촉진하며 황체호르몬인 프로게스테론의 생산을 자극하는 작용을 한다. 남성에서는 남성호르몬인 테스토스테론의 생성 및 분비를 촉진한다.

(2) 뇌하수체 후엽

뇌하수체 후엽 pituitary posterior에서는 펩티드 호르몬인 옥시토신과 항이뇨호르몬을 분비한다. 옥시토신과 항이뇨호르몬은 시상하부에서 생성되어 뇌하수체 후엽에 저장되었다 필요시 분비되므로 **신경하수체 호르몬**이라고도 한다.

> **뇌하수체 후엽**
> 시상하부에서 생산된 신경하수체 호르몬을 분비하는 기관

① 옥시토신

옥시토신 oxytocin은 임신 말기에 자궁 근육에 작용하여 자궁을 수축하여 분만할 수 있도록 하는 호르몬으로서 진통촉진제로도 사용된다. 또한 유즙 분비 작용이 있어 수유 시에 유즙 배출을 촉진한다.

② 항이뇨호르몬

항이뇨호르몬 antidiuretic hormone, ADH 은 혈액의 삼투압이 높아졌을 때에 신장의 원위세뇨관에서 수분의 재흡수를 촉진시켜 소변의 배설량을 감소하는 작용을 한다. 그 결과 혈액의 삼투압은 300mOsm/L로 조절된다. 술을 마시면 항이뇨호르몬의 분비가 억제되어 소변량이 많아지고, 추위에 노출되면 혈액이 중심부에

요붕증
뇌하수체 후엽이나 간뇌의 기능부전으로 인해 비정상적으로 다량의 소변을 배설하는 병

모이게 되어 중심부 혈액의 수분 비율이 높아져 삼투압이 낮아지게 되므로 항이뇨호르몬 분비가 감소되어 소변을 자주 보게 된다.

이 호르몬을 과량 투여하면 혈관을 수축시켜 혈압을 높이는 작용을 하기 때문에 **바소프레신** vasopressin이라고도 한다. 분비가 부족할 때에는 **요붕증** diabetes inspidus(배뇨량이 약 5L/일)이 나타난다.

(3) 뇌하수체 중엽

뇌하수체 중엽 pituitary intermediate lobe에서는 멜라닌세포자극호르몬 melanocyte stimulating hormone, MSH이 분비되어 멜라닌 melanin의 합성을 촉진하고, 피부와 눈 그리고 뇌에서 멜라닌색소의 형성을 조절한다. 이 호르몬의 과다분비는 피부에 과다 색소침착을 일으키는 애디슨병 addison's disease을 유발한다.

3. 갑상선과 부갑상선

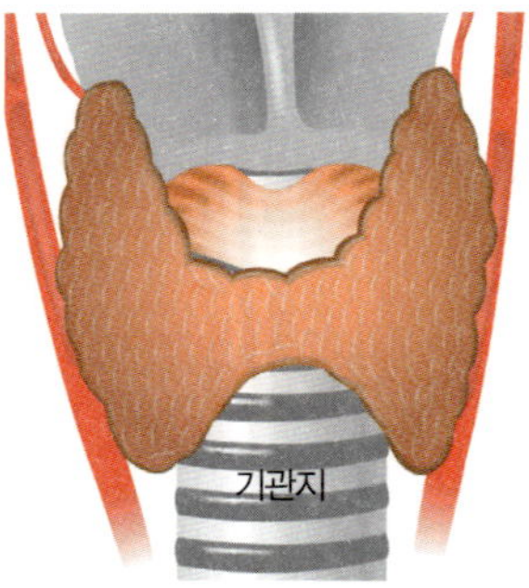

Ⅰ 갑상선

갑상선 thyroid gland은 목의 후두와 기관지 사이에 위치하고 있는 나비 모양의 내분비선으로 무게가 약 20g이다. 갑상선에서는 신진대사를 조절하는 호르몬인 티록신 thyroxin과 혈장 칼슘 농도를 조절하는 칼시토닌 calcitonin이 분비된다.

(1) 티록신

갑상선에서 주로 분비되는 호르몬인 **티록신** thyroxine은 아미노산유도체 호르몬으로 요오드가 4개 결합되어 있어 T_4 thyroxine라고도 하며, 요오드가 3개 결합되어 있는 **트리요오드타이로닌** T_3 triiodothyronine도 소량 분비된다. 이들은 조직세포의 신진대사율을 적절한 수준으로 유지·조절하는 기능을 한다.

① 생성과 작용

갑상선 소포의 선세포 glandular cell에서 아미노산인 **티로신** tyrosine과 **요오드**

iodine를 사용하여 갑상선호르몬을 합성한다.

티록신 thyroxine, tetraiodothyronine, T_4은 아미노산인 티로신에 요오드가 4개 붙은 것이고, 트리요오드타이로닌 triiodothyronine, T_3은 티로신에 요오드가 3개 붙은 형태이다. 순환하는 혈액 내의 갑상선호르몬은 95%가 티록신이지만, 티록신은 표적세포 안에서 트리요오드타이로닌으로 전환되어야 정상적인 활성을 가진다. 즉, 효과의 강도에 있어서는 T_3가 T_4보다 효력이 10배 강하다. 요오드 섭취는 갑상선호르몬 합성에 필수적이므로 요오드(I)가 부족한 지역에 사는 주민에서는 풍토병이 발생하여 **갑상선종** goiter이 발생하기도 하며, 요오드를 섭취하면 갑상선종이 치료되는 것을 보여준다. 갑상선호르몬의 생성과 분비는 뇌하수체의 갑상선자극호르몬에 의하여 조절된다.

요오드
갑상선호르몬의 필수 구성성분으로 해조류에 다량 존재하는 무기질

갑상선호르몬은 모든 기관의 산소 소모율을 증가시켜 신진대사를 촉진하는 작용을 하는데, 특히 기초대사를 항진하는 것으로 알려졌다. 또한 뼈의 발육을 촉진하여 신체의 성장에 관여하고 정신기능을 자극하는 작용을 하여 지능에 영향을 주는 것으로 알려져 있다.

알아두기 갑상선호르몬이 영양소 대사 및 신체 기능에 미치는 작용

영양소 대사	작용
에너지 대사	에너지생산 증가, 산소소비 증가, 신진대사 촉진, 열 생산
단백질 대사	효소단백질의 조절, 성장기의 체내 단백질 합성 촉진
탄수화물대사	글리코겐 분해 촉진, 혈당 상승, 포도당신생작용 촉진, 포도당 이용 증가.
지방대사	지방질의 합성과 분해를 동시에 촉진. 혈중 유리지방산과 콜레스테롤의 증가.
대사 장소	**작용**
조직과 뼈	조직의 성장 조절, 뼈의 발육 촉진.
순환계	심박출량 증가, 혈관의 확장, 혈류량의 증가
신경계	갑상선 기능 저하 시 뇌와 신경의 발육장애 갑상선 기능 항진 시 신경과민, 불안

② 갑상선 기능 이상

갑상선 기능의 이상 항진으로 갑상선호르몬이 과다하게 분비되면 기초대사가 증가하고 발한, 빈맥(맥박이 비정상적으로 상승되는 것), 손의 떨림, 안구돌출, 정신

적 흥분으로 인한 신경질적 상태, 갑상선의 비대로 인한 갑상선종이 생기는 **바제도병** Basedow disease이 나타난다. 바제도병은 대체로 중년 여성에게 많이 나타나며 갑상선종, 빈맥, 안구돌출이 이 병의 3대 증상이다.

> **갑상선성 소인**
> 선천성의 갑상선 기능부전으로 성인이 되어도 유아의 체격을 보이고 정신 및 기능 저하로 백치가 되는 증상

갑상선 기능의 이상 저하로 갑상선호르몬이 부족하면 체내 신진대사 저하로 인한 증상이 나타나게 된다. 호르몬의 분비가 소아기에 부족한 경우에는 성장발육에 장애가 생기는 갑상선성 소인으로 되는데, 이를 **크레틴병** cretinism이라 한다. 이 경우에는 중추신경계의 발육 저하를 동반하여 지능 저하도 함께 나타난다. 성인이 된 다음에 갑상선 기능 저하가 생기면 기초대사 저하, 정신기능 저하와 함께 피하에 점액 물질이 쌓여 부종같이 되는 **점액수종** myxedema이 나타난다.

알아두기 갑상선 기능항진증과 갑상선 기능저하증의 비교

특징	기능항진증	기능저하증
성장 속도	성장 촉진	성장 장애
신경작용	신경과민, 성급함	무관심, 우울증
체중	감소(기초대사 증가)	증가(기초대사 감소)
임상적 특징	고혈압, 안구돌출	손, 발, 얼굴 주변의 종기
증상 명	바제도병(그레이브스병)	크레틴병, 점액수종

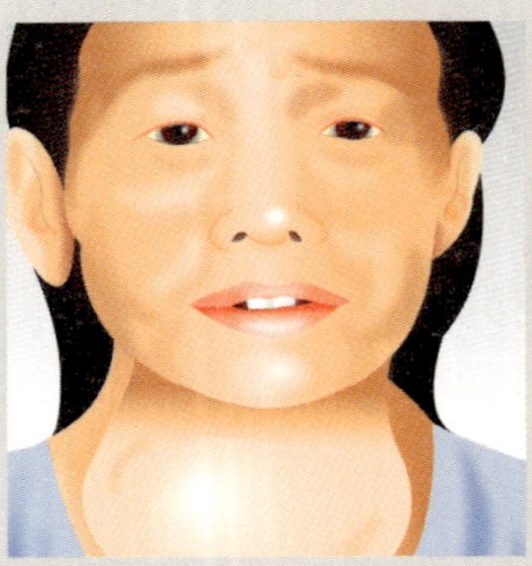
갑상선종

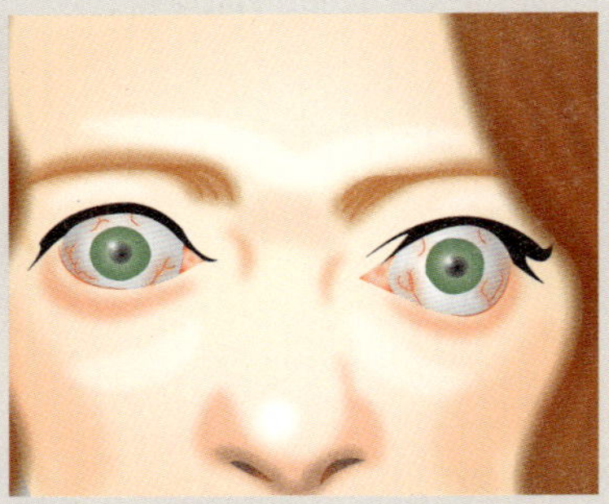
갑상선 기능항진증

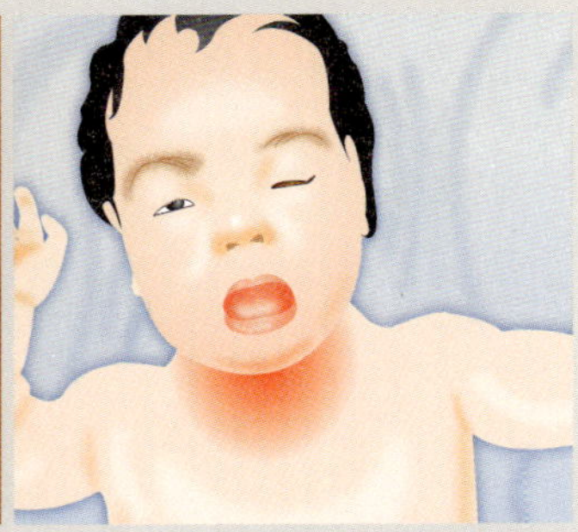
갑상선 기능저하증(크레틴병)

(2) 칼시토닌

칼시토닌 calcitonine은 혈장 칼슘 농도를 저하시키는 역할을 하는 호르몬으로, 혈액에서 뼈로 칼슘을 이동하여 조골세포 osteoblast의 활성을 증가시켜 뼈에 칼

슘을 침착하며, 칼슘의 유리를 억제하여 혈액 내 칼슘 농도를 감소시키는 작용을 한다. 또한 신장에서 칼슘의 재흡수를 억제하는 작용을 한다. 혈액 칼슘 농도가 증가하면 칼시토닌의 분비가 증가하고, 혈액 칼슘 농도가 낮아지면 칼시토닌 분비가 억제된다.

2 부갑상선

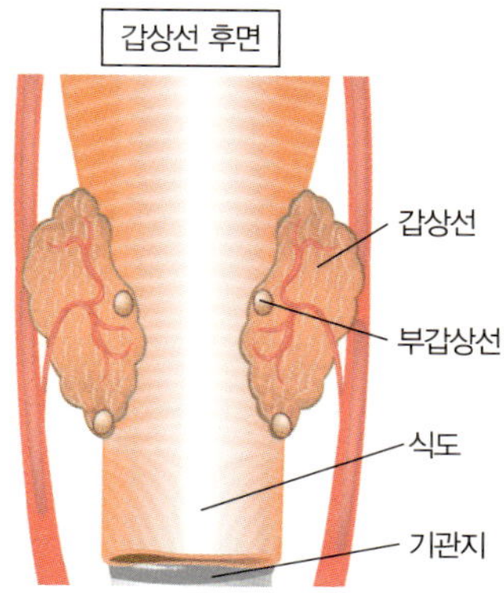

부갑상선 parathyroid gland은 갑상선 뒤쪽에 상하 각 1쌍씩 4개가 있는 쌀알 크기(0.3g 정도)의 내분비선이며, 여기에서 펩티드 호르몬인 **부갑상선호르몬**(PTH, parathyroid hormone)이 분비된다.

(1) 부갑상선호르몬의 작용

부갑상선호르몬은 혈액 중의 칼슘 농도를 높이는 작용을 한다. 즉, 갑상선에서 분비되는 칼시토닌과는 반대작용을 한다. 혈장의 칼슘 농도가 낮으면 부갑상선호르몬이 분비되어 소화기와 신장과 뼈에 작용하여 칼슘을 이동시켜 **혈장 칼슘 농도**를 9~11mg/dL로 유지시킨다 그림 4-6.

부갑상선호르몬은 비타민 D를 활성형인 **칼시트리올**(활성형 비타민 D,

칼시트리올
비타민 D가 간과 신장에서 수산화(hydroxy)되어 활성화된 형태

그림 4-6 부갑상선호르몬에 의한 혈장 칼슘 농도 조절

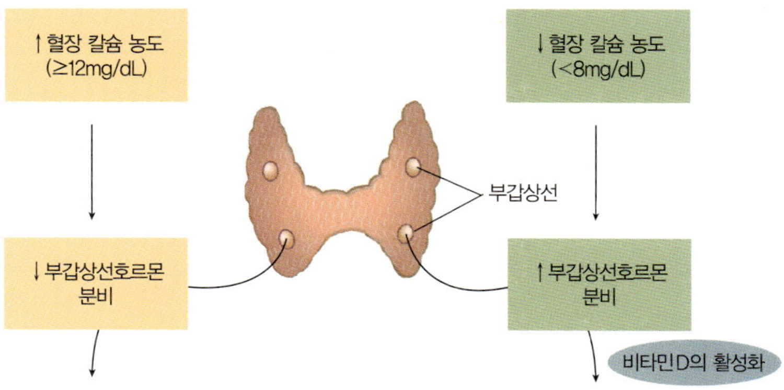

↓ 칼슘 분비	뼈	↑ 칼슘 분비
↓ 칼슘 재흡수	신장	↑ 칼슘 재흡수
↓ 칼슘 흡수	소장	↑ 칼슘 흡수
정상 칼슘 농도 유지		

$1,25(OH)_2D_3$)로 전환시킴으로써 활성형 비타민 D(칼시트리올)가 소장에서 칼슘의 흡수를 돕고, 신장에서 칼슘의 재흡수를 높이고 뼈의 칼슘을 혈장으로 이동하도록 하여 혈장 칼슘 농도를 상승시키는 것이다.

(2) 분비 이상

부갑상선호르몬의 분비가 부족하여 혈장 칼슘 농도가 정상치의 1/2 정도로 낮아져서 **테타니** tetany(또는 **저칼슘혈증** hypocalcemia)가 되면 근육의 경련과 경직이 일어나며, 심한 경우 호흡곤란과 질식을 일으켜 사망에까지 이른다. 그 원인은 혈중 칼슘이온의 저하로 신경근접합부의 흥분성이 높아져 자극에 대한 감수성이 높아지기 때문이다. 반대로, 호르몬의 분비가 이상적으로 항진되면 뼈속의 칼슘이 혈액 중으로 과다 분비되어 혈액 칼슘 농도의 이상적 증가가 나타난다. 그 결과 뼈가 단단하지 못한 **골다공증** osteoporosis이 발생하고, 혈관이나 내장 등의 연조직의 경화가 나타나며, 신장 결석을 형성하기도 한다.

알아두기 **칼시토닌과 부갑상선호르몬의 길항작용에 의한 칼슘농도 조절**

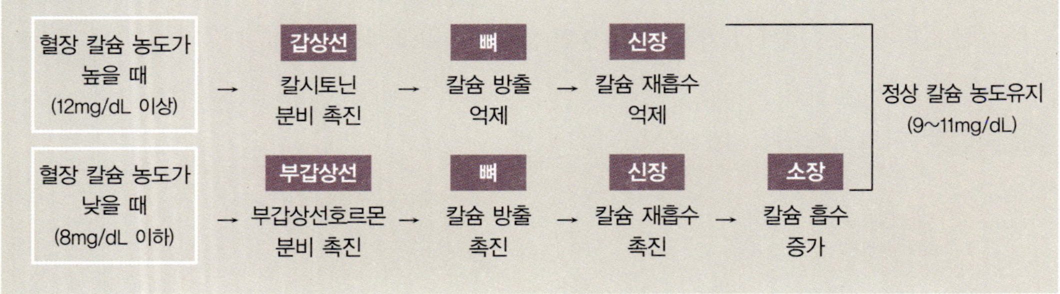

4. 부신

부신 adrenal gland은 신장 위에 덮여 있는 삼각형 형태를 한 내분비선으로, 무게는 약 10g이다. 부신은 표피인 피질 cortex과 중심부인 수질 medulla로 나뉘는데, 부신피질과 부신수질에서는 각각 전혀 다른 호르몬이 분비되고 있다 그림 4-7.

그림 4-7 부신수질과 부신피질에서 분비되는 호르몬들

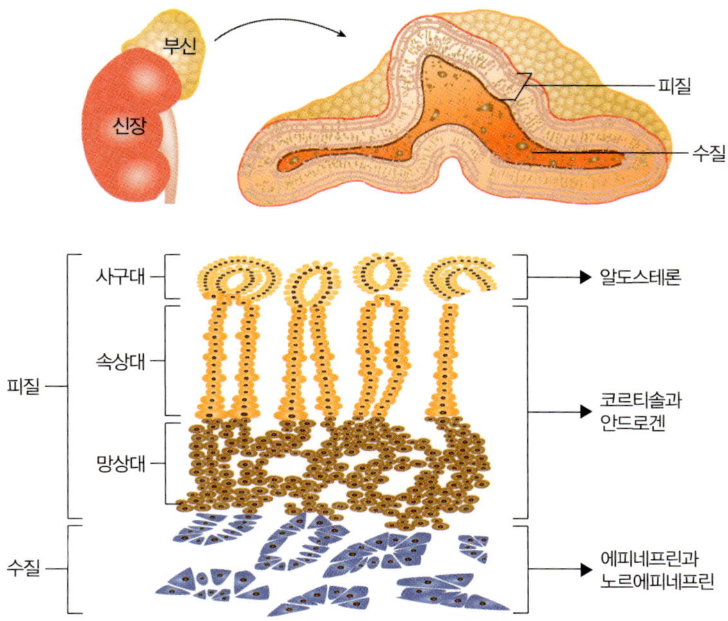

I 부신피질

부신피질 adrenal cortex에서 분비되는 호르몬은 여러 종류가 있는데, 모두 스테로이드 호르몬이다. 부신피질에서는 염류코르티코이드와 당류코르티코이드, 그리고 안드로겐을 분비한다 그림 4-8.

(1) 염류 피질 호르몬

염류코르티코이드 mineralocorticoids라고 하는 염류 피질 호르몬으로는 **알도스테론** aldosterone이 대표적이다. 이 호르몬은 신장의 원위세뇨관에서 Na^+의 재흡수와 K^+의 배출을 촉진시켜 혈액 전해질 농도를 정상으로 유지함으로써 삼투압을 조절하고 혈압을 조절하는 역할을 한다.

알도스테론이 정상 이상으로 분비되어 생기는 병을 **알도스테론증** aldosteronism이라 하는데, 이 경우에는 혈액 중의 나트륨의 농도가 높아져 혈액이 수분을 과다하게 보유하게 되어 **고혈압**이 생기게 된다. 반대로, 알도스테론 분비가 부족하게 되면 혈압이 하강하고 근무력증과 신장의 기능 저하가 나타난다.

고혈압
혈압이 정상보다 높아 수축기 혈압이 140mmHg이거나 확장기 혈압이 90mmHg 이상인 경우

그림 4-8 부신피질호르몬의 작용

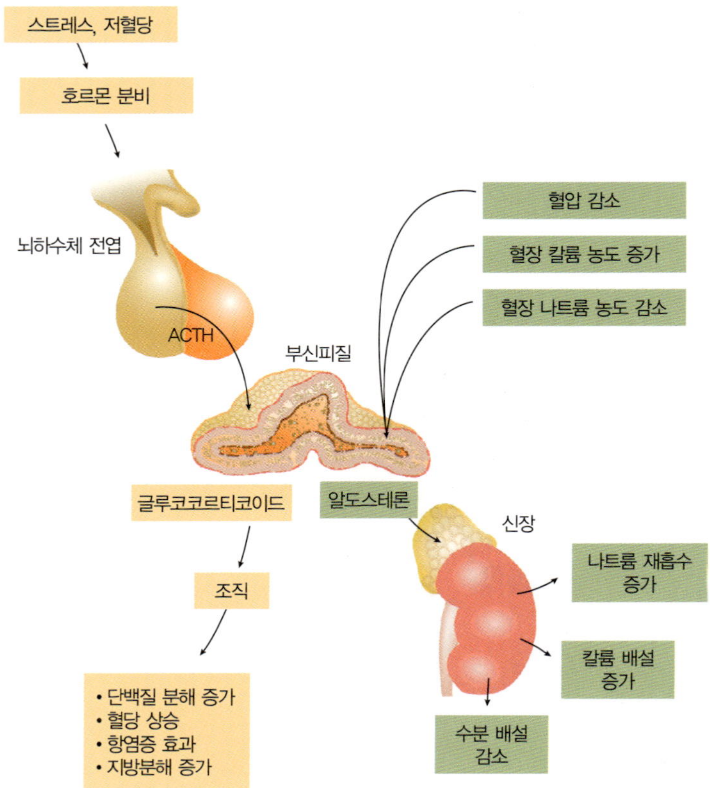

(2) 당류 피질 호르몬

글루코코르티코이드 glucocorticoids라고 불리는 당류 피질 호르몬의 주요 물질인 **코르티솔** cortisol은 지방과 단백질을 당질로 전환시키는 작용을 한다. 이러한 포도당 신생 gluconeogenesis 작용에 의하여 혈당을 상승시키는 효과가 있어 글루코코르티코이드가 과잉 분비되면 당뇨병 diabetes이 된다. 이 호르몬의 또 다른 물질인 **코르티손** cortisone은 염증을 가라앉히는 작용이 있으므로 류마티즘의 치료에도 사용되며, 항알레르기 작용도 한다.

글루코코르티코이드는 뇌하수체 전엽의 부신피질자극호르몬 ACTH에 의해 분비가 촉진되며, 스트레스를 받으면 분비가 증가한다.

(3) 부신 안드로겐

안드로겐 androgen은 극히 적은 양이 부신피질에서 분비되는데, 정소에서 분비되는 안드로겐과 작용이 같다. 부신피질호르몬이 전체적으로 과잉 분비되는 질환이 여성에게 생기면 안드로겐의 분비도 늘어나 체형의 남성화가 나타나기도 한다.

알도스테론, 글루코코르티코이드, 부신 안드로겐이 모두 과다하게 분비되는 질환을 **쿠싱증후군** cushing's syndrome이라 한다. 이 경우에는 당뇨, 고혈압, 굵은 목, 여성의 경우에는 남성화된 용모 등이 나타난다. 반대로 이들 호르몬의 분비가 부족하게 되면 혈압과 혈당 농도가 감소하고, 주의력과 체력이 약해지며, 피부가 검게 변하는 **애디슨병** addison's disease이 나타난다.

알아두기 **쿠싱증후군과 애디슨병의 원인**

쿠싱증후군은 부신기능과잉증으로 부신이나 뇌하수체에 종양이 있어 부신피질호르몬의 분비가 과다한 경우나 스테로이드계 약물을 장기간 과량 투여하는 경우에, 이화작용을 촉진함으로써 당뇨나 골다공증 등의 증상을 보인다.
애디슨병은 부신기능부전증으로 결핵 같은 전염성 질병이 부신에 침투하거나 침투성 종양에 의해 부신 세포가 파괴되는 경우에 나타나 허약, 만성피로, 저혈압, 저혈당 등의 증상을 보인다.

2 부신수질 adrenal medulla

부신수질호르몬은 모두 아미노산 유도체 호르몬으로 화학구조가 아미노산 유도체인 **카테콜아민** catecholamine인데, 에피네프린 epinephrine, adrenaline과 노르에피네프린 norepinephrine, noradrenaline이 약 4:1의 비율로 분비된다. 호르몬의 생성과정을 보면, 아미노산인 티로신 tyrosine으로부터 DOPA를 거쳐 **도파민** dopamine, 그리고 **노르에피네프린**이 생성된다. 여기에 메틸기(methyl기)가 부가된 것이 **에피네프린**이다.

카테콜아민은 교감신경 말단에서도 분비되어 신경전달물질로도 작용하는데, 신경에서의 분비는 부신수질에 비해 빠르게 분비되고, 노르에피네프린이 에피네프린보다 3배 정도 더 많이 분비된다. 이 호르몬은 교감신경이 자극되는 상황에서 신경반응과 동시에 분비가 이루어져 각성 상태를 촉진하는 작용을 한다. 또한 운동을 시작하면 부신수질의 분비가 증가하여 에피네프린의 혈관확장 작용에 의해 골격근의 혈관을 확장시킨다.

신경전달물질
신경세포에서 분비되어 인접해 있는 다른 신경세포에 정보를 전달하는 물질

그림 4-9 부신수질호르몬의 작용

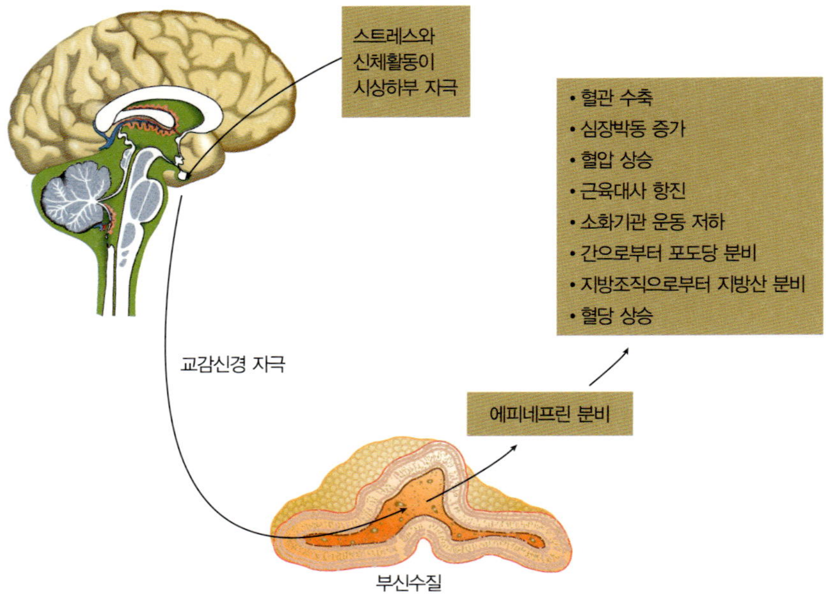

이 두 호르몬은 비슷한 작용을 하는데, 주요 작용은 심장박동 증가, 혈관 수축, 혈압 상승, 혈당 상승, 소화관 운동 억제 등과 같이 모두 교감신경이 작용했을 때와 같은 작용을 한다 그림 4-9. 또한 에피네프린은 조직의 에너지 대사를 증가시킨다. 간과 근육에서 글리코겐 분해를 촉진시키며, 지방조직에서 중성지방을 지방산과 글리세롤로 분해하여 에너지원으로 이용되도록 한다.

5. 췌장

랑게르한스섬
췌장에 위치한 내분비조직으로 혈당조절에 관련된 호르몬을 분비하는 세포들의 집합체. 독일 의학자 랑게르한스에 의해 발견됨

췌장 pancreas의 내분비계 조직인 **랑게르한스섬** langerhans islet의 α-세포(20%)에서는 글루카곤 glucagon이 분비되고, β-세포(75%)에서는 인슐린 insulin이 분비되며, δ-세포(5%)에서는 소마토스타틴 somatostatin이 분비되는데, 이들은 모두 펩티드 호르몬이다 그림 4-10. 그중 인슐린은 인체에서 분비되는 호르몬 중 혈당을 낮추는 유일한 호르몬이다.

그림 4-10 췌장 조직의 구성

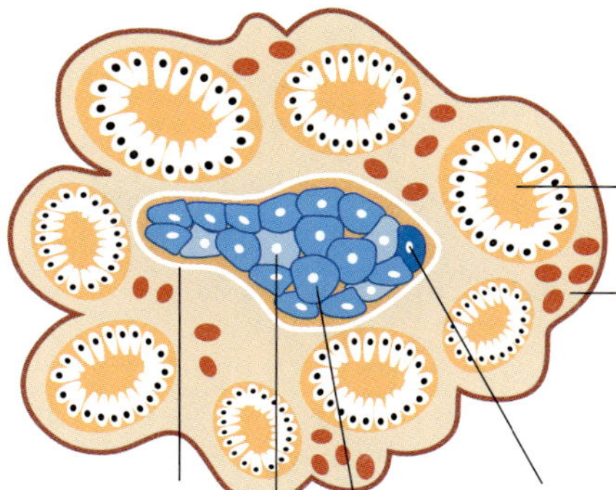

Ⅰ 인슐린

인슐린 insulin은 동화작용에 관련된 호르몬으로, 당 대사와 관련하여 혈당을 낮추는 작용을 한다 그림 4-11. 식후에 혈당이 올라가면 췌장의 **β-세포**에서 분비되어 혈당을 저하시켜 혈당이 70~110mg/dL로 일정하게 유지되도록 조절한다. 인슐린의 혈당 저하작용은 혈액 중의 포도당을 세포 안으로 유입하여 에너지원으로 이용하고 남은 것은 조직세포 내에 저장하는 작용을 통해 이루어진다. 인슐린에 의하여 간으로 들어온 포도당 glucose은 글리코겐 glycogen으로 합성되어 간에 저장된다. 또한 인슐린은 지방세포에서는 지방의 합성을 촉진하는 작용을 한다. 포도당이 세포 안으로 이동될 때 인슐린의 작용이 필요한 조직세포에는 근육, 지방조직, 심근, 자궁근 등이 있다. 뇌, 간, 소화관 및 신장 세뇨관 등에서는

글리코겐
간과 근육에 저장된 포도당의 집합체

알아두기 당뇨병

췌장에서 인슐린의 분비가 부족하거나 말초조직에서 인슐린의 작용에 이상이 생기면 당뇨병이 유발된다. 당뇨병이란 혈당 조절에 이상이 생겨 공복 시 혈당이 126mg/dL 이상이 되는 경우를 말한다. 혈당이 180mg/dL 이상이면 신장의 포도당 재흡수 역치를 넘어서 소변으로 당이 배출된다. 당뇨병은 3다 증상인 다뇨·다음·다식 등의 증상과 함께 피로하기 쉽고 감염이나 각종 질환에 대해 저항력이 감소되며, 신장·신경계·안구·심장순환계 등에서 여러 합병증을 일으킨다. 당뇨병은 부신피질에 이상이 생겨서 인슐린과 길항작용을 하는 호르몬들의 이상 분비에 의해서도 나타날 수 있다. 당뇨병의 치료에는 피하로 인슐린을 투여하거나 경구로 혈당강하제를 투여하는 약물요법과 함께 식사조절과 운동요법이 적용된다.

그림 4-11 인슐린과 글루카곤 분비 조절

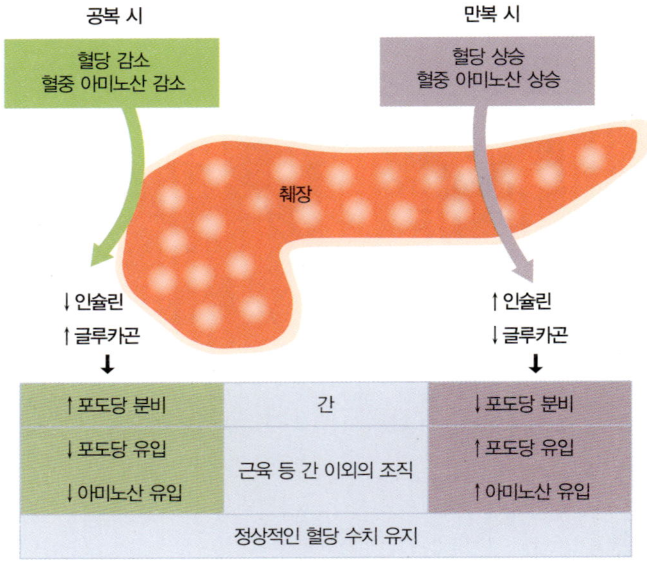

인슐린이 혈액 포도당을 세포 안으로 이동시키는 데 관여하지 않으므로, 이들 조직세포는 인슐린 없이도 포도당을 흡수할 수 있다. 한편, **뇌세포**는 포도당만을 에너지원으로 사용한다.

인슐린의 분비나 작용이 부족하여 고혈당과 여러 대사 합병증을 나타내는 증상을 **당뇨병** diabetes이라고 한다.

2 글루카곤

> **혈당**
> 혈액 속에 함유되어 있는 포도당으로, 각종 호르몬에 의해 적절한 농도(70~110mg/dL)를 유지함

췌장의 α-**세포**에서 분비되는 **글루카곤** glucagon은 인슐린과는 반대로, 혈당을 상승시키는 작용을 하는 호르몬이다 그림 4-11 . 공복 시 혈당이 70mg/dL 이하로 저하되면 이 호르몬이 분비되어 간에 저장되어 있는 글리코겐을 포도당으로 분해하여 혈액으로 분비해 혈당을 상승시킴으로써 혈당을 정상 수치로 조절하는 역할을 한다. 혈당이 낮아지면 글루카곤이 간에서 글리코겐을 분해하는 효소인 포스포릴라아제 phosphorylase의 활성을 증가시켜서 글리코겐의 분해를 촉진하는 것이다. 또한 글루카곤은 지방세포에 작용하여 지방산을 유리하여 간으로 이동시켜, 간에서 지방산의 분해와 케톤체 생성을 촉진한다.

표 4-4 인슐린과 항인슐린 호르몬의 대사 조절작용

호르몬	혈당	탄수화물대사	단백질대사	지질대사
인슐린	저하	글리코겐 합성 증가 글리코겐 분해 감소 포도당 신생 감소 포도당 이용 증가	단백질 합성 증가	지방 합성 증가 지방 분해 감소 케톤체 생성 감소
글루카곤	상승	글리코겐 합성 감소 간글리코겐 분해 증가 포도당 신생 증가	–	지방 분해 증가 케톤체 생성 증가
글루코코르티코이드	상승	간글리코겐 합성 증가 포도당 신생 증가	단백질 분해 증가 혈중 아미노산 상승	지방 합성 감소 지방 분해 증가 케톤체 생성 증가 혈중 지질 상승
에피네프린	상승	글리코겐 합성 감소 글리코겐 분해 증가 포도당 신생 증가	–	지방 분해 증가 케톤체 생성 증가
성장호르몬	상승	글리코겐 분해 증가 포도당 신생 증가 포도당 이용 감소	단백질 합성 증가	지방 합성 감소 지방 분해 증가 케톤체 생성 증가

글루카곤 외에도 혈당을 상승시키는 작용을 하는 호르몬으로는 성장호르몬(뇌하수체 전엽), 글루코코르티코이드(부신피질), 에피네프린(부신수질) 등이 있다 표 4-4 .

3 소마토스타틴

소마토스타틴 somatostatin은 성장호르몬, 갑상선자극호르몬, 인슐린과 글루카곤의 분비를 억제한다. 또한 부교감신경 말단에서 아세틸콜린의 분비를 억제함으로써 위장관 활동을 감소시켜 음식물의 소화와 영양소의 흡수를 억제하는 것으로 알려졌다.

알아두기 호르몬 요법의 투여방법

대사 이상이 나타날 때 호르몬을 투여하여 치료하는 경우에는 호르몬의 종류에 따라 투여 방법이 다르다. 단백질로 이루어진 펩티드 호르몬(예: 인슐린)은 구강으로 복용하면 소화기관에서 소화작용을 받아 아미노산으로 분해되어 호르몬 고유의 구조를 잃게 되므로, 주사로 피하에 투여해야 한다. 스테로이드 호르몬(예: 에스트로겐)이나 갑상선 호르몬인 티록신은 크기가 작아서 소화기관에서 더 이상 분해되지 않고 직접 흡수될 수 있으므로 알약의 형태로 구강으로 투여할 수 있다.

6. 기타 내분비선

1 송과체

간뇌에 위치한 **송과체** pineal gland에서는 트립토판의 유도체인 **멜라토닌** melatonin이라는 호르몬을 생성한다. 멜라토닌은 뇌하수체의 성선자극호르몬인 난포자극호르몬과 황체형성호르몬의 분비를 억제하여 사춘기의 조기 발현을 방지하는 효과를 가지고 있다. 이 호르몬의 생성은 빛에 의해 영향을 받아 밤에는 분비가 증가하고 낮에는 감소하는 것으로 알려져 있다. 또한 생체 여러 내분비선의 분비활동의 주기적 리듬에 영향을 주는 역할을 하지만 아직 분명한 메커니즘이 알려져 있지는 않다.

2 흉선

흉선 thymus은 가슴뼈의 안쪽에 위치하고 있으며, 어린아이에서는 비교적 크지만 사춘기 이후에 점차 퇴화한다. 흉선은 면역계를 조절하는 호르몬을 분비한다. 백혈구 중의 T세포의 생성 및 분화와 성숙을 촉진하여 세포면역 항체의 생산에 관여하고 있다.

3 성선

성선에서 분비되는 여성호르몬인 에스트로겐과 프로게스테론, 그리고 남성호르몬인 테스토스테론의 작용은 제12장 '생식' 에서 자세히 다루고 있다.

7. 국소호르몬

호르몬은 특정 내분비선에서 생성되고 분비된 후 혈액에 의해 표적기관의 세포로 운반되어 여러 조절작용을 한다. 그런데 **국소호르몬** local hormone은 특정 내분비선에서 생성 분비되는 것이 아니라, 한 기관의 조직에서 생성되어 동일 조직에 조절작용을 수행하거나(**자가분비** autocrine **물질**), 한 기관의 하나의 조직에서 생성되어 인접한 다른 조직에 조절작용을 한다(**측분비** paracrine **물질**). 국소호르몬으로는 아이코사노이드 eicosanoid와 사이토카인 cytokine을 들 수 있다.

1 아이코사노이드

아이코사노이드 eicosanoid는 세포막의 인지질을 구성하고 있는 지방산 중에 탄소 수가 20개인 오메가-6계 지방산과 오메가-3계 지방산으로부터 만들어지는 물질로 **프로스타글란딘** prostaglandin과 **프로스타사이클린** prostacyclin, **류코트리엔** leukotriene 및 **트롬복산** thromboxane 등 네 종류가 있다. 이 중 대표적인 국소호르몬인 프로스타글란딘은 거의 모든 기관에서 생산되어 그 기관의 조직세포에서 다양한 조절작용을 한다. 면역계와 관련된 작용으로 통증·발열·염증 과정을 촉진하며, 난소에서는 배란에 관여하고, 분만 시에는 자궁 수축에 중요한 역할을 한다. 소화기계에서는 위액 분비를 억제하며, 호흡기계에서는 폐와 기관지의 평활근의 긴장도를 변화시켜 호흡기의 작용을 조절한다. 트롬복산은 혈관수축과 혈액응고를 촉진하는 반면에, 프로스타사이클린은 혈관이완과 혈액응고 억제작용을 한다. 류코트리엔은 탐식작용을 하는 백혈구와 대식세포의 화학주성을 촉진하고, 염증 반응이나 알레르기 반응을 촉진한다. 아스피린은 프로스타글란딘의 합성을 억제한다.

> **아이코사노이드**
> 탄소 수가 20개인 지방산들로 만들어진 생리기능 조절 물질

> **아스피린**
> 프로스타글란딘의 합성을 억제함으로써 통증과 염증을 억제하지만 장기간 복용 시 위궤양과 혈액응고 지연 등의 부작용이 나타남

2 사이토카인

사이토카인 cytokine은 자가분비 물질 중에서 주로 면역계를 구성하는 세포에서 분비되어 다른 세포를 조절하는 단백질 물질이다. 림프구에 의해 생성되는 사이토카인은 **림포카인** lymphokine이며, 특히 항원에 의해 T세포가 만들어내는 사이토카인을 **인터루킨** interleukin이라고 한다. 면역계에는 100종류 이상의 사이토카인이 존재하는데, 서로 다른 면역체계에 있는 세포들 간의 정보교환을 조정하여 표적세포의 분열을 조절하고 분비를 자극하는 등의 작용을 한다. 이를 통해 면역반응에서 여러 기능을 수행한다.

CHAPTER 5

소화 및 흡수

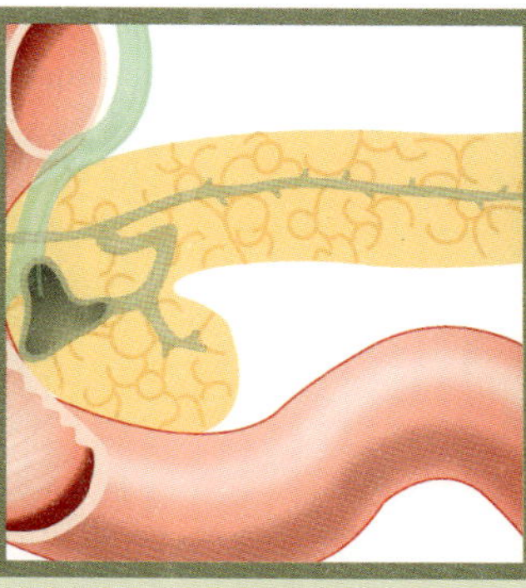

1. 소화기계의 구조
2. 소화기계의 기능
3. 각 소화기관의 소화작용
4. 간의 생리기능과 소화작용
5. 영양소의 흡수

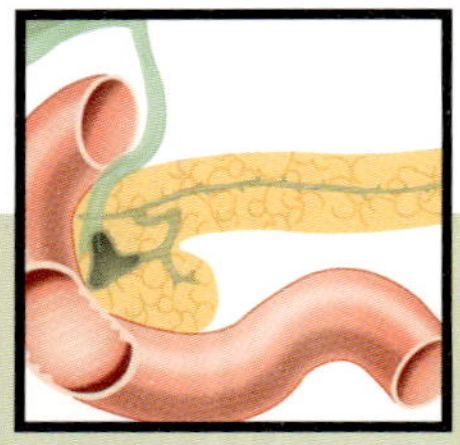

소화기계는 거대분자로 구성되어 있는 음식물을 작은 분자의 형태로 소화시키고, 혈액과 림프를 통해 흡수시키는 중요한 역할을 수행한다. 소화와 흡수는 영양소를 외부환경에서 체내 내부환경으로 운반하는 제일 첫 번째 일어나는 과정이다.

소화기계는 구조적으로는 하나의 긴 관으로 구성되어 있는 소화관(위장관)과 다양한 소화액을 소화관 내강으로 분비하는 부속 소화기관으로 이루어져 있으며, 최대한의 소화와 흡수를 위해 넓은 흡수 표면적을 가질 수 있도록 설계되어 있다. 기능적으로는 소화, 소화액의 분비, 소화관의 운동, 영양소의 흡수의 네 가지 과정을 수행한다.

소화–흡수–대사 과정은 에너지 공급과 신진대사에 있어서 중요하며, 역동적이고 연속적으로 일어난다. 이들 대부분의 과정은 신경계와 내분비계를 통해서 조절된다.

Key words

담즙 **bile**
배변 **defecation**
소화 **digestion**
소화관 **gastrointestinal tract, GI**
소화관 운동 **GI motility**
소화관 호르몬 **GI hormone**
소화 부속기관 **accessory digestive organs**
오디괄약근 **Oddi sphincter**
유미즙 **chyme**
장간 순환 **enterohepatic circulation**
흡수 **absorption**

1. 소화기계의 구조

소화기계 gastrointestinal system는 구강에서 항문까지, 즉 '구강(입) → 인두 → 식도 → 위 → 소장(십이지장–공장–회장) → 대장(맹장–결장–직장) → 항문' 에 이르는 약 9m의 소화관 gastrointestinal tract과 소화액을 생성·분비하여 소화작용을 돕는 타액선, 간과 담낭, 췌장 등의 부속 소화기관 accessary digestive organs으로 구성되어 있다 그림 5-1.

소화관
구강에서 항문에 이르는 긴 관으로 입, 인두, 식도, 위, 소장, 대장, 항문으로 구성

부속 소화기관
소화액을 생성·분비하여 소화작용을 돕는 기관으로 타액선, 간, 담낭, 췌장으로 구성

그림 5-1 소화기계의 구조

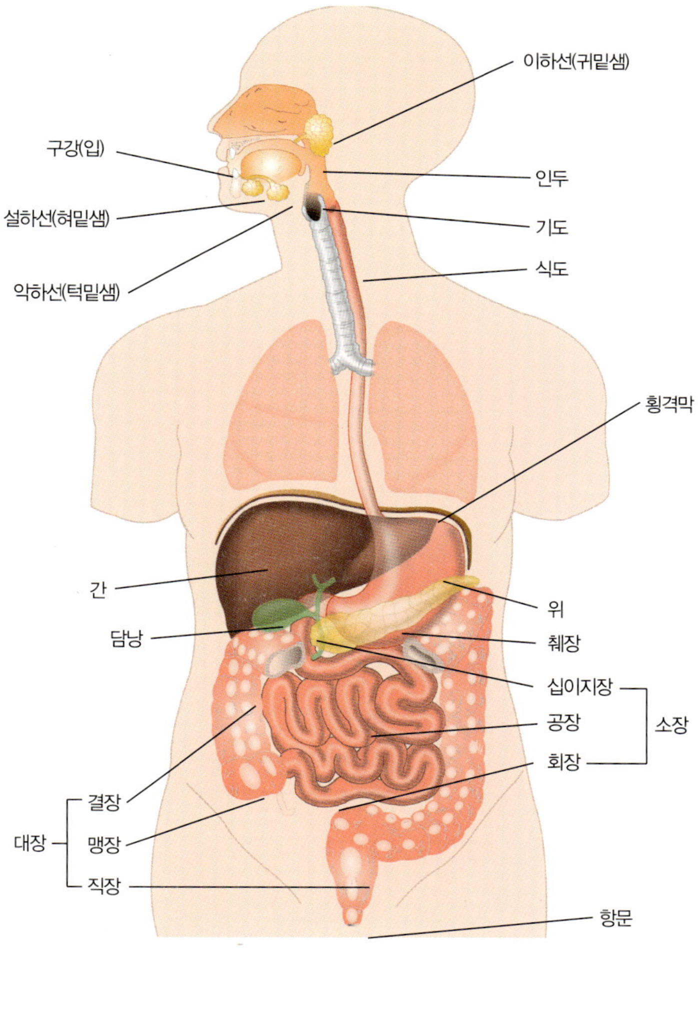

알아두기 성인의 소화관 길이

조영기술로 측정한 살아 있는 사람의 소화관 길이는 약 4.6m 정도이다. 사망 후 부검으로 측정하면 약 2배 정도로 늘어나 약 9m가 되는데, 이는 소화관 근육이 이완되기 때문이다.

성인 소화관의 길이

소화관 부위	길이(cm)
인두, 식도, 위	65
소장	285
십이지장	25
공장과 회장	260
대장(결장)	110
전체	460

I 소화관의 구조

(1) 구강과 인두

구강 oral cavity 내에는 치아와 혀가 있고, 혀에는 무수한 유두 papillae가 있다. 성인의 치아는 영구치로 상하 16개씩 32개가, 영유아(생후 6개월~2세)는 유치(탈락치)로 20개가 있다. 치아는 큰 덩어리의 음식물을 잘게 나누는 저작운동(씹기)으로 소화작용의 처음 단계를 맡고 있다.

혀는 횡문근성 기관으로 점막으로 덮여 있으며, 맛을 느끼고 음식물의 혼합과 연하작용(삼키기)을 수행한다.

그림 5-2 구강 내 구조

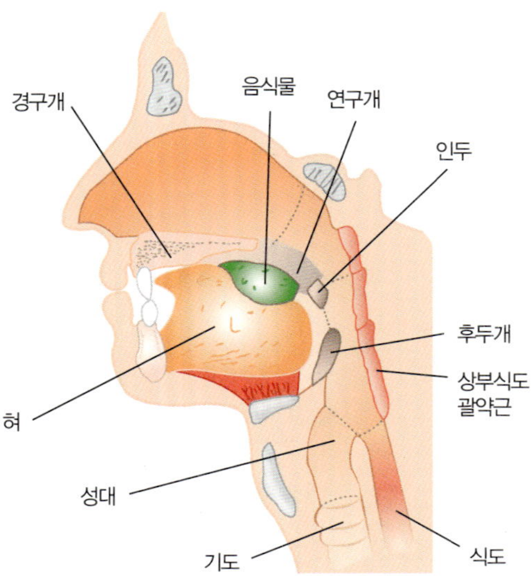

인두 pharynx는 구강 후방에 연속된 소화관의 한 부분으로서 코, 입, 후두 laryngeal의 세 부위로 통하며, 음식물의 이동 통로인 동시에 공기의 통로이기도 하다. 음식물이 인두 안으로 들어오면 식도로 순조롭게 내려가게 하기 위해, 연구개가 음식이 코로 들어가는 것을 막아주며, 후두개가 후두 상단(성대문 glottis)을 덮어 기관 trachea으로 들어가는 것을 막아준다 그림 5-2.

(2) 식도

식도 esophagus는 약 25cm의 관으로 기관과 심장 뒤쪽을 지나 횡격막 diaphragm을 관통하여 위에 연결된다 그림 5-1. 식도의 근육은 상부 1/3은 횡문근이고, 나머지 하부 2/3는 주로 평활근으로 형성되어 있다. 식도 상부에는 상부식도괄약근이 있고, 위와 연결되는 식도하부에는 하부식도괄약근이 있다 그림 5-2, 그림 5-3.

(3) 위

위 stomach는 횡격막의 바로 아래 좌편에 위치하며, 주머니 모양의 소화기관으로 위쪽은 식도와, 아래쪽은 십이지장과 연결되어 있다 그림 5-3. 위의 형태는 J형이 가장 많으나 개인에 따라 다소 다르며, 위 용량도 개인차가 있지만 성인은 1,200～1,400mL, 신생아는 30～50mL 정도이다.

위는 크게 분문부, 위체부, 유문부의 세 부분으로 나뉜다. 분문부 cardia는 식도와 연결되는 부분으로 위저부 fundus를 포함한다. 위체부 body는 위의 가운데 부분이다. 유문부 pylorus는 십이지장으로 연결되는 부분으로 유문동 antrum과 유문괄약근을 포함한다. 소만부는 우측 경계인 짧고 만곡된 부분을 이르며, 대만부는 좌측 경계인 길고 팽출된 부분을 이른다 그림 5-3.

그림 5-3 위의 구조

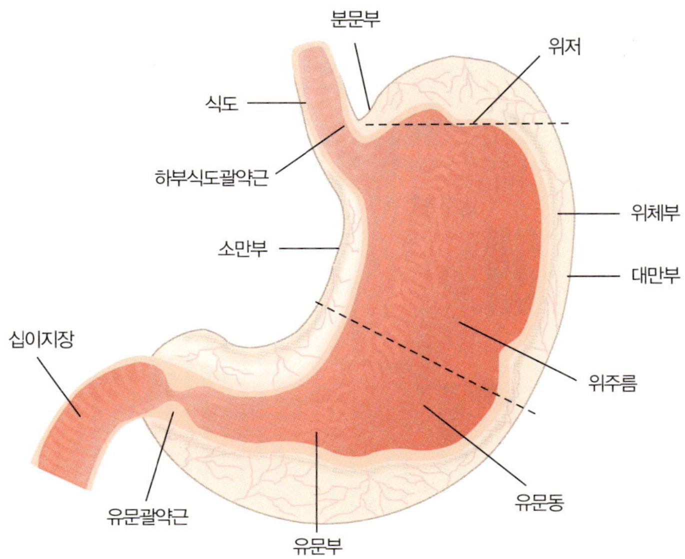

위 내벽의 점막 표면은 많은 긴 주름벽 rugae으로 되어 있어서, 마치 주름이 접혀 있는 것처럼 보인다. 이 주름이 위의 내강 쪽으로 열린 통로를 위막공 gastric pits이라고 하며, 위점막 속 깊이 주름을 덮고 있는 세포들은 위선 gastric gland을 형성한다. 위 상부의 위저선에는 주로 소화효소를 생성하는 주세포 chief cell와 염산을 생성하는 벽세포 parietal cell가 많이 분포되어 있으며, 분문선과 유문선에는 주로 알칼리성 점액을 분비하는 경부세포 neck cell가 많이 분포되어 있다.

(4) 소장

소장 small intestine은 유문으로부터 회맹부에 이르는 길이 6~7m나 되는 긴 관상장기(시작부분 직경 4~6cm, 말단부 직경 2.5~3cm)로 십이지장 duodenum, 공장 jejunum, 회장 ileum의 세 부분으로 구분된다. 십이지장은 유문에서 약 25cm의 C자형이며 후복벽에 유착되어 있다. 공장은 십이지장에 연속되어 소장의 2/5

그림 5-4 십이지장과 췌장, 담낭의 위치

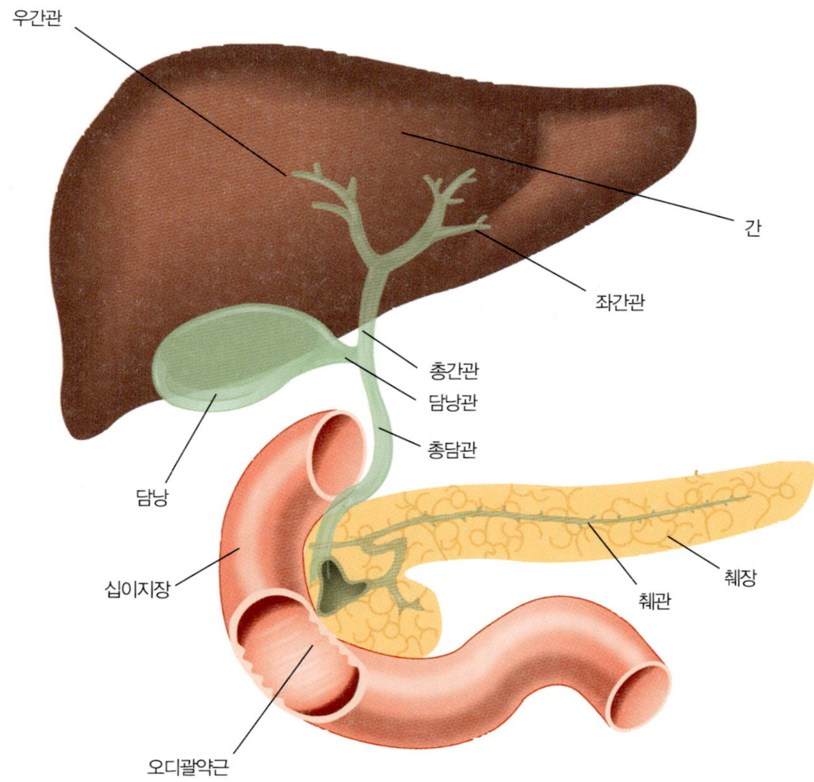

를(약 2.5m) 차지하고, 회장은 나머지 3/5을 차지하며 부채꼴의 장간막 mesentery에 의해서 후복벽에 매달려 있다.

유문에서 약 10cm 떨어진 십이지장 부위에 총담관 common bile duct과 췌관 pancreatic duct이 합류하여 개구되어 있으며, 각각 담즙과 췌장액을 분비한다. 이곳에 오디괄약근 Oddi sphincter이 위치하고 있어, 이들 소화액의 십이지장 유입을 조절한다 그림 5-4.

> **오디괄약근**
> 총담관을 통해 담즙과 췌장액이 십이지장에 유입되는 것을 조절하는 괄약근으로, 십이지장에 위치

회장과 맹장 사이에는 회맹괄약근 ileocecal sphincter이 있어서 소화물의 통과를 조절하는데, 특히 대장으로부터 소장으로 소화물의 역행을 방지한다. 소장의 점막은 융모 villi와 환상주름과 장선 intestinal gland 등으로 구성되어 있다.

(5) 대장

대장 large intestine은 소장에 연결된 소화관으로 길이가 1.6~2m, 직경이 5~7cm 정도이며 맹장 cecum, 결장 colon, 직장 rectum으로 구분된다. 맹장은 대장

그림 5-5 대장의 구조

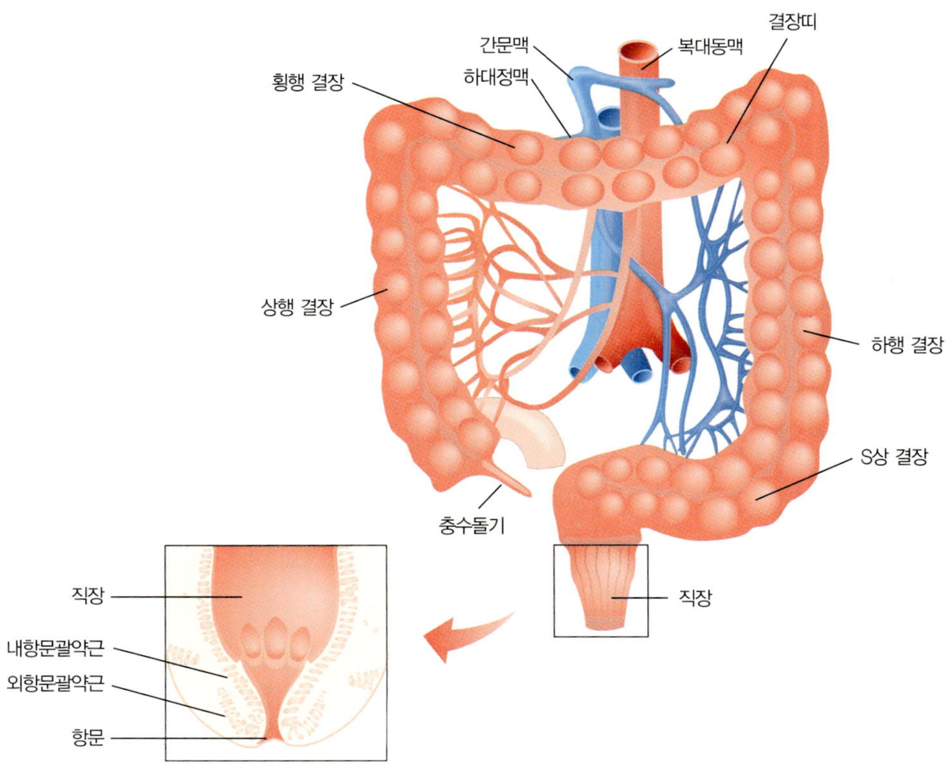

의 처음 시작 부분으로, 길이는 5cm 정도이며 대장 중 가장 두터운 부분이다. 맹장의 좌측 후벽에 직경 0.6cm, 길이 6.5cm 정도의 충수돌기 appendix라고 하는, 작고 끝이 막힌 손가락 모양의 얇은 주머니가 달려 있다 그림 5-5.

결장은 약 140cm로 부위에 따라 상행결장, 횡행결장, 하행결장, S상결장 sigmoid colon으로 구분된다. 직장은 길이 15~20cm로 비교적 곧으며 항문에 연결된다. 대장이 소장보다 직경은 넓지만 길이가 짧아서 상피의 표면적은 훨씬 적다. 또한 점막 표면에는 주름이나 융모가 발달되어 있지 않다 그림 5-5.

(6) 항문

항문 anus은 소화관의 마지막 부분으로 평활근으로 구성된 내항문괄약근과 횡문근으로 구성된 외항문괄약근이 있어 배변을 조절한다.

2 부속 소화기관의 구조

(1) 타액선

타액선 salivary gland은 타액을 구강 내에 분비하는 침샘으로, 귀 밑에 좌우 한 쌍의 가장 큰 귀밑샘(이하선), 볼 내측에 있는 턱밑샘(악하선), 혀 밑에 있는 가장 작은 혀밑샘(설하선)이 있다 그림 5-1.

(2) 간

간 liver은 횡격막 바로 아래 오른쪽 상복부에 있다. 내장기관 중 가장 크며, 성인 남자는 1~1.5kg, 성인 여자는 0.9~1.3kg 정도의 크기이다 그림 5-4. 간은 우엽과 좌엽으로 구성되어 있으며, 우엽이 전체의 3/4을 차지한다. 중앙 하부에는 간문 hepatic portal이 있고, 그곳으로 간문맥 hepatic portal vein, 간동맥, 간관, 림프관이 출입하고 있으며, 간문 후방에 간정맥이 나와 있다.

간은 간동맥과 간문맥으로부터 혈액을 공급받으며, 1분당 약 1,500mL의 혈액이 간을 통해 순환된다. 즉 간동맥으로부터 약 1/3의 혈액을 공급받는데, 주로 간 기능의 원동력이 되는 산소를 공급받게 된다. 간문맥은 위, 장, 췌장, 비장 등 복강 내 여러 기관으로부터 나오는 장간막정맥이 모인 혈관으로서, 소화관으로부터 흡수된 영양소를 간으로 운반하는 혈관이다. 간동맥과 간문맥은 간문을 통

그림 5-6 간조직의 구조

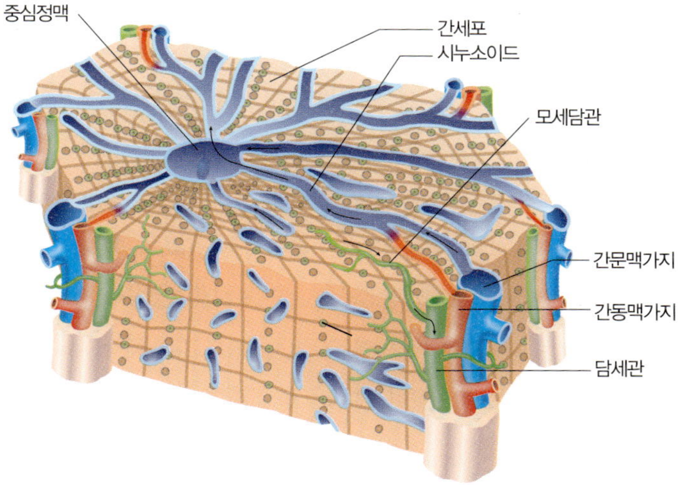

해 간으로 들어오며, 간 고유의 혈관계를 형성하고, 간정맥이 되어 간에서 나와 하대정맥에 합류하여 전신 순환계와 연결된다.

간은 질긴 피막으로 둘러싸여 있는 100만 개 정도의 간소엽 hepatic lobule으로 이루어져 있다. 간소엽은 직경 0.7∼2㎜의 다각주 형태로 간 구조와 기능의 단위가 되고, 간세포의 구획을 만든다. 간소엽은 간세포 hepatocyte, 모세혈관(시누소이드) 및 모세담관이 중심정맥을 중심으로 방사상으로 모인 것이다 그림 5-6.

간은 스스로 재생 능력을 가지고 있으며 10~20% 정도만 정상적으로 기능해도 생명을 유지할 수 있다.

(3) 담낭

담낭 gallbladder 은 간에 부속된 기관으로서 길이 약 9cm, 용량 40∼70mL 정도 크기로 서양배 모양을 하고 있으며, 간우엽 아래쪽에 위치하고 있다. 담낭 gallbladder과 담관 bile duct을 총칭하여 **담도계** biliary system라고 하며, 간에서 합성, 배출되는 담즙을 농축하고 저장·배출하는 기능을 한다 그림 5-4.

간 담즙과 담낭 담즙은 기본적으로 성분의 종류는 동일하지만 양적 조성은 다르다(표 5-3 참조). 십이지장 상부에 존재하는 오디괄약근은 담즙이 십이지장으로 배출되는 것을 조절한다.

담즙 성분의 대부분은 장·간순환 enterohepatic circulation을 한다. 즉 소장에 분비된 담즙이 영양소의 소화·흡수에 사용된 후에 재흡수되어 문맥을 통해 간으로

장·간순환
담즙 성분이 간에서 합성되어, 소장에서 이용되고 간으로 흡수되는, 담즙 성분의 장과 간의 순환과정

되돌아와 재차 담즙 성분 합성에 이용된다. 즉 간세포에서 합성된 담즙 성분은 '간세포 → 모세담관 → 간관(좌·우) → 총간관 → 담낭관 → 담낭 → 총담관 → 십이지장 → 회장 → 간문맥 → 간' 의 경로를 거친다.

(4) 췌장

췌장(이자 pancreas)은 복강 내 가장 깊숙한 곳에 위치하고 있으며, 위의 후방에 좌우로 걸쳐 있다. 길이는 약 15cm, 넓이 3~5cm, 두께 약 2cm, 중량 60g 정도의 약간 붉은색을 띤 회백색의 부드러운 조직으로 되어 있다 그림 5-4. 췌장은 다수의 소엽으로 구성되어 있으며, 각 소엽의 도관은 췌장의 중심을 통하는 췌관 pancreatic duct에 합류한다. 이 췌관은 총담관과 합류하여 십이지장으로 통하며, 췌액의 외분비 경로이다.

췌장은 기능이 전혀 다른 외분비 조직과 내분비 조직으로 구성되어 있다. 외분비 조직에는 소화효소를 합성하는 선세포와, 물과 중탄산염 등을 분비하는 상피세포가 있다. 내분비 조직에는 랑게르한스섬 islets of Langerhans이라는 세포집단이 있는데, 글루카곤 glucagon을 분비하는 α-세포, 인슐린 insulin을 분비하는 β-세포, 소마토스타틴 somatostatin을 분비하는 δ-세포 등으로 구성되어 있다(그림 4-10 참조).

3 소화관 벽과 점막 표면의 구조

(1) 소화관 벽의 일반 구조

소화관 벽의 구조는 부위별로 약간씩 차이가 있지만, 식도의 중간 부위부터 항문에 이르기까지 공통된 구조로 되어 있다. 즉 소화관 벽은 안쪽으로부터 점막층 mucosa, 점막하조직 submucosa, 근육층 muscularis mucosa, 장막층 serosa의 4개 층으로 되어 있다 그림 5-7.

점막층 mucosa은 한 층의 상피세포 epithelium와 결합조직의 고유판, 그리고 얇은 평활근으로 된 점막근판으로 구성되어 있다.

점막하조직 submucosa은 장관에 분포되어 있는 혈관, 림프, 신경 등을 지지해주는 역할을 하며 점막하신경총 submucous plexus, Meissner plexus이 분포되어 있다.

그림 5-7 소화관벽의 일반 구조

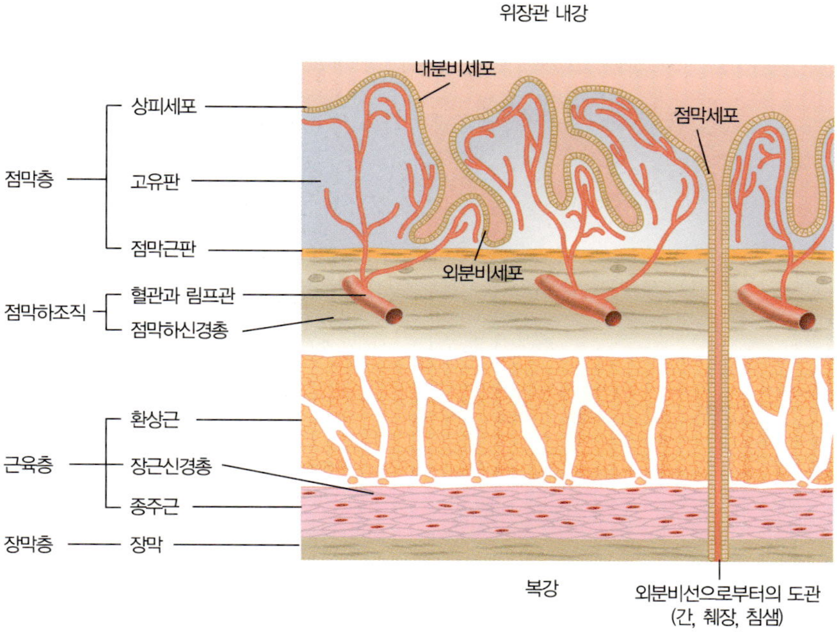

근육층 mucularis mucosa은 평활근 smooth muscle이 두 층으로 배열되어 있으며, 내층은 환상근 circular muscle, 외층은 종주근 longitudinal muscle으로 구성되어 있다. 이들은 소화관의 운동에 관여하며 내외 근육층 사이에는 장근신경총 myenteric plexus, Auerbach plexus이 분포되어 있다.

장막층 serosa의 장막은 장관의 최외층을 덮고 있는 얇은 결합조직의 막이다.

(2) 소장 점막 표면의 구조

소화관 안쪽 내벽의 표면은 주름벽 mucosal fold, 융모 villi, 미세융모 microvilli로 구성되어 있다. 이들은 흡수 표면을 넓히는 효율적인 구조이다 그림 5-8. 사람의 소장의 경우, 흡수 표면적은 평평한 표면적의 약 600배에 해당한다. 이렇듯 광대한 표면적은 영양소의 흡수에 아주 유용하다. 상피세포들은 융모의 음와 crypt 부분에서 생성되고 분화되어 정상부위를 향해 이동되며, 정상 부위에서 노화되어 소화관의 내강 lumen 내로 탈락한다. 하루에 약 170억 개(약 250g)의 상피세포가 탈락하고 새로운 세포가 생겨난다. 소장 전체의 상피조직은 4~6일마다 교체된다.

그림 5-8 융모의 구조

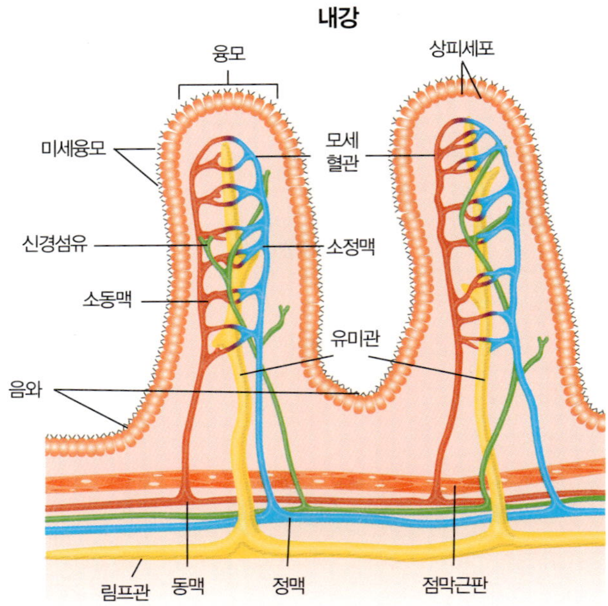

2. 소화기계의 기능

Ⅰ 소화작용

소화
섭취한 영양소를 흡수 가능한 상태로 분해하는 작용

음식물로 섭취된 영양소를 혈액이나 림프액에 흡수 가능한 상태까지 화학적·기계적으로 용해, 분해하고, 흡수되는 부위로 운반하는 작용을 **소화** digestion라고 한다. 즉 소화작용은 섭취한 음식물을 화학적·기계적·생물학적 방법으로 분해하고 혼합하여, 장 상피세포의 흡수 부위까지 이송하고, 장내 미생물의 이용을 돕는 것이다. 소화관 내의 화학적 인자, 물리적 인자 및 생물학적 인자들이 교묘하게 상호 작용하여 영양소를 효율적으로 흡수될 수 있는 상태로 변화시킨다 그림 5-9.

(1) 화학적 소화

소화관 각 부위에 분비되는 특유의 성분을 갖는 소화액에 의해 일어나는 다음

그림 5-9 소화기계의 기능

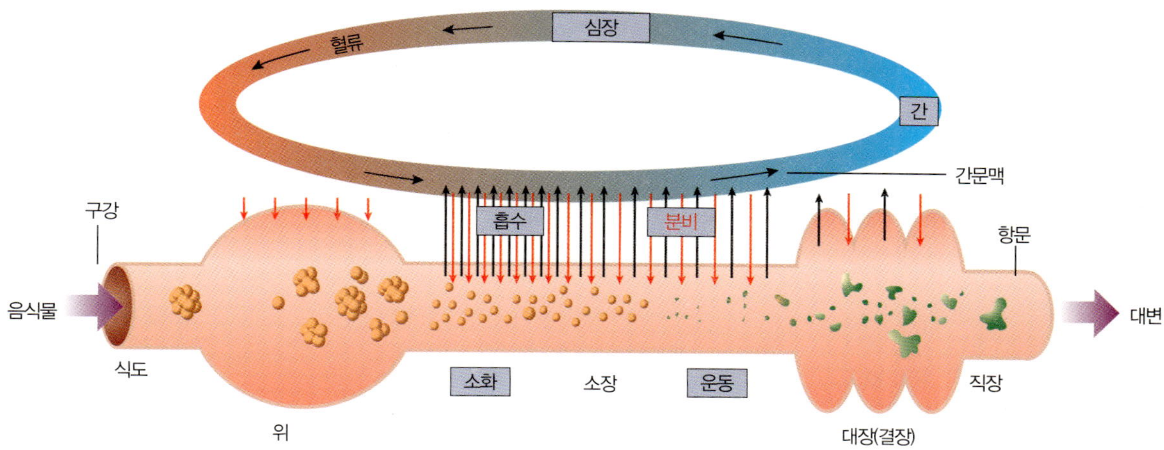

의 여러 가지 작용을 화학적 소화라고 한다. 즉 소화액 중에 포함된 ① 소화효소에 의한 물질의 분해, ② 산(위액)이나 알칼리(장액) 및 담즙에 의한 중화, 용해 및 결합, ③ 점액에 의한 식괴(소화물 덩어리 bolus)의 원활한 이동과 점막 보호 등에 의해 소화관 내로 들어온 단백질, 탄수화물, 지질 등 거대분자들을 흡수 가능한 작은 분자로 만드는 작용이다.

소화액 분비
외분비 기관이나 소화선에서 소화관으로 소화액을 배출하는 현상

(2) 기계적 소화

소화관 각 부위의 특유의 소화관 운동 gastrointestinal motility에 의해 소화물 덩어리(식괴 bolus)를 소화액에 충분히 접촉하고 이동시키는 작용을 기계적 소화라고 한다. 즉 식괴를 ① 잘게 쪼개서 혼합하고, ② 흡수 부위에 이동시키며, ③ 구강으로부터 항문으로 이송함으로써 음식물의 표면적을 증가시켜 소화효소의 작용이 효율적으로 이루어지도록 하고, 불소화물이 잘 배출되도록 하는 작용이다.

(3) 세균학적 소화

대장에는 장 미생물총이라고 하는 약 1kg 정도의 세균이 서식하고 있다. 이들에 의한 작용을 세균학적 소화라고 한다. 장 미생물총은 소화물의 분해, 발효, 부패작용 등에 의해 생존하면서 사람에게 유익한 영양소(예: 비타민 K)를 합성할 뿐 아니라, 여러 영양소의 흡수를 돕는 소화작용에 관여한다.

2 소화액의 분비

소화액은 타액선과 간(담낭) 및 췌장의 외분비 선이나 소화관 내의 소화선에서 합성되어 소화관의 내강으로 분비된다. 소화액의 분비량은 소화관 내 음식물의 존재, 양과 질, 그리고 신경자극이나 호르몬의 분비, 심리상태, 기온의 변화 등에 따라 상당히 영향을 많이 받는다. 성인의 1일 소화액의 분비량은 대략 그림 5-10 과 같다.

그림 5-10 소화액의 1일 분비량

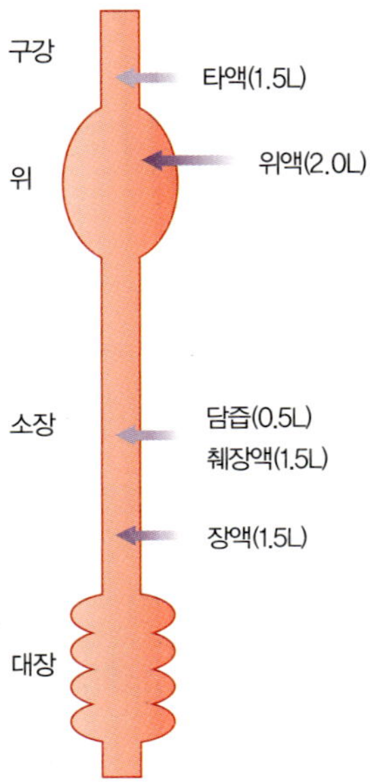

소화선의 종류는 분비세포의 종류와 분포에 따라 ① 소화효소를 합성하는 세포들이 많은 장액선 serous gland, ② 점액 분비 세포들이 많은 점액선 mucous gland, ③ 점액과 장액을 모두 분비하는 혼합선 mixed gland으로 구분된다.

소화액 조성은 소화선의 종류에 따라 현저히 다르나, 일반적인 조성을 보면 ① 영양소를 분해하는 기질 특이성을 갖는 소화효소들 enzymes, ② 효소의 작용에 필요한 최적 산도(pH)를 제공하기 위한 산(HCl) 또는 완충 이온들 buffer ion, ③ 점막 표면을 보호하고 윤활 작용을 하는 점액 mucus, ④ 물질 운반과 유기물질의 순환에 필요한 수분과 전해질 electrolytes을 포함한다. 췌장액은 대부분의 성분들 특히 많은 종류의 효소들을 포함하고 있지만, 담즙은 소화효소를 포함하지 않는다. 각 기관에서 분비되는 소화효소의 종류와 작용은 표 5-1 과 같다.

표 5-1 소화효소의 종류와 작용

영양소	분비기관	분해효소	기질	분해산물
탄수화물	타액선, 췌장	아밀라아제	전분	맥아당
	장	말타아제	맥아당	포도당 + 포도당
		락타아제	유당	포도당 + 갈락토오스
		수크라아제	서당	포도당 + 과당
단백질	위	펩신	내부 펩티드결합	펩티드
	췌장	트립신, 키모트립신	내부 펩티드결합	펩티드
	장	아미노펩티다아제	아미노기 말단에 작용	아미노산
	췌장	카르복시펩티다아제	카르복실기 말단에 작용	아미노산
지질	췌장	리파아제	트리글리세라이드	모노글리세라이드와 유리 지방산
	췌장	포스포리파아제	인지질	리소인지질과 유리 지방산

3 소화관 운동

소화관 운동 motility이란 소화관 평활근의 수축운동을 말하며, 이 운동에 의해 소화관 내용물이 혼합되면서 구강 쪽에서 항문 쪽으로 이송된다.

즉 소화관 운동은 영양소의 소화와 흡수에 바람직한 속도로 소화관을 따라 음식물이 소화액과 혼합되고 이동되도록 한다. 소화관 운동에는 4가지 형태의 평활근, 즉 환상근 circular muscle, 종주근 longitudinal muscle, 괄약근 sphincter muscle 및 점막근판 mucosal muscle이 관여한다.

이들 소화관의 평활근 세포들은 전기적으로 연결되어 있으며, 수축-이완의 주기를 반복하면서 다음과 같은 독특한 소화관 운동을 연출한다.

소화관 운동
소화관 평활근의 수축작용으로, 소화관의 내용물을 혼합하고 이송하는 과정

(1) 긴장성 수축

소화관 벽 평활근의 긴장을 유지하고 소화관의 형태와 기능을 정상적으로 유지하기 위해 긴장성 수축 tonic contraction이 발생한다. 이로 인해 소화관 내에서 장 내용물의 지속적인 이동이 일어나며 밸브 조절이 가능하다. 긴장성 수축은 몇 분에서 몇 시간 동안 지속되며, 위의 전방 부위나 괄약근에 주로 나타난다.

(2) 율동적 수축

율동적인 수축 rhythmic contraction을 일으키는 소화관 운동으로 연동운동과 분절운동이 있다.

① 연동운동

연동운동 peristalsis은 주로 위와 소장에서 일어나는 왕성한 소화운동이다. 이 운동에 의해서 식괴가 구강에서 항문 쪽으로 이동하는데, 이는 환상근과 종주근이 교대로 수축함으로써 연동파 peristaltic wave를 형성하여 소화관의 한쪽 부위에서 다른 한쪽으로 수축 파동을 이동시키기 때문이다. 연동운동은 부위에 따라 초당 2~25cm의 다양한 속도로 장 내용물을 전진시킨다 그림 5-11 (a).

② 분절운동

분절운동 segmentation은 환상근 circular muscle에서 유래한 전기적 활동이 수축파 contractile muscle ring를 만들어 일정한 간격을 두고 오므라졌다 늘어났다

그림 5-11 소화관 운동의 종류

(a) 연동운동

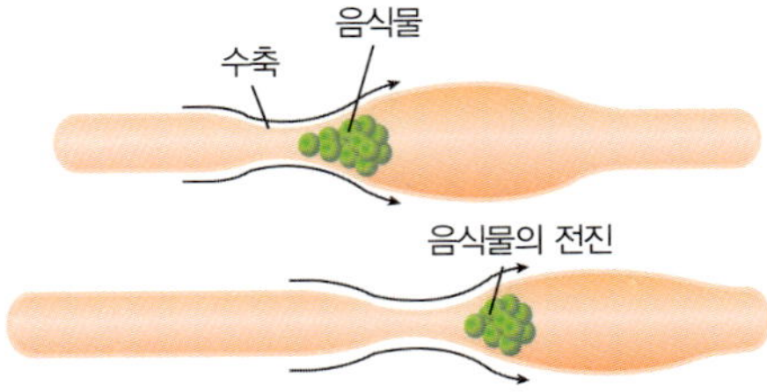

(b) 분절운동

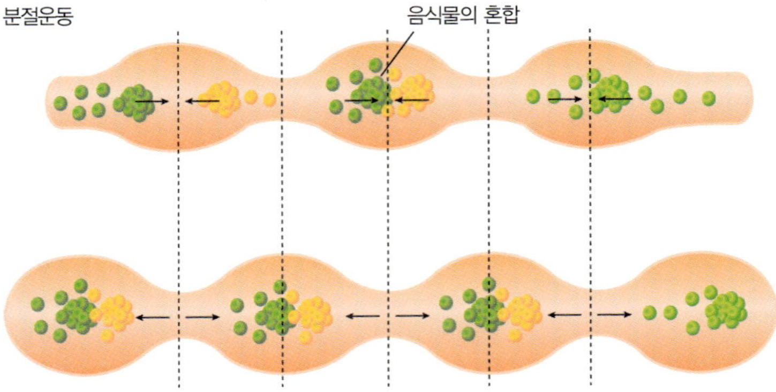

하면서 장을 여러 마디로 나누는 운동이다. 즉, 환상근의 수축과 이완으로 몇 개의 굴곡을 만들고, 다음에는 수축했던 부위가 이완되고, 이완됐던 부위가 수축하면서 이 운동이 율동적으로 반복된다 그림 5-11 (b).

분절운동은 장 내용물을 가운데 두고 앞과 뒤에서 환상근이 수축·이완을 반복하므로 음식물이 잘게 분쇄되고, 소화액과 잘 혼합되도록 하여 흡수성 상피세포와의 접촉을 쉽게 해주는 역할을 주로 담당한다. 장의 분절 빈도는 부위에 따라 다양하다.

4 영양소의 흡수

흡수 absorption는 소화된 물질이 소화관의 점막 세포막을 통하여 혈액 또는 림프액 중으로 이동하는 과정이다. 흡수과정은 일반적인 물질이동 메커니즘과 동일하게 능동수송 active transport, 수동확산 passive diffusion, 음작용 pinocytosis 등에 의해 이루어진다. 물질의 흡수량은 음식물의 이동 속도와 흡수 부위 등에 좌우되며, 소장 상부에서는 흡수 속도가 빠르고 하부로 갈수록 느리다. 구강이나 식도에서는 영양소의 흡수는 거의 일어나지 않는다. 알코올과 수분은 위에서 약간 흡수되며, 거의 대부분의 영양소와 수분은 소장에서 흡수된다. 대장에서는 일부 수분과 전해질의 흡수가 일어난다.

5 소화관 기능의 조절

그림 5-12 소화관 기능 조절 반사

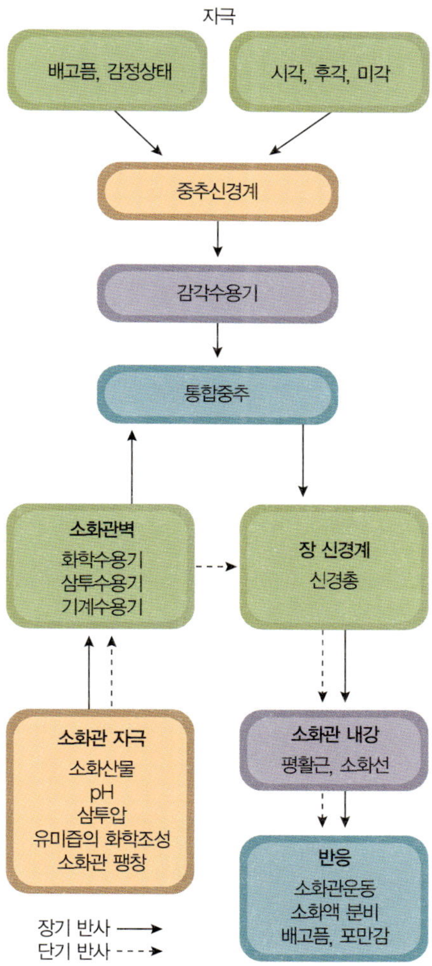

소화관의 기능은 신경계(내장신경계와 자율신경계)와 내분비계에 따른 반사조절작용에 의해 정교하게 조절된다. 반사 조절은 여러 소화산물의 자극으로 인한 반사작용 reflex에 의해서 수행된다. 소화관에서 일어나는 반사작용의 기본원리는 그림 5-12에서 보는 바와 같이 다음의 몇 가지 장관 내 자극 luminal stimuli에 의해서 개시된다.

즉 소화관 내 ① 장 내용물의 양 volume에 의한 소화관 벽의 팽창 정도, ② 유미즙의 삼투질 농도, ③ 유미즙의 산도, ④ 소화산물의 조성과 농도; 당류, 지방산, 펩티드, 아미노산 등 소화산물 자극원들이 소화관 벽에 존재하는 수용기(기계수용기 mechanoreceptor, 삼투수용기 osmoreceptor, 화학수용기 chemoreceptor)들을 활성화하여 반사작용을 일으키고 효과기(소화관 벽의 근육층 및 소화선)에서 반응하도록 한다.

(1) 소화관 기능의 조절 메커니즘

① 신경성 조절

소화관에는 자율신경계의 교감신경과 부교감신경이 분포되어 있어서 소화관의 기능을 조절한다. 즉 소화관내 자극을 위장관 벽에 존재하는 수용기로부터 구심성 신경을 통해 중추신경계 CNS에 정보를 입력하고, 원심성 신경인 자율신경을 통해 장 신경총 및 효과기(평활근 또는 선)에 전달되어 반응한다. 이처럼 중추신경계에 의해서 통합되는 반사작용을 **장기 반사** long reflex라고 한다. 이 반사작용은 장관 내의 자극에 의해서만이 아니고 음식을 보거나, 냄새를 맡거나 또는 정서상태에 의해서도 일어난다. 즉 개인의 감정적 상태를 포함한 뇌 수준에서의 자극이 소화관의 기능에 영향을 미친다 그림 5-12.

한편 소화관 자체가 가지고 있는 장신경계 enteric nervous system는 두 개의 신경총으로 형성되어 있다(그림 5-7 참조). 장신경계도 신경전달물질을 유리하는 신경세포뿐 아니라 아드레날린성 뉴런 adrenergic neuron 및 콜린성 뉴런 cholinergic neuron을 포함하고 있어 소화관 내의 자극에 대해 반응을 개시하고 종결할 수 있다. 이처럼 소화관 내의 장신경계에 의해서 통합되는 국소적인 반사작용을 **단기 반사** short reflex라고 한다 그림 5-12. 즉 소화관의 분비와 운동은 자율신경계와 장신경계의 이중 지배를 받는 셈이다.

일반적으로 자율신경계의 부교감신경 자극은 소화액의 분비와, 소화관 운동을 촉진시키고 괄약근의 긴장을 감소시켜 식괴의 이동을 용이하게 한다. 이와 반대로, 교감신경 자극은 소화작용을 억제한다.

② 체액성 조절

> **소화관 호르몬**
> 소화관 상피세포에 존재하는 내분비세포에서 분비되는 펩티드 호르몬으로 소화액 분비와 소화관 운동을 조절

소화기계의 기능을 조절하는 호르몬은 주로 소화관 점막을 형성하고 있는 상피세포에 산재되어 있는 내분비세포에서 분비된다. 이들 세포들은, 갑상선 thyroid gland이나 부신 adrenal gland과 같은 다른 내분비 기관처럼 분리된 조직으로 군집을 이루지 않고, 소화관 내강에 노출되어 있다.

따라서 소화관에서 분비되는 호르몬들은 세포 표면에 있는 다양한 소화산물에 의해서 소화관 벽의 내분비 상피세포가 자극되어 생성된다. 이 호르몬은 혈액으로 분비되어 순환계에 따라서 표적 소화관이나 소화선의 표적세포에 드달하여 작용한다. 이 호르몬들은 작용에 있어서 소화관 내강의 여러 가지 환경 변화를 조절하는 피드백 조절계를 가지며, 각각의 호르몬은 한 개 이상의 표적기관에 작용한다.

예를 들면, 대표적인 소화관 호르몬으로서 콜레시스토키닌 cholecystokinin, CCK은 소장 내 지방산과 아미노산의 존재에 의해서 소장의 내분비세포로부터 분비된다. 혈중으로 분비된 CCK는 표적기관의 하나인 췌장에서 소화효소 분비를 자극하고, 동시에 담낭을 수축하여 담즙의 분비를 촉진하기도 한다. 췌액의 소화효소와 담즙의 작용으로 지질과 아미노산이 흡수됨에 따라 CCK의 분비는 억제된다. 가스트린 gastrin은 위점막세포 G-cell에서 분비되어 위산 분비와 위운동을 촉진한다.

현재 소화관 호르몬으로 30종 이상의 펩티드 호르몬이 작용하는 것으로 알려져 있지만, 표 5-2에 제시된 가스트린, 콜레시스토키닌, 세크레틴 secretin 및 당의존성 인슐린 촉진 펩티드 glucose dependent insulinotropic peptide, GIP의 4종에 대해서만 그 구조와 작용 메커니즘이 밝혀졌다.

표 5-2 소화관 호르몬의 종류와 특성

	가스트린	콜레시스토키닌	세크레틴	GIP
화학적 분류	펩티드(34개 AA)	펩티드(33개 AA)	펩티드(27개 AA)	펩티드(42개 AA)
생성 부위	위	소장	소장	소장
호르몬 분비 자극인자	위 내 아미노산, 펩티드, 부교감신경	소장 내 아미노산, 지방산	소장 내 산	소장 내 포도당, 지방
호르몬 분비 억제인자	위산, 소마토스타틴			
표적기관의 반응				
위				
위산 분비	촉진	억제	억제	
운동	촉진	억제	억제	
점막증식	촉진			
췌장(이자)				
중탄산염 분비		세크레틴 강화	촉진	
효소 분비		촉진	CCK 강화	
인슐린 분비				촉진
외분비선 증식	촉진	촉진	촉진	
간(담관)				
중탄산염 분비		세크레틴 강화	촉진	
담낭		수축		
오디괄약근		이완		
소장				
운동	회장 자극			
점막증식	촉진			

(2) 소화액 분비의 조절 단계

소화기계의 신경계 및 내분비계를 통한 조절 양상은 다음과 같이 크게 세 단계로 나눌 수 있다.

① 뇌상(정신상)

뇌에 있는 수용체가 시각, 냄새, 맛, 씹기 등의 자극을 받아 소화작용이 시작되는 단계를 **뇌상** cephalic or psychic phase이라고 말한다. 즉 음식물을 상상하거나 보거나 냄새를 맡으면, 입안에 침이 고이며 위에서 반응을 보여 위액이 분비된다. 이러한 반응은 조건반사와 무조건반사의 두 가지 유형이 있는데, 대뇌피질의 어떤 부위와 부교감신경섬유에 의해서 중개된다. 좋아하는 음식의 자극에 의해서는 위액 분비량과 펩시노겐 pepsinogen 농도가 3배나 증가하기도 한다. 반면에, 분노나 통증, 우울의 상태에서는 교감신경이 흥분되어 위액 분비와 위운동이 억제된다. 즐거움은 위배출 운동을 촉진하는 반면, 두려움은 이를 억제한다. 이러한 점들은 즐거운 식사환경이 소화기능 조절에 있어서 매우 중요하다는 점을 시사한다.

② 위상

음식물이 위 내에 들어오면, 음식물에 의해 위가 기계적으로 팽창하고 대량의 위액이 분비되는 단계를 **위상** gastric phase이라고 한다. 여러 소화산물 digestive products, 특히 단백질의 소화산물이 유문부 점막에 접촉하면 가스트린이 분비되어 위산이 풍부한 위액이 분비된다. 또한 유문부 점막에 다량 함유되어 있는 히스타민 histamine은 위액 분비를 강력히 항진시킨다.

③ 장상

십이지장 점막에 위산을 포함한 내용물(산성 유미즙)이 접촉하면 세크레틴이 분비되어 혈행을 통해 췌장을 자극함으로써 알카리성이 풍부한 다량의 췌액이 분비되도록 한다. 이것을 **장상** intestinal phase이라고 한다. 한편 당질, 아미노산, 지방 등의 소화산물이 점막에 접촉하면 콜레시스토키닌이 분비되어 혈행을 통해 췌장에 작용함으로써 소화효소가 풍부한 췌액이 분비되도록 한다.

3. 각 소화기관의 소화작용

I 구강 내 소화

구강에서의 소화작용은 음식물 덩어리를 씹고 삼키는 기계적 소화와 타액(침)으로 음식물을 적시고 moisten food, 매끄럽게 하고 lubrication, 그리고 타액에 함유되어 있는 효소 α-amylase에 의한 화학적 소화로 특징지을 수 있다.

타액은 구강 내에 수분을 공급함으로써 혀의 움직임을 용이하게 하며, 음식물을 쉽게 삼킬 수 있도록 하고, 음식물을 용해시켜 수용성 맛 성분이 미뢰 taste buds를 자극하여 맛을 느끼게 한다. 타액은 구강 내 pH 7.0을 유지하며 pH 저하로 인한 치아의 칼슘 용해를 방지하고, 자극적인 음식물을 희석함으로써 점막 표면을 보호한다.

(1) 기계적 소화

① 저작운동

저작 mastication(씹기 chewing)은 식괴 bolus를 삼키기에 적당한 크기로 만드는 운동으로, 입과 턱의 저작근 mastication muscle과 치아의 협동에 의해서 일어나며 수의적 voluntary, 반사적 reflexly으로 조절된다. 저작운동은 점성 물질, 혀와 구강 내 음식물의 압력 등에 의해서 기계수용기 mechanoreceptor가 활성화되어 일어나며, 반사작용의 중추는 뇌의 연수에 있다. 저작으로 음식물이 파쇄되어 표면적이 커지게 되어, 타액과의 혼합이 쉽게 이루어지고, 효소와의 접촉면이 증가되며, 맛을 잘 느낄 수 있게 된다.

② 연하운동

연하운동(삼키기 swallowing)은 혀로 음식물을 구강 안쪽으로 밀어 넣었을 때, 인두벽 pharyngeal wall에 있는 압력수용기 pressure receptor가 자극되어 일어나는 복잡한 반사작용이다. 연하중추 swallowing center는 뇌의 연수에 있으며, 원심성 신경을 통해 인두와 식도뿐 아니라 호흡근에 작용해 음식물을 삼키도록 반사운동을 주도한다. 구강에서 저작된 음식물이 인두로부터 식도로 내려가 분문을 통해 위에 들어가기까지는 약 4~5초(액체는 1초 이내)가 걸린다.

(2) 화학적 소화

타액 saliva은 다음의 3쌍의 타액선에서 만들어져 구강 내로 분비된다.

이하선은 장액선 serous gland으로 프티알린 ptyalin 함량이 다른 분비선의 4배 정도나 많은 타액을 분비한다. 악하선은 혼합선 mixed gland으로 효소와 점액을 포함하고 있다. 설하선은 점액선 mucous gland으로 주로 점액을 많이 포함하고 있다.

타액의 소화작용은 아밀라아제 salivary α-amylase에 의한 탄수화물의 소화 개시뿐 아니라 섭취한 음식물이 잘 소화될 수 있도록 구강 내 환경을 만들어준다.

2 위 내 소화

위는 공복 시에 부피가 약 50mL이지만, 음식물이 들어가면 1.5L 정도로 늘어난다. 위에서는 음식물을 저장, 혼합, 용해 또는 분해시키며 소장으로 이송하는 등의 소화작용을 수행하며 알코올을 흡수하고 내인성인자 intrinsic factor, IF를 분비한다. 또한 위는 이러한 소화작용 이외에 공복감 조절에도 관여한다.

(1) 기계적 소화

공복수축 hunger contraction은 음식물을 섭취하지 않았을 때 일어나는 위 근육의 수축운동으로, 위의 긴장도와 위내압이 증가해 공복감을 일으킨다. 공복수축이 심한 경우 통증 hunger pangs을 느끼게 되는데, 일반적으로 12~24시간 공복시에는 일어나지 않으나 3~4일에서 최고에 달한다.

① 연동운동

식사 후 구강에서 저작된 음식물이 위에 채워 지면 공복수축이 사라지고 연동운동 peristaltic movement에 의해 약한 연동수축파가 생성되어 음식물을 반죽, 혼합, 그리고 이송한다. 수축파는 위저부 fundus에서 위벽을 따라 유문동 antrum 쪽으로 진행하고 유문부 pylorus에서 완료된다.

② 위 배출

유미즙
음식물이 위액과 혼합되어 만들어진 산성의 반유동성의 위장 내용물

위 배출 gastric emptying이란 음식물이 위액과 잘 혼합되어 산성 유미즙 chyme이 되어 십이지장으로 이송되는 과정을 말한다. 음식물이 위 내에 들어와서 십이지장으로 배출될 때까지의 시간을 위배출 시간 gastric emptying time이라고 하며,

보통 3~6시간 정도이다. 위를 비우는 작용은 유문부가 크게 역할을 하며, 위 평활근의 수축 강도와 빈도는 신경과 호르몬에 의해서 반사적으로 조절된다. 또한 이 반사작용은 위와 소장 내 내용물의 여러 인자들에 의해서 자극된다. 즉 소장 내용물의 산, 지방산, 아미노산, 삼투질 등의 농도가 높을 경우 위 배출은 지연된다. 지방, 단백질, 탄수화물의 순서로 위에서 소장으로의 이동이 늦어진다. 즉, 지방식의 경우 위배출 시간이 가장 길다.

(2) 화학적 소화

위액 gastric juice은 위점막 전면에 산재되어 있는 위선 gastric gland에서 위 내로 분비되며, 효소(펩시노겐)를 분비하는 주세포, 위산과 내인성인자 intrinsic factor, IF를 분비하는 벽세포, 점액을 분비하는 부세포로 구성되어 있다. 위선은 위저선, 유문선, 분문선의 세 종류가 있다. 그중 위저선 gastric gland은 위의 상부에 존재하며, 주세포와 벽세포 및 부세포를 모두 가지고 있다. 유문선과 분문선에는 주로 부세포가 많이 존재하여 점액을 많이 분비한다. 이 밖에도 위선에서는 레닌이 분비된다. 위액은 섭취한 음식의 종류에 따라 분비량은 물론이고 산도나 성분 등이 달라진다.

위산은 펩시노겐의 활성화, 펩신의 최적 pH 유지, 강력한 살균 작용, 단백질의 변성과 팽화 등의 작용을 한다. 위산은 벽세포에서 분비되며, 분비 직후에는 pH가 1.0 전후이지만, 위 내에서 음식물과 섞이며 pH 1.5~2.5로 조정된다. 위산은 단백질 섭취 증가에 따라 분비가 증가된다. 단백질은 산 분비를 자극하는 펩티드를 포함하고 있고, 또한 위 내에서 완충제로 작용하기 때문에 수소이온 농도의 감소에 따라 산 분비가 촉진된다. 소장 상부에서의 높은 산도, 소장의 팽창, 고장성 유미즙, 아미노산 또는 지방산 등은 위산 분비를 저해한다.

위선의 주세포에서 비활성형인 펩시노겐 pepsinogen이 위산 또는 기존의 펩신 pepsin에 의해서(자가촉매작용) 활성형 펩신으로 전환되어 단백질을 분해한다.

위점막에서 분비되는 많은 점액은 1mm 두께의 점막층을 형성하며 점막을 기계적·화학적·온열적 자극으로부터 보호한다.

3 소장 내 소화

소장의 소화작용은 ① 소화관 분비액과 장 내용물을 잘 혼합하여 소화효소의 작용을 촉진하며, ② 소화관 벽에 장 내용물이 잘 접촉하도록 하여 영양소의 흡수를 돕고, ③ 소화관 운동으로 장 내용물이 조절된 속도로 대장으로 이동하도록 한다.

(1) 기계적 소화

① 분절운동

분절운동 segmentation은 평활근의 수축과 이완의 반복운동으로, 소장은 수 cm 정도의 길이로 분절을 만든다. 분절운동에 따라 소장의 내강은 위·아래로 힘을 받게 되어, 소장 내용물을 소장 내 소화액과 잘 혼합되도록 하여 소화효소의 작용을 원활하게 한다. 소장 상부인 십이지장에서는 분절운동이 강하고 빈도가 많아 약 12회/분 정도이며, 하부로 내려갈수록 약화되고 빈도도 낮아져 회장에서는 약 9회/분 정도 일어난다. 분절의 강도는 자율신경계에 의해 영향을 받는데, 부교감신경은 운동을 증가시키며 교감신경은 억제시킨다.

② 연동운동

연동운동 peristaltic movement은 소장 상부에서 하부로 소장의 내용물을 이송하는 수축운동으로, 소장 내 짧은 길이 내에서 수축파가 반복되다가 사라진다. 새로운 연동운동이 그 다음 부분에서 시작되면서 소장 내용물을 대장으로 보낸다. 연동운동 또한 소장 상부에서는 빠르고 하부에서는 느리다. 소장 내용물이 완전히 대장에 도달하기까지는 3~5시간이 소요된다.

역연동운동 antiperistaltic movement은 십이지장 부근에서 일어나는데 췌액과 담즙과 식괴가 잘 혼합되는 효과를 나타낸다.

③ 위회맹 반사

소장 내용물이 회장에 도달하면 반사작용에 의해 회맹판 ileocecal valve이 열려 대장으로 이송되는데, 이를 **위회맹 반사** gastroileocecal reflex라고 한다.

이들 소장의 운동은 소장 내용물의 기계적·화학적 자극 및 위 내용물의 배출 등의 자극에 의해서 조절된다. 주로 교감신경은 억제하고, 부교감신경은 촉진하는 작용을 한다.

(2) 화학적 소화

① 췌장액 분비

췌장액 pancreatic juice은 수많은 종류의 효소와 중탄산염을 비롯해 여러 가지 전해질을 포함한다. 효소들은 췌장의 외분비 선세포에서 합성되며, 전해질은 도관에 연결된 상피세포들에 의해서 분비된다. 췌장액은 알카리성(pH 7.0~8.5)인 등장액(300mOSM/L)으로, 산성 내용물을 중화하여 췌장액에 함유된 여러 효소의 최적 pH까지 높이는 작용을 한다.

췌액에는 탄수화물 분해효소인 아밀라아제 α-amylase, 지방분해효소인 리파아제 pancreatic lipase, 단백질 분해효소인 트립시노겐 trypsinogen과 키모트립시노겐 chymotrypsinogen, 펩티드 분해효소인 프로카르복시펩티다아제 procarboxypeptidase 등이 포함되어 있다. 단백질 가수분해 효소들은 세포 내에서 비활성 형태, 즉 효소원 zymogen 상태의 과립으로 존재하다가 자극에 의해서 소장 내로 분비되고, 이후 장 내의 다른 효소나 인자에 의해 활성화된다.

② 담즙 분비

지방의 유화작용에 관여하고 지방의 흡수를 촉진하는 **담즙** bile은 간세포에서 생성된다. 담즙은 담낭 gallbladder에서 농축되었다가 자극에 의해서 총담관 common bile duct을 통해 소장으로 배출된다. 담즙의 주성분은 담즙산염, 무기질

담즙
간에서 생성되어 담낭에서 농축·저장되었다가 소장에서 지방의 소화를 돕는 소화액

표 5-3 담즙의 조성

	간 담즙	담낭 담즙
수분	97.5 g%	92.0 g%
담즙염	1.1 g%	6.0 g%
빌리루빈	0.04 g%	0.3 g
콜레스테롤	0.1 g%	0.3~0.9 g%
지방산	0.12 g%	0.3~1.2 g%
레시틴	0.04 g%	0.3 g%
Na^+	145 mEq/L	130 mEq/L
K^+	5 mEq/L	12 mEq/L
Ca^{++}	5 mEq/L	23 mEq/L
Cl^-	100 mEq/L	125 mEq/L
HCO_{4^-}	28 mEq/L	10 mEq/L

염, 담즙색소, 콜레스테롤이다. 간 담즙 liver bile과 담낭 담즙 gallbladder bile은 성상에서 차이가 있다 표 5-3. 간 담즙은 황갈색으로 pH 7.8~8.6을 나타내며, 담낭 담즙은 적갈색으로 pH 7.0~7.4를 나타낸다.

담즙산은 간세포의 효소작용으로 콜레스테롤 cholesterol로부터 합성되며, 주로 타우린 taurine 또는 글리신 glycine과 결합되어 있다. 인간의 경우 타우린:글리신은 대체로 3:1을 나타낸다. 담즙색소(주로 빌리루빈과 약간의 유로빌리노겐 urobilinogen)는 85%가 파괴된 적혈구 헤모글로빈 Hb로부터 유래하며, 15%는 체내 색소단백질로부터 합성된다. 담즙의 조성비는 식사, 호르몬, 질병 등에 의해 영향을 받으며, 담석은 담즙의 성분이 담낭 또는 담도계에서 굳어진 것이다.

③ 장액 분비

장액 Intestinal juice은 소장의 장선 intestinal gland에서 분비되는 점액이 풍부한 무색의 알카리성(pH 8.3) 소화액이다. 소장의 맨 앞부분인 십이지장에서 분비되는 십이지장액은 엔테로키나아제 enterokinase와 소량의 아밀라아제를 포함한다. 장액 자체에는 효소가 존재하지 않으며, 장액에 포함되어 있는 소화효소들은 이당류 분해효소와 아미노펩티다아제 등은 소장의 점막에서 유래된 것으로 알려져 있다.

알아두기 담즙의 기능

① 지방의 소화흡수 촉진
- 담즙산염은 구조상 친수성인 카르복실 carboxyl 부분과 소수성인 스테롤 sterol 부분을 함께 가지고 있다. 카르복실 carboxyl은 물과 결합하고 스테롤 sterol은 지방과 결합하여, 물과 기름 사이의 표면장력을 낮춘다.
- 표면장력이 저하된 지방 덩어리는 장운동에 의해 미세한 입자로 나뉘며, 담즙에 의해 유화 emulsification되며 리파아제 lipase의 작용을 용이하게 한다.
- 리파아제의 작용으로 생성된 지방산과 모노글리세리드 monoglyceride 등이 담즙산과 미셀 micelle; water-soluble complex을 형성하여 지방의 흡수를 용이하게 한다.

② 헤모글로빈 Hb 파괴 시 생성되는 빌리루빈 bilirubin을 비롯한 여러 유기물질의 배설수단이 된다.

알아두기 담즙의 장-간 순환

담즙 성분은 주로 간에서 합성되고, 담낭에 농축 · 저장되었다가 십이지장으로 배출되어 소장 내에서 영양소 특히 지방의 소화·흡수 과정에 밀접하게 관여하고, 회장 부위에서 90% 이상 재흡수된다. 이런 과정을 장-간 순환 enterohepatic circulation이라고 하며, 대체로 식사 시 2회 정도, 1일 6~8회 순환된다. 순환량 recycle은 1일 3.5g 정도이며, 회장 말단의 질병으로 담즙의 재흡수가 저해되면 지방변 fatty stool이 나타날 수 있다.

4 대장 내 소화

음식물의 소화, 흡수는 소장에서 거의 완료된다. 대장에서는 주로 수분과 약간의 무기질 및 비타민이 흡수된다. 또 대장에선 장내 세균이 성장하고 번식하며, 이 장내 세균에 의해 비타민 K 등 미량의 비타민이 합성된다. 가장 중요한 것은 불소화물을 항문을 통해 배출하는 작용이다. 장 내용물의 대장 체류시간은 18~24시간이다. 대장운동을 요약하면 다음과 같다.

- 분절운동은 약 30분마다 한 번씩 일어나며, 대장 내용물을 혼합한다.
- 역연동 운동 antiperistalsis은 상행결장의 내용물을 맹장으로 되돌려 보내 장 내용물의 이동을 지연시키고 흡수력을 증대한다.
- 팽기수축 haustral contraction은 소장의 연동운동과 유사하고 횡행결장에서 주로 일어난다.
- 집단연동운동 mass peristalsis은 환상근과 종주근이 동시에 강력히 수축하여 발생한다. 이로 인해 대장이 짧아지고, 대장의 내용물은 S결장과 직장으로 일시에 운반되고, 배변감을 느끼게 한다.

5 배변

집단연동운동에 의해서 내용물이 직장에 이송되면, 직장 내압이 증가되고 직장 벽이 팽창된다. 직장 벽의 팽창에 따라 내괄약근이 반사적으로 이완하고 변의를 느끼게 한다. 이에 따라 복압이 가해져 외항문괄약근이 벌어지고 배변 defecation을 하게 된다. 배변중추는 척수와 연수 및 대뇌피질에 존재한다.

배변
대장운동에 의해, 항문을 통한 불소화물의 배출

알아두기 분변의 내용

① 흡수되지 않은 음식물 성분(불용성 잔사, 미소화물): 수분 75%, 고형분 25%.
② 소장의 탈락세포, 점막물질, 소화관으로 분비된 효소와 단백질
③ 장내세균: 고형분의 30%.
④ 색소 성분, 무기질: 고형분의 15%.
⑤ 지방, 지질 유도체: 고형분의 5%

4. 간의 생리기능과 소화작용

간의 주요 기능 중 소화작용과 관련지어 가장 중요한 것은 담즙 생성이다. 또한, 간은 체내 물질대사와 내부환경의 항상성 유지에 중추적 역할을 수행하고 있으며 500여 가지의 대사작용에 관여한다. 즉 탄수화물·지질·단백질의 합성, 분해, 저장 등 대사의 중심이 될 뿐만 아니라 무기질과 비타민의 저장과 활성화, 중간대사산물의 재이용과 분해작용도 수행한다. 이 외에도 체내 독성물질을 해독하며, 체내 방어 역할도 담당한다. 간의 주요기능을 요약하면 다음과 같다.

(1) 탄수화물 대사

음식물로부터 섭취한 탄수화물은 소화관 내에서 소화되어 대부분이 포도당 glucose으로서 흡수되어 문맥을 거쳐 간에 운반된다. 다량으로 간에 유입된 포도당은 그 일부가 혈액 중에 방출되고, 대부분은 간과 근육에서 글리코겐으로 합성 glycogenesis되어 저장된다. 한편 간을 포함한 각종 장기와 조직의 세포에서는 끊임없이 포도당을 이용하여 에너지원을 얻고 있기 때문에 혈당치는 항상 일정하게 유지되어야 한다. 혈당 수준이 내려가면 간세포에서는 저장해 두었던 글리코겐을 분해 glycogenolysis해서 포도당을 혈중에 방출한다.

간세포는 과잉 섭취된 또는 체단백질의 분해로 생성된 아미노산과 피루브산 pyruvate, 근육운동에 의해서 생성된 젖산 lactate, 지방분해에 의해서 생성된 글리세롤 glycerol 등 당 이외의 성분을 이용하여 포도당을 생성하는 당신생 gluconeogenesis 작용을 한다.

이처럼 간은 글리코겐의 합성과 저장 및 분해, 당신생, 탄수화물 중간대사산물의 합성 등을 통해 당 대사 및 혈당조절에서 중요한 기능을 수행하고 있으며, 많은 효소와 호르몬이 이러한 대사의 조절작용에 관여하고 있다.

(2) 단백질 대사

간에서 일어나는 주요 단백질 대사작용으로 체단백질의 저장, 혈장단백질의 합성, 혈액응고인자의 합성, 아미노산 대사, 비필수아미노산의 합성, 함황아미노산의 대사, 요소합성 등을 들 수 있다. 간은 이러한 대사작용에 필요한 모든 효소들을 포함하고 있다. 간에서는 알부민 albumin, 글로불린(α-globulin과 β-

globulin), 트랜스페린 transferrin, 세룰로플라즈민 ceruloplasmin, 지단백 lipoprotein 등 혈청 단백질과 피브리노겐 fibrinogen, 프로트롬빈 prothrombin 등 혈액응고인자 및 여러 종류의 효소 단백질이 합성된다.

간에서 수행되는 아미노산 대사를 보면, 탈아미노반응 deamination과 아미노 전이반응 transamination을 통해, 아미노산을 분해 또는 상호 전환시키거나 비필수아미노산을 합성하며, 에너지와 포도당 생성에 이용되는 기질로 전환시키기도 한다. 또 아미노산의 대사 결과로 생성된 암모니아를 요소로 합성하여 무해한 상태로 요 중에 배설되도록 한다. 혈청 단백질 농도(알부민, 글로불린, 항체들) 및 혈중 효소활성 SGPT(ALT)와 SGOT(AST)의 측정치는 간기능 검사에 주로 이용되고 있다.

(3) 지질 대사

간에서 일어나는 지질 대사의 대표적인 것으로 지방 합성, 인지질과 콜레스테롤 합성, 지단백 합성, 지방산 대사, 담즙산 합성 등을 들 수 있다. 혈액 중에 지방의 수송 형태인 지단백질 lipoprotein은 단백질과 중성지방 triglyceride, 인지질 phospholipid 및 콜레스테롤 cholesterol 등의 물질로 구성되어 있으며, 대부분 간에서 합성된다. 간은 탄수화물의 중간대사물질을 이용해 지방을 합성하므로, 잉여의 지방산뿐만 아니라 당질을 지방으로 전환시킨다. 식사 또는 지방조직에서 방출된 지방산은 주로 간에서 β-산화과정에 의해서 아세틸-CoA로 전환되어 에너지로 이용되는데, 이때 케톤체가 생성된다.

(4) 비타민과 무기질 대사

간은 각종 비타민과 무기질의 대사, 활성화, 수송뿐 아니라 저장에 관여한다. 특히 비타민 A와 비타민 D를 비롯한 모든 지용성 비타민, 비타민 B_{12} cyanocobalamin, 비타민 B_1 thiamin, 비타민 B_2 riboflavin, 비타민 C 등 수용성 비타민뿐만 아니라 아연, 철, 구리, 마그네슘 등 무기질이 간에 저장된다. 또 비타민 A, 아연 또는 철을 수송하는 단백질이 간세포에서 합성된다. 간은 비타민 D를 순환형 비타민 D_3 25-hydroxy cholecalciferol로, 카로틴 carotene을 비타민 A로, 비타민 K를 프로트롬빈 prothrombin으로, 엽산을 활성형 엽산 5-methyl tetrahydrofolic acid으로 전환하는 기능을 갖는다. 간은 철 또는 구리의 대부분을 각각 페리틴 ferritin 또는 세룰로플라즈민 ceruloplasmin의 형태로 저장한다.

(5) 해독작용

간은 체내에서 생성된 여러 유해물질과 외부에서 들어온 유독물질(약물 포함)을 산화, 환원, 분해 또는 합성 등의 반응을 통해서 독성이 적은 물질로 바꾸거나 배설하기 쉬운 수용성 물질로 만든다. 외인성 약물이나 알코올의 처리가 간에서 이루어지며, 내인성 스테로이드계 물질들, 즉 알도스테론, 글루코코르티코이드, 에스토로젠, 프로게스테론, 테스토스테론 등이 간에서 비활성화한다. 또한 암모니아를 요소로 합성함으로써 독성을 제거한다.

이 외에도 간은 혈액 중의 바이러스나 이물질들을 시누소이드 sinusoid의 모세혈관 벽에 존재하는 쿠퍼세포 Kupffer cells의 음세포작용으로써 제거하는 역할을 수행한다.

(6) 면역작용

간은 혈액 중의 바이러스나 이물질들을 시누소이드 sinusoid의 모세혈관 벽에 존재하는 쿠퍼세포 Kupffer cells의 식작용 phagocytosis에 의해서 제거한다. 또 면역글로불린 합성에도 관여한다.

(7) 담즙 생성

간세포는 지방의 소화에 필요한 **담즙**을 합성한다. 담즙의 주성분인 담즙산은 콜레스테롤로부터 생성되는 콜산 cholic acid을 모체로 하여 합성된다. 1일 500~1,000mL의 담즙이 합성되어, 수많은 모세담관을 통해 간관에 배출된다. 간담즙은 담낭에 모아져 저장, 농축과정을 거쳐서 담관을 통해 십이지장으로 배출된다.

5. 영양소의 흡수

(1) 탄수화물과 당의 흡수

흡수
소화된 작은 분자들이 장 점막세포를 통해 혈액이나 림프액에 이동되는 과정

식사 중의 전분은 아밀라아제에 의해서 이당류인 맥아당으로 분해된다. 맥아당, 서당, 유당 등 이당류들은 장 점막을 통과하는 동안 단당류로 분해되어 흡수되는데, 단당류가 막의 지질층을 통과하기 위해서는 운반체가 필요하다 표 5-1.

포도당과 갈락토오스는 주로 능동수송에 의해서, 과당은 촉진확산에 의해서 흡수된다. 소장 내에서 당의 상대적 흡수 속도는 포도당을 100으로 할 때 '갈락

토오스(110) 〉 포도당(100) 〉 리보오스(74) 〉 과당(43) 〉 만노오스(19) 〉 아라비노오스(9)' 로 평가된다.

포도당은 확산과 능동수송의 독립적인 두 종류의 메커니즘에 의해서 매우 빠르고 완전하게 흡수된다. 장 점막에 존재하는 운반체와 소듐 펌프 sodium pump의 상호작용에 의해서 장 점막세포를 통과하여 혈액으로 흡수된다. 과당의 흡수는 운반체에 의한 촉진확산으로 일어난다.

(2) 단백질과 아미노산의 흡수

단백질은 작은 펩티드 dipeptide나 아미노산으로 분해되어 흡수된다. L-아미노산은 능동수송에 의하며, 중성 아미노산 수송계, 염기성 아미노산 수송계 및 산성 아미노산 수송계에 각각 특이성을 갖는 운반체들에 의해서 흡수된다.

디펩티드 dipeptide는 장상피세포 막에 존재하는 효소에 의해 가수분해된 후 점막세포를 통과하므로 유리아미노산보다 효율적으로 흡수된다.

(3) 지질과 지방산의 흡수

일상 식사에서 섭취하는 지방의 대부분은 중성지방이며, 소장에서 담즙산염에 의해 유화되고, 리파아제에 의해 모노글리세리드와 지방산으로 분해된다.

글리세롤 glycerol과 탄소 수가 10~12개 정도되는 중간사슬 지방산은 수용성이므로 소장에서 흡수되어 문맥을 거쳐 간으로 간다. 탄소 수가 14개 이상인 긴사슬 지방산은 모노글리세리드와 함께 담즙산염의 작용으로 미셀 micelle을 형성하여 흡수된다.

장 점막을 통과한 모노글리세리드와 지방산은 소장 세포의 활면소포체 SER에서 중성지방으로 재합성되고, 카일로미크론 chylomicron을 형성하여 유미관을 통해 림프관으로 들어가 흉관을 거쳐 대정맥으로 합류된다.

(4) 무기질의 흡수

무기질의 종류에 따라 흡수메커니즘과 흡수율은 각기 다르다. 나트륨은 가장 풍부한 용질로서 1차 능동수동에 의해서 대부분 흡수되며, 염소이온과 중탄산이온은 나트륨이온과 함께 흡수된다. 칼슘의 흡수는 소장 상부에서는 능동수송에 의해서, 하부에서는 수동수송에 의해서 일어나지만, 흡수율은 성인의 경우 20~40% 정도로 높지 않다.

철이온은 소장의 상피세포로 능동수송 되는데, 대부분이 세포 내 단백질과 결합하여 철단백질 복합체인 페리틴 ferritin으로 저장된다. 페리틴과 결합하지 않은 철이온은 혈액으로 방출되어 혈장 단백질인 트랜스페린 transferrin과 결합하여 순환한다. 흡수율은 10% 정도로 매우 낮다.

(5) 비타민의 흡수

지용성 비타민인 비타민 A, D, E 및 K는 원칙적으로 지방의 흡수경로를 따른다. 즉 담즙산염의 유화작용과 리파아제의 작용에 의해 형성된 미셀 내에 지용성 비타민이 포함되어 흡수된다.

수용성 비타민은 소장에서 확산이나 매개체 수송 mediated transport에 의해 흡수된다. 한 가지 예외로 비타민 B_{12}는 위의 벽세포에서 분비되는 내인성 인자 intrinsic factor와 결합하여 회장 하부에서 세포 내 섭취작용에 의해 흡수된다.

알아두기 변비 constipation와 설사 diarrhea

변비는 대장 내에 내용물이 정체되어 불소화 잔존내용물 residue이 2~3일 이내에 배출되지 않는 경우를 말하며, 크게 대장(결장) 또는 직장의 기능 장애로 나눌 수 있다. 결장의 기능장애로는 이완성 변비와 경련성 변비가 있다.
이완성 변비는 대장 벽의 긴장 저하와 운동부족으로 대장 내용물의 이송이 비정상적으로 지연되는 경우를 말한다.
경련성 변비는 횡행결장 이하의 결장 벽이 경련적으로 수축되어 대장 내용물의 통과가 어려운 경우를 말한다.
직장의 기능장애로 일어나는 직장성 변비는 직장에 내용물이 이송되어 직장 벽이 확장되어 변의를 느꼈을 때 이를 반복적으로 억제해 나중에 변의를 느끼지 못하게 된 상태이다. 따라서 직장 내 상당량의 분변이 축적되어 변비를 일으키는 경우을 말하며, 이를 습관성 변비라고도 한다.

설사라는 현상은 장관에서 음식물의 소화·흡수 과정에 어떤 장애가 일어나 장 내용물이 지나치게 빨리 통과함으로써 수분 흡수가 충분히 일어나지 않거나, 또는 장 점막으로부터 과잉의 액체 분비가 일어난 경우를 말한다. 결과적으로 수분 함량이 많은 액상 분변이 배출된다.
분비성인 경우는 소화관 벽의 염증이나 충혈에 의해서 소화관에서의 분비가 촉진된 것으로, 일반적으로 장염에 의한 설사를 말한다. 삼투성의 경우는 장내의 고삼투질 농도로 장관 벽에서 수분이 유출되어 장관 내에 수분이 저류되는데, 유당불내증에 의한 설사를 말한다.
소화관 운동 이상으로 일어나는 설사는 장관의 운동이 비정상적으로 항진 또는 감소되는 경우로, 그 원인은 ① 장 내용물의 자극, ② 장관 벽의 기질적 변화, ③ 자율신경계의 불균형, ④ 내분비 이상, ⑤ 장관 벽을 흐르는 혈액의 이상 등을 들 수 있다.

CHAPTER 6

혈액과 면역

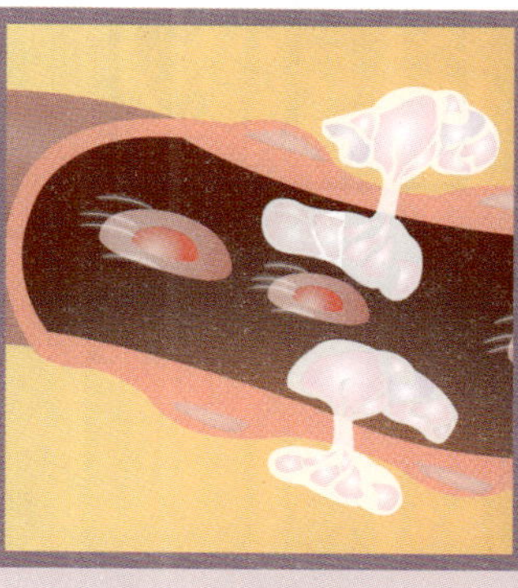

1. 혈액
2. 면역과 방어기전

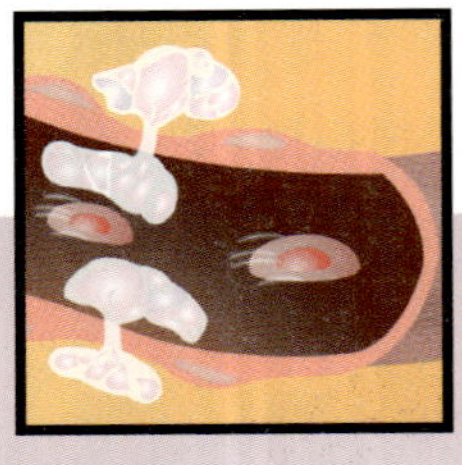

혈액은 심장의 박동에 의해 동맥, 모세혈관, 정맥을 통해 온몸을 끊임없이 순환하면서 소화 흡수한 영양소와 대기 중에서 공급받은 산소를 각 조직 세포에 전달하고, 조직 세포에서 생긴 노폐물과 이산화탄소 등을 폐와 신장과 같은 배설기관으로 운반한다. 또한 체내 항상성 유지와 우리 몸에 침입한 세균이나 바이러스에 대항하여 싸우는 생체방어 작용도 수행한다.

Key words

백혈구 **white blood cell, leukocyte**
빈혈 **anemia**
세포성 면역 **cellular immunity**
식세포작용 **phagocytosis**
알레르기 **allergy**
염증 **inflammation**
적혈구 **red blood cell, erythrocyte**
조혈작용 **hematopoiesis**
체액성 면역 **humoral immunity**
혈액 **blood**
혈소판 **platelet**
혈액 응고 **blood coagulation**
혈전 **plug**
항체 **antibody**

1. 혈액

Ⅰ 혈액의 구성

혈액 blood은 세포 성분인 혈구와 액체 성분인 혈장으로 구성되어 있다. 혈액을 원심분리하거나 응고방지제를 넣어 저온(약 0℃)에 방치해 두면 상층에는 혈장 plasma, 아래층에는 혈구 blood cell로 분리된다. 혈구 성분은 혈액의 40~45% 정도를 차지하고 있다 그림 6-1.

그림 6-1 혈액의 구성

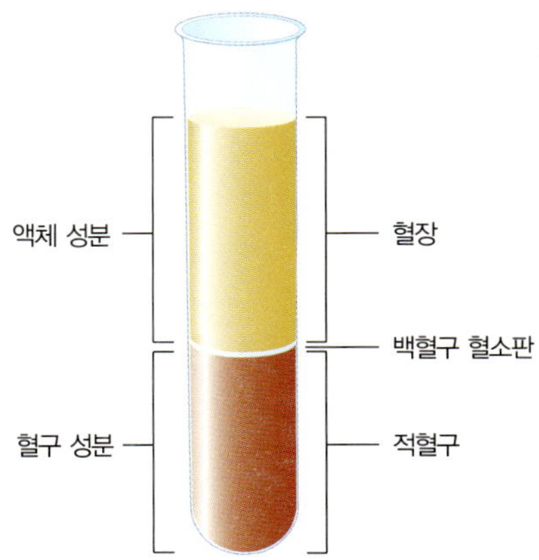

(1) 혈장

혈장은 혈액 성분 중에서 가장 큰 비율을 차지한다. 남녀에 따라 약간의 차이가 있지만 혈액의 55% 정도이다. 혈장은 엷은 황색의 끈기 있는 약알칼리성 액체이다.

혈장의 90%는 용매로 작용하는 수분이며, 7~8%는 고형 성분으로 혈장단백질, 지질, 당류, 무기염류, 노폐물 등이 해당된다. 그 밖에 비단백 질소화합물로서 요소, 아미노산, 요산 등이 함유되어 있다 표 6-1. 지질은 콜레스테롤과 인지질(레시틴)이 주요 성분이고, 혈액 내 삼투압을 조절하는 무기염류는 나트륨, 칼슘, 마그네슘, 칼륨 등이다. 혈장의 당은 거의 포도당이며 70~110mg/dL 정도 함유되어 있다.

혈장
채취한 혈액에 헤파린 heparin, sodium citrate, EDTA 등의 혈액응고 방지제를 넣어 원심분리한 후 세포 성분을 제거하고 남는 담황색의 액체 성분

혈청
항응고제를 넣지 않고 수집한 혈액을 5~15분 정도 시험관에 가만히 세워 둔 후 원심분리하여 얻은 액체 성분이며, 피브리노겐 등 응고인자가 제거됨

표 6-1 혈장의 조성

측정 항목		정상범위
혈액량		80~85 mL/체중kg
삼투질 농도		285~295 mOsmol/L
호르몬	알도스테론	3~10 μg/dL
	부갑상선호르몬	1.0~7.5 μg/dL
	코르티솔	15~25 μg/dL
	성장호르몬(소아)	10 ng/mL 이상
	갑상선호르몬(T_4)	5~11 μg/dL
	인슐린	43~186 pmol/L(공복상태)
염류 이온	중탄산염	24~30 mmol/L
	칼슘	4.5~5.6 mg/dL
	염화물	100~106 mmol/L
	칼륨	3.5~5.0 mmol/L
	나트륨	135~146 mmol/L
유기물	콜레스테롤	150~250 mg/dL
	포도당	70~110 mg/dL(공복상태)
	젖산	0.6~1.8 mg/dL
	단백질	6.0~9.0 g/dL
	중성지방	〈 160 mg/dL
	요소 질소	10~40 mg/dL
	요산	3~7 mg/dL

혈장단백질은 대부분 간에서 만들어지는데 주로 알부민 albumin(60~80%)과 글로불린 globulin(15~35%)이며, 혈액응고에 관계하는 피브리노겐 fibrinogen(4%)도 함유되어 있다. 혈장단백질은 무기염류와 함께 혈액의 삼투압을 일정하게 유지시키고, pH의 변화를 줄이는 완충작용을 하며, 혈액의 점성을 유지한다. 혈장의 부피와 조성은 질환에 따라 크게 변하므로 질환의 진단이나 상태를 파악하는 데 이용되기도 한다. 혈액응고인자에 유전적인 기능장애가 있는 경우에 **혈우병** hemophilia이 나타나기도 한다.

알아두기 **혈액 정상 범위**

헤마토크릿	여자: 37~48%
	남자: 42~52%
헤모글로빈	여자: 12~16g/dL
	남자: 14~18g/dL
적혈구 수	4.2~5.9 백만/μL
백혈구 수	4,300~10,800/μL

(2) 혈구

혈액의 세포 성분인 혈구들은 골수의 조혈모세포로부터 적혈구, 백혈구, 혈소판으로 분화되어 만들어진다 그림 6-2. **헤마토크릿** hematocrit은 혈액에서 혈구가 차지하는 비율을 말하며 빈혈을 진단하는 데 이용된다.

그림 6-2 혈구 종류에 따른 생성과 분화

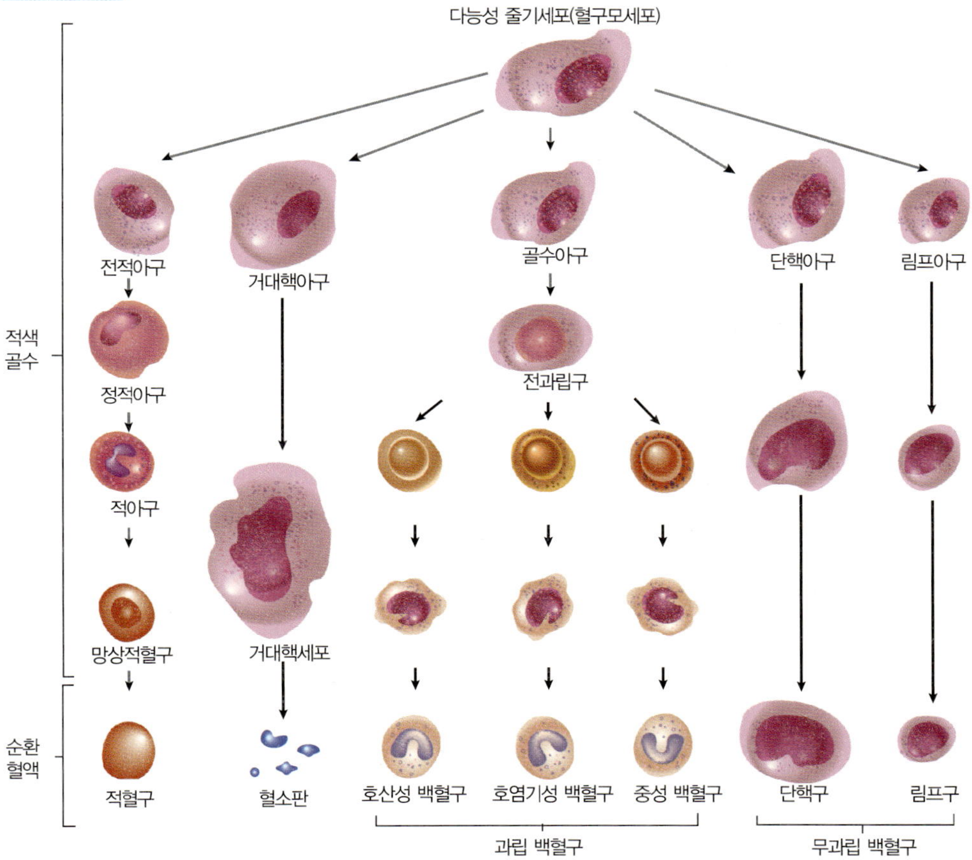

① 적혈구

적혈구 erythrocyte, red blood cell는 혈구 중에 가장 많은 부분을 차지하며, 산소와 이산화탄소를 운반하는 역할을 한다. 사람의 적혈구에는 핵이 없고 대신에 산소를 운반하는 혈색소인 **헤모글로빈** hemoglobin이 들어 있다. 헤모글로빈은 적색을 띤 단백질이며, 이로 인해 혈액 자체가 붉은색을 띠게 된다. 적혈구에는 헤모글로빈 외에도 수분, 지질, 전해질, 효소 등이 함유되어 있다. 적혈구는 원반형으로 직경이 6~8μm 정도이다. 그 수는 백혈구나 혈소판보다 훨씬 많아서 1μL의 혈액 속에 남자는 대략 500만 개, 여자는 450만 개가 들어 있다. 그러나 건강상태나 고산지대 등의 생활 조건에 따라서 적혈구 수는 많이 변한다. 예를 들어 고산지대에 사는 사람들은 더 큰 산소 운반능력이 요구되기 때문에 최대 2배까지의 적혈구가 함유되어 있다.

헤모글로빈 속에는 철 원자가 들어 있는데, 이것이 산소 분자와 결합한다. 조직에서는 헤모글로빈에 결합되어 있는 산소가 조직세포로 옮겨가고, 조직세포에 있던 이산화탄소 일부는 적혈구와 결합하며 혈액으로 옮겨져 운반된다.

② 백혈구

백혈구 leukocyte, white blood cell는 크기가 12~25μm 정도로 일정하지 않고, 혈구 중에 가장 크고 유일하게 핵도 가지고 있으며, 여러 형태로 존재한다. 백혈구 수는 연령에 따라 차이가 있는데, 보통 성인의 경우는 혈액 1μL에 7,000개 정도이고 유아는 9,000~13,000개로 더 많다. 또한 여러 인자에 의해 백혈구 수가 변하는데 운동, 추위, 정신적 스트레스, 임신의 경우에는 증가된다. 또한 세균성 감염, 출혈, 외상, 열상, 심근경색 등의 병리적인 상황에서는 백혈구가 증가하지만 장티푸스, 인플루엔자, 약물중독, 방사선 노출 등의 상황에서는 오히려 감소한다. 그러므로 백혈구 총수의 측정은 질환 진단에 중요하다. 백혈구와 관련된 대표적인 질병은 **백혈병** leukemia으로 백혈구가 무질서하게 증식한다.

> **백혈병**
> 백혈구가 이상 증식하여, 제대로 성숙하지 못한 백혈구가 혈액 속에 대량 존재하게 되는 혈액종양의 일종

적혈구와 마찬가지로 백혈구도 골수의 줄기세포에서 생성되는데, 성숙 과정에서 골수아구 myeloblast, 단핵아구 monoblast, 림프아구 lymphoblast로 분화된다 그림 6-2. 백혈구는 세포 내 과립의 유무에 따라 과립 백혈구 granulocyte 와 무과립 백혈구 agranulocyte로 구분된다 표 6-2. 핵의 모양이 일정하지 않은 과립 백혈구는 골수아구에서 분화되고 염색성에 따라 호중성 백혈구 neutrophil, 호산성 백혈구 eosinophil, 호염기성 백혈구 basophil의 3종류로 나누어진다. 무과립 백혈구는 림프절에서 만들어지고 소형의 원형 핵을 가진 림프구 lymphocyte와 말굽 모양인 1개의 핵을 갖는 단핵구 monocyte로 구분된다. 림프구는 생산 과정이 복잡하고 두 가지 림프구로 분화되며 세포독성과 항체 형성에 관여한다. 백혈구는 형태에 따라 수명이 다양하고, 비장(지라)이나 골수에서 파괴된 후에 전신의 세망내피계 세포에 의해 탐식되어 제거된다.

표 6-2 백혈구의 기능

종류		특징	총 백혈구 대비 비율	기능
과립 백혈구		적혈구 크기의 약 2배, 세포질에 과립 존재, 수시간~수일 생존		
중성 백혈구	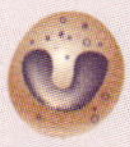	2~5엽의 핵, 과립이 중성 색소에 복숭아색으로 염색	54~62%	식세포작용
호산성 백혈구	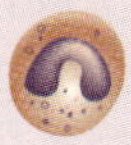	2엽의 핵, 과립이 붉은색 산성 색소에 염색	1~3%	이물질 해독, 혈전용해 효소 분비, 기생충 감염 방어
호염기성 백혈구	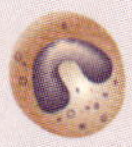	엽으로 된 핵, 과립이 푸른색 염기성 색소에 염색	1% 이하	항응고제인 헤파린 방출
무과립 백혈구		세포질에 과립이 없음		
단핵구	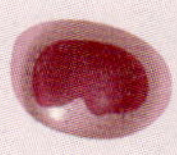	적혈구 크기의 2~3배, 핵 모양이 원형에서부터 잎 모양까지 다양, 수개월 생존	3~9%	식세포작용
림프구	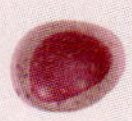	적혈구보다 약간 큼, 세포를 거의 차지할 정도로 핵이 큼, 수일~수년 생존	25~33%	특이 면역반응 수행

■ 과립 백혈구

과립 백혈구는 직경이 9~15μm이고 골수에서 생성되어 체내에 침입한 병원 미생물이나 이물질에 대해 세포 내 소화를 수행한다.

> **골수**
> 뼈 사이의 공간을 채우고 있는 부드러운 조직이며, 성인의 대부분 혈액을 생성하는 조혈 기관임

중성 백혈구 : 중성 백혈구는 중성의 pH 범위 내에서 염색된다. 중성 백혈구는 백혈구의 54~62%를 차지하고, 과립성 백혈구의 93~96%를 차지한다. 과립에는 가수분해효소와 프로테아제 protease가 함유되어 있다. 혈액 1μL 중에 1,800~7,000개 있으며, 급성 염증이 생겼을 때에 급속하게 증가한다. 중성 백혈구가 500~1,000개/μL 이하로 감소하면 병원균에 감염되기 쉽고, 폐렴이나 패혈증 등 위독한 상황이 초래될 수 있다.

호산성 백혈구 : 호산성 백혈구의 과립은 산성 색소에 잘 염색된다. 호산성 백혈구의 유주 migration 능력은 호중성 백혈구보다 작지만 혈관 밖으로 나와 병변 부위에 모여 세포 분해산물을 소화한다. 비정상적인 수적 증가는 두드러기나 천식 등 알레르기성 질환과 감염 및 자가면역성 질환 autoimmune disease 등에서 나타난다.

호염기성 백혈구 : 호염기성 백혈구의 과립에는 히스타민 histamine과 헤파린 heparin이 다량 함유되어 있다. 총 백혈구의 0.5~1.0%를 차지하며, 과립 백혈구 중에서 가장 적으나, 알레르기 상태나 골수성 백혈병에서는 수가 증가한다.

■ 단핵구

단핵구 monocyte는 백혈구 중에서 가장 커서 직경이 14~20μm이고, 혈액 1μL 중에 200~900개 정도 존재한다. 골수에서 생산되고 혈액 내에서는 운동성은 없지만 조직 내에서 운동성을 가지고 식세포작용이 강하다.

조직에서 활성화된 단핵구는 조직 대식세포 tissue macrophage라고 하며 인터루킨, 인터페론 등의 사이토카인과 혈관 내피세포와 평활근세포의 성장을 촉진하는 인자들을 생산·분비한다. 조직 대식세포는 광범위하게 분포되어 있는데, 간의 동양혈관 sinusoid에 있는 쿠퍼세포 kupffer cell, 뇌의 소교세포 microglia, 폐에서 발견되는 폐포 대식세포가 있으며 비장, 골수, 림프절에도 많이 존재한다.

■ 림프구

림프절
림프구를 포함하고 있는 작은 결절. 림프구의 세포분열이나 특이적 면역반응이 일어나는 곳

림프구 lymphocyte는 혈액 1μL 중에 1,500~4,000개 존재하며 골수 외에 림프절이나 비장 spleen에서도 생산된다. 세포독성뿐만 아니라 항체 생산 등을 담당하여 면역에 관여한다. 림프구는 세포성 면역에 관여하는 T림프구와 체액성 면역에 관여하는 B림프구로 분류된다.

③ 혈소판

혈소판은 혈액 1μL에 30~50만 개가 들어 있으며, 혈액응고 작용에 관여한다. 골수의 거대핵세포에서 생성되며, 모양이 일정하지 않고 핵이 없으며 직경이 2μm 정도로 크기가 작다. 혈소판은 수명이 7~10일 정도이고, 비장에서 파괴된다. 혈소판에는 혈액응고에 관여하는 효소인 트롬보키나아제 thrombokinase가 있어 출혈이 있을 때 혈액응고 초기 단계에 관여한다.

아메바 운동
원형질의 유동에 따라 몸의 일부인 위족을 형성하여 움직이는 운동

2 중성 백혈구의 식세포작용

중성 백혈구는 매초 30~40μm 정도로 아메바 운동 ameboid movement을 하여 모세혈관 벽을 빠져나가 조직 내 **화학주성** chemotaxis이 있는 부위로 이동할 수 있

그림 6-3 중성 백혈구의 유주와 식세포작용

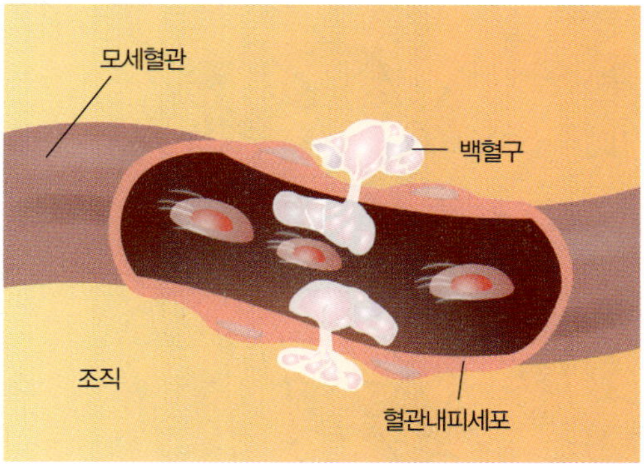

다 그림 6-3.

조직 내에 염증이 발생하거나 세균과 이물질이 외부로부터 침입하게 되면 그 부위에서 화학주성 물질 chemotaxin이 분비된다. 화학주성 물질은 모세혈관 벽의 투과성을 촉진시켜 중성 백혈구가 아메바 운동으로 쉽게 혈관 벽을 통과하여 염증 부위로 접근하여 식세포작용을 한다.

식세포작용에 가담한 중성 백혈구가 수명을 다하면 파괴되는데, 백혈구의 잔해가 모인 것이 고름인 **농** pus이다. 농은 형성 초기에는 알카리성이지만 시간이 경과함에 따라 점차 산성으로 변한다. 이로써 염증이 급성인지 만성인지를 진단할 수 있다.

3 적혈구의 조혈작용

(1) 혈색소

적혈구는 중앙이 약간 함몰된 원판형이며 구형에 비해 표면적이 넓기 때문에 산소와의 접촉이 유리하다. 한 개의 적혈구에는 3억 개 정도의 혈색소인 헤모글로빈이 들어 있는데, 한 개의 헤모글로빈은 철 Fe을 함유한 4개의 헴 heme과 글로빈 globin이라는 단백질의 복합체이다 그림 6-4. 한 개의 헴에 산소 한 분자가 결합하여 운반되므로, 한 개의 적혈구는 12억 개의 산소 분자를 운반하는 셈이다.

헴
헤모글로빈의 4개의 폴리펩티드 각각에 또는 시토크롬에 결합한 철을 함유하는 유기분자

헤모글로빈은 아미노산 배열에 따라 여러 형태로 나누어진다. 정상적인 헤모글로빈은 A형(HbA)이고 α **폴리펩티드** 2개와 β **폴리펩티드** 2개로 구성되어 있다. 태아는 α와 γ 폴리펩티드로 된 HbF를 가지고 있으나 출생 후에 γ폴리펩티드가 β 폴리펩티드로 변형되면서 HbA가 된다. 헤모글로빈 S형(HbS)은 β폴리펩티드의 변형으로 **겸상적혈구 빈혈** sickle cell anemia이 발생한다.

그림 6-4 헤모글로빈의 구조

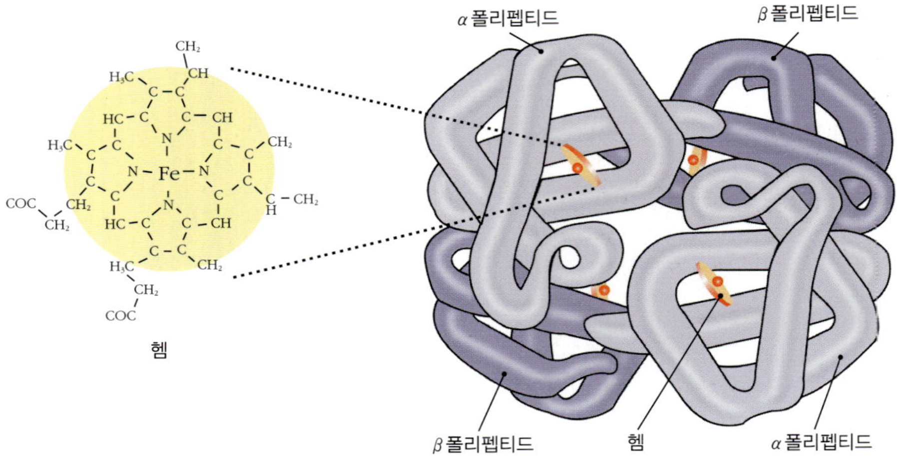

알아두기

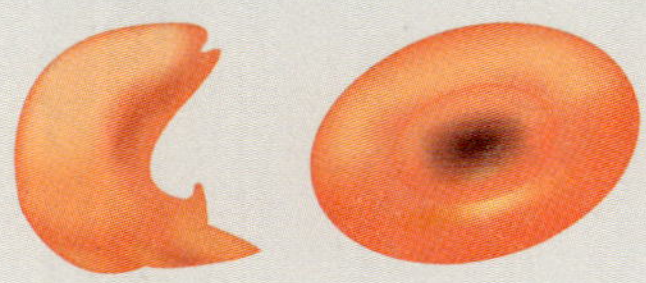

겸상적혈구 정상적인 적혈구

알아두기 **헤모글로빈**

헤모글로빈 1g은 산소 1.34mL와 결합할 수 있다. 헤모글로빈과 산소의 결합력은 산소분압이 높아지면 커진다. 일산화탄소는 헤모글로빈과의 결합력이 산소보다 200~250배 강력하므로, 일산화탄소에 노출될 경우 헤모글로빈과 산소와의 결합을 방해하여 체내에 심각한 산소부족 상태를 초래한다.

(2) 조혈작용

정상적인 혈구는 일정한 수명을 가지고 있기 때문에 지속적으로 생성되어 혈액 내에 일정한 농도로 유지된다. **조혈작용** hematopoiesis이란 다능성 줄기세포 pluripotent stem cell인 혈구모세포로부터 혈액 속에서 성숙시키는 과정을 말한다. 조혈작용은 대략 생후 4년까지는 기능적 골수인 적색골수 red bone marrow에서 일어나고, 18세 이후부터는 추골, 늑골, 흉골, 두개골, 골반 등의 골수에서 이루어진다. 조혈과정은 집락자극인자 colony stimulating factor, 적혈구조혈인자 hemopoietin에 의해 조절된다. 적색골수를 자극하면 정상적인 조혈작용의 6배까지 촉진할 수 있다.

체내에 산소가 부족하게 되면 골수에서 적혈구 생성이 촉진되는데 신장으로부터 조혈 촉진인자인 에리트로포이에틴 erythropoietin 호르몬이 분비된다. 이 호르몬에 의해 적혈구 모세포인 줄기세포가 자극받아 생성된 적아구는 분화과정을 거쳐 적혈구로 성숙되어서 혈액으로 방출된다 그림 6-2.

골수에서 만들어진 적혈구는 약 120일 동안 혈액 속을 순환하다가 림프절, 간, 비장 등에서 파괴된다.

노화된 적혈구는 대식세포의 식세포작용에 의해 분해되며, 적혈구에서 분리된 헤모글로빈은 다시 글로빈과 헴으로 분리되고, 헴 내의 철 Fe을 소실한 후 빌리루빈 bilirubin으로 변한다. 빌리루빈은 간에서 담즙색소가 되어 배출된다.

과도한 적혈구 용혈이 일어나면 빌리루빈의 혈중 농도가 높아져서 눈의 공막 sclera이나 피부가 황색을 띠는 황달 jaundice이 발생한다.

대식세포
체내 모든 조직에 분포하여 면역을 담당하는 세포로, 침입한 세균을 잡아서 소화하고 그에 대항하는 면역 정보를 림프구에 전달함

(3) 조혈작용의 이상

빈혈은 적혈구 수가 혈액 1μL당 400만 개 이하이거나 헤모글로빈 수치가 혈액 dL당 여자 12g, 남자 14g 이하일 때를 말한다 표 6-3. 빈혈이 생기면 전신의 조직으로 산소 운반이 저하되어 피부 창백, 심장 활동의 항진, 호흡 촉진, 두통, 피로감 등의 증상이 나타난다. 빈혈은 적혈구의 생산 부족, 영양결핍, 용혈 또는 혈액의 지나친 손실 등으로 초래된다.

용혈
적혈구가 붕괴하여 헤모글로빈이 혈구 밖으로 용출하는 것

다혈구증polycythemia은 평지에서 생활하던 사람이 고산지대(해발 4,200~4,500m)에 올라가면 적혈구 수가 600만/μL까지 증가하는데, 적혈구가 1,100만/μL이고 헤마토크릿 수치가 70~80%이면 혈액의 점성이 상당히 증가하여 **청색증** cyanosis이 나타난다.

표 6-3 빈혈의 주요 원인

- 철분, 비타민 B_{12} 또는 엽산의 섭취 부족(영양성 빈혈)
- 약물이나 암에 의한 골수기능 상실
- 출혈에 의한 혈액 손실
- 신장병으로 인한 적혈구 조혈인자의 분비 저하
- 적혈구의 과도한 파괴(용혈성 빈혈)
- 비정상적인 적혈구의 형태(겸상적혈구 빈혈)

4 지혈과 혈액응고

(1) 지혈

혈액은 혈관 속을 흐르므로 '피가 난다'는 것은 혈관 벽에 상처가 나서 피가 혈관 밖으로 나오는 것을 의미한다. 지혈은 상처 난 혈관을 응급으로 일단 메우는 것이며, 상처 부위의 조직을 원래의 상태로 완전하게 회복시킨다. **지혈** hemostasis 메커니즘은 혈액의 손실을 방지하기 위해서이다. 정상적인 지혈은 혈소판, 혈관 내피세포, 혈장 단백질의 3가지 요소에 의해 일어난다. 혈관 손상으로 혈관 내피세포가 파열되면 결합조직에 있는 콜라겐 섬유 collagen fiber가 노출되면서 신속하게 연속적으로 지혈작용이 일어난다. 상처에 의해 피가 혈관 밖으로 흐르게 되면 우선 상처 부위의 혈관이 수축하고, 상처 부위에 활성화된 혈소판은 인접한 다른 혈소판들과 계속 유착해 빠르게 응집하여 혈소판 마개인 **혈전** plug을 형성한다 그림 6-5. 응집된 혈소판은 점차 압축되면서 치밀해지고 피브린 fibrin과 응괴를 형성하여 더욱 단단해진다.

콜라겐 섬유
결합조직에서 세포 바깥의 구조적 요소로 기능하는 강한 섬유성 단백질

피브린(섬유소)
피브리노겐의 절단에 의해 생성되는 단백질 중합체로, 혈액을 응고시킴

그림 6-5 지혈과정

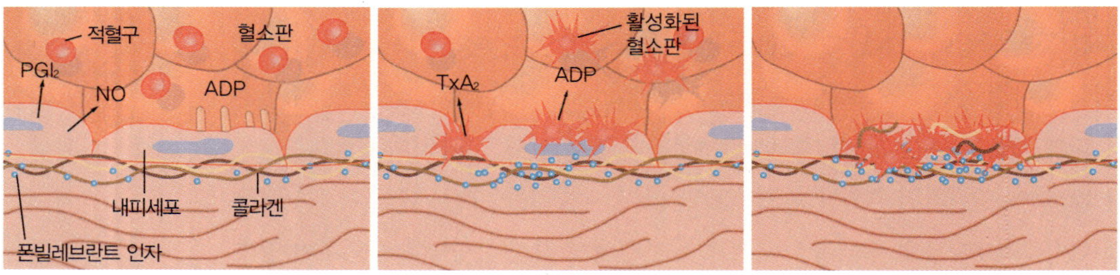

(a) 정상적인 혈관 (b) 혈관 상처부위의 혈소판 활성화 (c) 혈소판 마개 형성

혈소판 마개가 만들어지고 단단해지는 동안에 상처입은 혈관의 평활근이 수축한다. 따라서 손상된 혈관 부위에 혈류량이 감소하고 혈압이 저하되어 출혈량이 줄어든다.

알아두기 혈소판 마개가 손상된 혈관 부위에서만 형성되는 이유

혈소판 마개가 손상되지 않은 혈관으로까지 계속 퍼져 나가지 않는 이유는 손상받지 않은 혈관의 내피세포가 프로스타사이클린 prostacyclin, PGI_2을 합성해 방출하기 때문이다. PGI_2는 혈소판 응집을 강력하게 억제할 뿐만 아니라 정상적인 혈관 내피세포는 일산화질소 NO를 방출하는데, NO는 혈소판의 활성화와 응집을 억제하며 혈관을 확장하는 작용을 하기 때문이다.

(2) 혈액응고

혈액응고인자 clotting factor는 13가지이며, 불활성 상태로 혈액 속을 순환하다가 조직 손상이 있으면 즉시 **혈액응고** blood coagulation에 가담한다 표 6-4. 혈액응고 과정은 상처가 난 조직 부위에 국한된다.

조직이나 혈관이 손상되어 출혈이 발생하면, 간에서 생성되어 불활성 상태로 있던 프로트롬빈 prothrombin이 트롬빈 thrombin으로 된다. 트롬빈은 불활성 상태인 피브리노겐을 피브린으로 활성화한다. 혈액응고의 최종 산물인 반고체상의 피브린은 주위에 있는 물질들과 결합하여 유동성이 없는 혈병 blood clot을 형성하여 지혈이 된다. 비타민 K 의존적인 프로트롬빈이 트롬빈으로 되기 위해서는 칼슘이온이 필요한데, 칼슘 인자를 활성화하는 것은 상처 부위에 유착된 혈소판이 파괴되면서 나온 트롬보플라스틴 thromboplastin이다.

표 6-4 혈액응고인자

인자	명칭	기능	관여하는 경로
Ⅰ	피브리노겐 fibrinogen	피브린으로 전환	공통
Ⅱ	프로트롬빈 prothrombin	트롬빈으로 전환	공통
Ⅲ	조직 트롬보플라스틴 thromboplastin (tissue factor)	보조인자	외인성
Ⅳ	칼슘이온	보조인자	내인성, 외인성, 공통
Ⅴ	프로악셀레린 proaccelerin	보조인자	공통
Ⅶ	프로콘베르틴 proconvertin	효소	외인성
Ⅷ	항혈우병 인자 antihemophilic factor	보조인자	내인성
Ⅸ	크리스마스 인자 christmas factor	효소	내인성
Ⅹ	스튜어트-프라워 인자 Stuart-Prower factor	효소	공통
Ⅺ	혈장 트롬보플라스틴 전구물질	효소	내인성
Ⅻ	하게만 인자 Hageman factor	효소	내인성
XIII	피브린 안정화 인자 fibrin stabilizing factor	효소	공통
PF	혈소판인자 platelet factor	보조인자	공통

① 혈액응고인자

혈액응고인자는 대부분 효소이며 1~2개의 펩티드 결합이 분리되면서 활성화되고 다시 다른 단백질 인자를 같은 방법으로 활성화시킨다. 조직이 손상을 입으면 혈액응고인자들이 즉시 활성화되어 혈액응고를 일으키고, 혈액응고 과정이 끝나면 활성화된 인자는 다시 불활성 형태로 전환된다.

펩티드 결합
2개의 아미노산 중에 앞 아미노산의 아미노기와 그 다음 아미노산의 카르복실기가 결합해서 생기는 극성 공유 화학 결합

혈액응고는 다소 불안정한 혈소판 마개를 보다 강력한 응고물로 전환시키는 것이며, 내인성 경로 intrinsic pathway와 외인성 경로 extrinsic pathway로 이루어진다 그림 6-6.

그림 6-6 단계적 혈액응고 과정

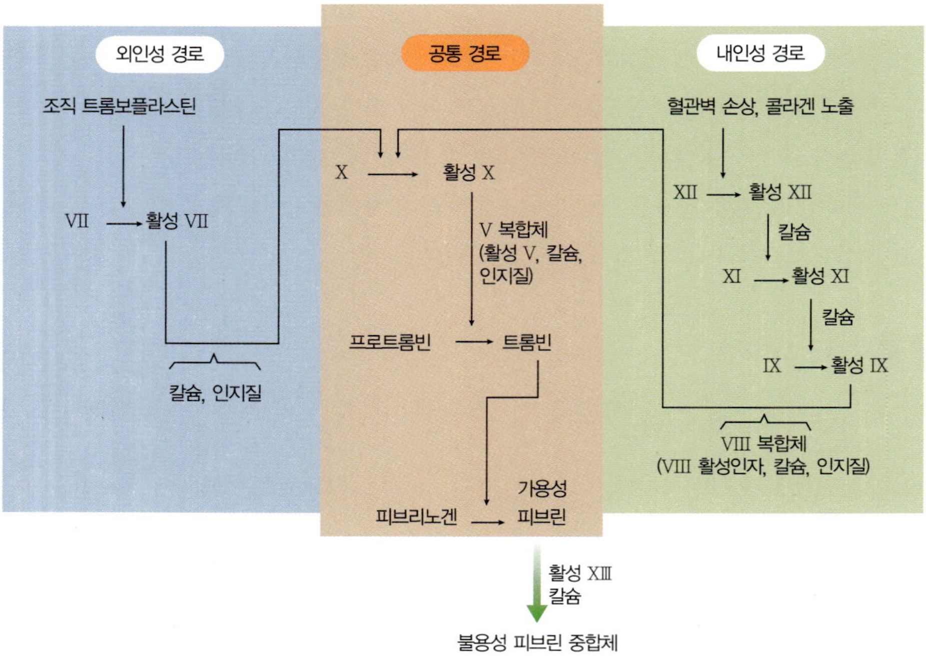

② 혈액응고 과정

알아두기 비타민 K와 혈액응고

혈액응고인자 중에서 Ⅱ, Ⅶ, Ⅸ, Ⅹ인자는 간의 과립소포체에서 비타민 K의 도움을 받아 생성되므로 간 기능이 저하되거나, 비타민 K가 부족하게 되면 응고시간이 길어진다.

알아두기 혈우병

혈우병 A는 Ⅷ인자, 그리고 혈우병 B는 Ⅸ인자가 결핍된 선천성 유전적 질환이며 혈액응고 과정이 정상적으로 일어나지 못한다.

내인성 경로를 통한 혈액응고 반응은 조직 손상에 의해 시작되고, 피브린 응괴가 형성되면서 끝나게 된다. 먼저 혈관 조직을 손상시키는 음이온화된 유리, 합성수지, 철제물 등의 표면에 의해 혈액응고 XII 인자가 활성화된다. 활성화된 XII 인자는 XI인자와 IX인자를 단계적으로 활성화한다. 활성화된 IX인자는 세포막에서 Ⅷ인자 및 칼슘, 인지질과 함께 복합체를 형성한다. 이 복합체에 X인자가 결합함으로써 X인자가 활성화된다.

부서진 또는 상처입은 조직의 세포가 혈관 속으로 유입되면서 외인성 경로가 활성화된다. 이 경로는 혈액응고를 유도하는 세포막 단백질인 조직 트롬보플라스틴에 의해 일어난다.

조직 트롬보플라스틴은 Ⅶ인자를 활성화하며, 활성화된 Ⅶ인자와 함께 칼슘, 인지질과 복합체를 형성해 Ⅹ인자 또는 Ⅸ인자를 활성화한다. 내인성 경로와 외인성 경로는 동일한 과정을 통해 혈액응고를 일으킨다.

활성화된 Ⅹ인자는 Ⅴ인자 및 칼슘, 인지질과 복합체를 이루는데, 이 복합체가 프로트롬빈을 트롬빈으로 활성화한다. 피브리노겐에서 생성된 피브린의 각 분자는 서로 교차결합하여 긴 섬유를 형성하여 불용성 복합체를 만들어 안정화된 피브린 응괴로 된다.

(3) 혈액 항응고제

혈관에 난 상처를 치유한 후에 혈액응고 찌꺼기가 혈관 내를 순환하게 되면 뇌혈관과 같은 미세 혈관들이 막히는 경우가 발생하는데, 이것이 심각한 병적 증상으로 나타나는 경우가 **혈전증** thrombosis이다. 심장 수술, 인공 심장판막의 사용 또는 신장투석 시 혈액응고가 일어나면 심각한 상황이 발생할 수 있으므로 혈액응고를 최소화하기 위해 다양한 **항응고제** anticoagulant가 임상적으로 사용되고 있다.

신체는 혈액응고 방지기전과 혈액응고 기전을 동시에 가지고 있는데, 이 두 기전은 서로 균형적으로 작용한다.

알아두기 항응고제

아스피린 aspirin	: 프로스타글란딘 생성 저해로 혈소판 응집반응을 억제
쿠마린 coumarin	: 비타민 K의 작용을 방해
헤파린 heparin	: 트롬빈의 활성을 억제
구연산염 sodium citrate	: 칼슘이온과 결합하여 여러 응고인자의 활성을 저해

5 혈액형과 수혈

(1) ABO식 혈액형

ABO혈액형은 1901년 란트슈타이너 Karl Landsteiner에 의해 구분되었다. 사람의 적혈구 막에는 항원 antigen에 해당되는 응집원 agglutinogen A와 B가 있고 혈장에는 항체 antibody에 해당하는 α와 β 응집소 agglutinin가 있다. 혈액의 응집반응은 항원항체반응과 유사한데, 응집원 A와 응집소 α가 만나거나 응집원 B와 응집소 β가 만나면 응집 반응이 일어나서 적혈구들이 서로 응집한다.

응집원과 응집소의 종류에 따라 사람의 혈액을 A, B, O, AB형의 4가지 혈액형으로 나눌 수 있다 표 6-5. 혈액형은 인종에 따라 분포에 차이가 있는데 한국인은 A형이 가장 많고, 그 다음은 O과 B형이며, AB형이 가장 적다.

혈액형의 판정에는 A형(응집소 β 존재)과 B형(응집소 α 존재)의 표준 혈장이 사용된다. A형과 B형의 표준 혈장을 사용하여 응집이 전혀 일어나지 않으면 O형, A형과 B형의 표준 혈장과 응집이 일어나면 AB형이다. 그리고 A형의 혈장에만 응집이 일어나면 B형, B형의 혈장에만 응집이 일어나면 A형으로 판정한다.

표 6-5 인간의 ABO식 혈액형

혈액형	%한국인(미국인)	적혈구의 항원(응집원)	가능한 유전자형		혈액 내의 항체(응집소)
			동형접합	이형접합	
A	32(42)	A	AA	AO	β
B	28(10)	B	BB	BO	α
AB	12(3)	A와 B	–	AB	α, β 모두 없음
O	28(45)	모두 없음	OO	–	α, β

알아두기 분획 수혈

수액의 종류를 상황에 따라 선택할 수 있다. 예로 간경화증이나 신장염의 경우에는 혈장 알부민을, 일산화탄소 중독인 경우에는 적혈구와 생리적 식염수를 투여하며, 백혈병이나 재생불량성 빈혈 또는 항암제 치료에는 혈소판을 수혈한다.

수혈 transfusion할 때는 혈액을 주는 사람의 응집원과 혈액을 받는 사람의 응집소가 중요하다. A형은 A형과 AB형에 수혈이 가능하고, B형은 B형과 AB형에 수혈이 가능하다. 그리고 O형은 모든 혈액형에 수혈이 가능하지만, AB형은 AB형에만 수혈이 가능하다.

외상이나 외과적 수술로 많은 혈액을 잃는 경우에는 수혈이 필요하다. 사람은 30~40% 이상의 혈액을 잃게 되면 혈압이 저하되면서 쇼크 shock에 빠져 위험하게 되며, 수혈을 해야만 생명을 유지할 수 있다.

(2) Rh식 혈액형

1940년 란트슈타이너 Landsteiner와 위너 Wiener는 토끼에게 레서스 Rhesus 원숭이의 혈액을 주사하여, 토끼의 혈액 속에 레서스 원숭이 혈액의 응집원에 대한 응집소가 생기는 것을 확인하였다. 이후 항체가 형성된 토끼의 혈장은 레서스 원숭이뿐만 아니라 사람의 적혈구도 응집시킨다는 사실을 발견했다. 그리고 레서스 원숭이의 적혈구에 존재하는 응집원을 **Rh 인자**라 명명하였다.

대부분 사람의 적혈구에는 Rh 인자가 있다. Rh 인자가 있는 혈액을 Rh(+)라 하고, Rh 인자가 없는 혈액은 Rh(−)라 한다. 일반적으로 사람의 혈장에는 이 Rh 인자에 대한 응집소가 없기 때문에 Rh(−)형인 사람에게 Rh(+)형인 사람의 혈액을 수혈하더라도 처음에는 문제가 되지 않는다. 그러나 수혈에 의해 Rh(−)인 사람의 혈액에 Rh인자에 대한 항체인 Rh 응집소가 생산된다. 따라서 이후의 수혈에서는 Rh 인자와 Rh 응집소 사이에서 응집반응이 일어나서 다양한 장애를 일으키게 된다.

태아적아세포증 erythroblastosis fetalis은 태아의 적혈구 용혈 현상이다. 아버지가 Rh(+)이고, Rh(−)인 어머니가 Rh(+) 태아를 임신한 경우에 첫째 아이의 경우에는 순산하지만 둘째 아이부터는 유산하게 된다. 태아의 Rh(+)혈액은 태반을 통해서 모체 혈액으로 이행하기 때문에 모체 혈액에 Rh(+)에 대한 항체인 Rh 응집소가 생성된다. 이 Rh 응집소를 가진 모체 혈액이 태아에게로 흘러들어 감으로써 응집반응인 태아의 적혈구 용혈이 일어나게 되는 것이다.

2. 면역과 방어기전

I 면역계

면역 immunity이란 라틴어 임무니스 immunis에서 유래되었는데, 원래 의미는 '무거운 짐으로부터 해방된다'는 뜻이다. 이 라틴어가 '세균 또는 바이러스의 감염으로부터 면한다'는 뜻으로 전용되었다. 면역이란 특정한 질환을 앓고 나서 회복된 사람은 동일한 질환을 다시는 앓지 않게 되는 상태를 의미한다. 면역은 바이러스와 박테리아 등에 대항하도록 숙주가 지닌 방어능을 일컬으며, 비특이적인 방어능과 특이적인 방어능으로 구분된다. 비특이적인 면역은 개체가 선천적으로 갖고 있는 선천적 면역이며, 특이적 면역은 출생 후 여러 가지 감염에 의해서 후천적으로 습득되는 획득 면역이다.

면역계 immune system는 림프액, 림프구, 림프관 및 림프기관으로 구성된다.

면역계의 일차적인 기능은 외부에서 침입한 병원 미생물과 독소를 찾아내고 또한 비정상적으로 변형된 세포들을 제거하여, 신체의 모든 세포와 조직 및 기관이 제 기능을 발휘하도록 하는 것이다. 림프관은 말초조직에서 시작하여 쇄골하정맥과 연결되는 곳에서 끝나며, 림프액이 이 림프관 내를 끊임없이 순환하여 림프기관에서 이물질을 제거한다. 림프관으로 연결된 림프기관은 많은 수의 림프구를 가지고 있다. 림프액의 성분은 혈장과 유사하지만 단백질 농도는 훨씬 낮다.

림프기관은 1차 림프기관 primary lymphoid organ과 2차 림프기관 secondary lymphoid organ으로 구분된다. 1차 림프기관은 골수와 흉선이며 중앙 림프기관이라고도 부른다. B림프구는 골수에서 그리고 T림프구는 흉선에서 성숙된다. 말초림프기관이라고도 불리는 2차 림프기관은 림프절, 비장, 림프조직 등으로 구성되어 있다.

2 비특이적 면역

비특이적 면역인 **선천성 면역** natural immunity은 감염에 대한 폭넓은 방어를 가능하게 한다. 이물질 또는 잠재적으로 유해한 세균이나 박테리아의 침입에 대해서 선천적으로 태어나면서 가지고 있는 **방어능**을 말한다. 유해한 물질에 대한 감수성, 상피조직의 장벽, 항균인자 생산, 염증 유발, 보체의 작용, 위산의 산도와 장내 미생물 균총 등이 선천성 면역에 해당된다. 또한 병원성 미생물과 식세포의 접촉으로 인하여 발생하는 식세포작용과 식세포에 의한 화학물질 분비도 비특이적인 반응에 해당된다 그림 6-7.

그림 6-7 비특이적 면역반응

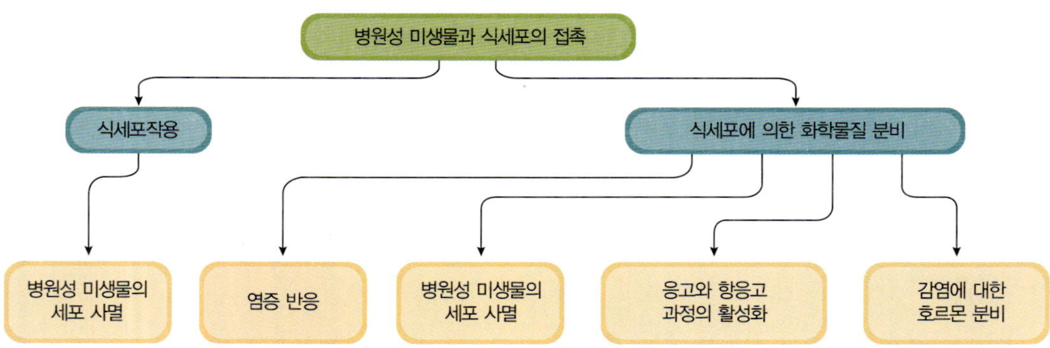

(1) 외부 방어

비특이적인 방어에서 일차적인 방어선은 상피조직의 장벽이다. 피부와 점막은 병원성 미생물의 침입을 막아주는 생리적 장벽으로 작용하는데, 피부는 케라틴 keratin 단백질과 항균성을 가진 지방산 등으로 자기살균능력을 발휘한다. 상피조직의 점막 표면에서는 분비형 항체인 IgA와 항미생물 인자인 리소자임 lysozyme을 가진 점액을 분비하여 저항성을 발휘한다.

(2) 내부 세포에 의한 방어

비특이적 방어에서 대식세포, 단핵구 및 호중성 백혈구와 같은 식세포의 작용에 의해 병원성 미생물의 종류와 상관없이 직접적이고 즉각적으로 일어난다.

식세포 중에서 대식세포 macrophage와 중성 백혈구는 자신들의 표면에 존재하는 수용체에 의해 병원성 미생물 표면의 다당류를 인식하여 이들을 포획하여 소화한다. 기생충 방어에 관여하는 호산성 백혈구, 수지상세포 dendritic cell와 중추

표 6-6 면역반응에 관여하는 세포

세포		생성장소 및 분화	기능
백혈구	중성 백혈구	골수	식세포작용, 화학주성물질 분비
	호염기성 백혈구	골수	히스타민 분비
	호산성 백혈구	골수	기생충 감염 방어, 급성 과민반응에 관여
	단핵구	골수	조직으로 들어가 대식세포로 변함, 식세포작용
	림프구	골수(B세포, 자연살해세포), 흉선(T세포)	특이적 면역반응에서 인식세포로 작용
		B세포	체액성 면역반응, 항체 분비
		세포독성 T세포 (CD8$^+$세포)	바이러스에 감염된 세포, 암세포, 이식조직의 표적세포, 세포막에 존재하는 항원과 결합하여 직접 세포를 죽임, 세포성 면역반응
		보조 T세포(CD4$^+$세포)	사이토카인을 분비하여 B세포, 세포독성 T세포, 자연살해세포, 대식세포 등을 활성화
		자연살해세포	바이러스에 감염된 세포나 암세포에 비특이적으로 결합 항체 의존성 세포독성에 의한 살생세포로서 작용
형질세포		B세포로부터 분화	항체 분비
대식세포		단핵구로부터 분화	식세포작용, 독성물질을 분비, 보조 T세포에게 항원제시 세포로 작용, 염증, 보조 T세포의 활성, 감염이나 상처에 대한 반응 등에 관여하는 사이토카인 분비
대식세포-유사세포		모든 조직과 기관, 중추신경	대식세포와 유사, 소교세포
비만세포		골수세포로부터 분화	히스타민과 염증에 관여하는 화학물질 분비

수지상세포
세포 모양이 마치 나뭇가지처럼 생기고, 외부환경과 접촉하는 조직(피부, 폐, 위, 장 등)에 분포하고 있는 주요 항원전달세포

소교세포
핵의 모양이 길쭉하고 돌기에 잔가지가 있는데 조직 안에서 물질의 운반, 파괴, 제거를 담당하고 아메바성으로 식세포작용을 함

신경계에 존재하는 소교세포 microglia cell도 식세포에 해당한다. 대식세포는 이동을 하기도 하고, 기관이나 조직에 부착된 상태로 존재하기도 한다. 부착상태로 작용하는 대식세포에는 폐포의 대식세포, 간의 쿠퍼세포와 모든 조직의 조직대식세포가 있다. 호산성 백혈구와 자연살해세포 natural killer cell, NK는 독성인자인 단백질을 방출하여 표적세포나 바이러스 감염세포 또는 병원성 미생물을 공격한다. 또한 수지상세포는 식세포작용도 하지만, 림프구의 증식과 분화를 유도하여 특이적인 면역을 촉진시키기도 한다. 표 6-6과 같이 면역기능에 다양한 세포가 작용한다.

(3) 화학물질에 의한 방어

면역반응에 관여하는 세포는 침입한 미생물을 죽이거나 감염을 차단하고, 용해성 화학물질을 분비한다. **비만세포** mast cell는 히스타민 histamine을 분비하여 피부에 염증을 일으킴으로써 빨갛게 부풀어오르는 현상을 초래한다.

옵소닌 작용
혈액 내에 침투한 세균을 식세포와 부착시키는 물질을 옵소닌이라 하며, 이러한 식세포 촉진과정을 옵소닌 작용이라 함

보체 complement는 약 20여 종의 혈장단백질로 구성되어 있으며, 면역학적 특이성은 없다. 이들 보체는 연쇄적으로 작용하면서 각 단계마다 효과를 증폭시킨다. 최종적으로 보체는 박테리아에 **옵소닌 작용** opsonization을 발휘하여 박테리아의 세포막에 구멍을 뚫어 물과 염류가 세포 내로 들어가 이온 균형을 깨뜨려 미생물을 죽게 한다.

사이토카인
대식세포, 단핵구, 림프구 등에 의해 분비되는 면역반응을 조절하는 단백질 물질

사이토카인 cytokine은 각각의 면역매개세포가 분비하는 단백질로 세포와 세포 사이의 의사소통을 원활하게 하는 물질의 총칭이다 표 6-7. 대부분의 사이토카인은 생체기능을 수행하기 위해 다른 사이토카인들과 공동으로 작용한다. 이 외에도 다양한 기능을 수행하는데, 대식세포의 증식을 유도하거나 자기 자신의 분화를 촉진하기도 한다.

인터페론
숙주세포 내에서 바이러스의 증식을 비특이적으로 억제하는 단백질

사이토카인의 한 종류인 **인터페론** Interferon은 바이러스의 침입에 저항하도록 세포를 자극하는 물질이다. 대부분의 세포는 바이러스의 감염에 반응하여 인터페론을 생산해 분비한다. 방출된 인터페론은 다른 세포의 세포막에 결합해서 항바이러스성 단백질의 합성을 촉진한다. 또한 자연살해세포와 대식세포를 유도해 바이러스의 복제를 억제한다. 이러한 인터페론의 작용은 비특이적이다.

표 6-7 사이토카인의 종류

사이토카인	생성세포	표적세포	주요 기능
인터루킨-1 인터루킨-6 종양괴사인자	항원제시세포	보조 T세포, 일부 뇌세포, 조직세포	인터루킨-2의 분비 인터루킨-2 수용체의 발현 자극 염증, 감염 상처에 대한 전신반응의 자극
인터루킨-2	대부분 면역세포	보조 T세포, 독성 T세포, 자연살해세포, B세포	세포 증식 자극 형질세포로의 전환 촉진
인터페론	대부분 세포	대부분 세포	세포로 하여금 항바이러스성 단백질 생성 자극
감마인터페론	자연살해세포, 활성화된 보조 T세포	자연살해세포, 대식세포	세포의 분열 증식 세포독성 물질들의 분비 자극
케모카인	내피세포, 손상된 세포	중성 백혈구, 기타 백혈구	상처와 염증이 있는 부위로 백혈구를 유주
콜로니 형성인자	대식세포	골수	중성 백혈구와 단핵구의 분열 증식 자극

(4) 염증

염증 inflammation은 감염이나 상처에 대응하는 중요한 방어기작으로 국소적인 손상에 대한 생체조직의 방어반응으로 나타난다. 염증은 식세포가 혈관 벽을 통과하여 조직으로 빠져나와서 조직의 한 부위에 모이는 일련의 과정이지만 신경의 지배를 받지 않는다. 염증은 생체 조직에 가해진 손상의 요인을 제거하여 조직의 재생을 촉진한다.

> **염증**
> 부종, 통증, 발열 또는 발적을 수반하는 상해 또는 감염에 따른 국소적 반응

염증의 주요 증상은 혈관 확장에 의한 발열과 피부 발적이다. 또한 세균이 분비한 독성을 희석시키기 위해 상처 부위에 혈장이 축적되고 히스타민의 방출과 부종에 의해 동통이 나타나기도 한다.

3 특이적 면역

특이적 면역은 B림프구 B lymphocyte와 T림프구 T lymphocyte가 담당하는 **후천성 면역**인데, 각 세포는 하나의 항원만을 인식할 수 있어서 수백만 개 이상의 항원을 인식할 수 있도록 다양한 형태의 세포가 존재한다 표 6-6.

특이적 면역은 체액성 면역 humoral immunity과 세포성 면역 cellular immunity으로 구분된다. 체액성 면역은 세균이나 바이러스의 침입에 대해 특이적인 항체를 생성하여 혈액이나 림프액에 방출함으로써 면역을 발휘하는 작용이다. 세포

성 면역은 바이러스나 세균에 감염된 세포나 변형된 세포 또는 암세포 등을 직접 공격하여 파괴하는 작용이다.

(1) 체액성 면역

체액성 면역은 B림프구가 체내에 침입한 항원에 대해 항체 형성을 유도함으로써 수행된다. 항체는 체액을 통해 순환하기 때문에 항체성 면역 또는 체액성 면역이라고 한다. 전형적인 체액성 면역은 박테리아 파괴에 있다.

① B림프구의 성숙과 분화

B림프구는 조류의 총배설강 주변에 있는 파브리키우스 주머니 bursa of Fabricius에서 처음 발견됐기 때문에 주머니 bursa의 첫 글자를 따서 B림프구라고 명명되었지만, 사람을 포함한 포유류의 경우 골수 bone marrow의 첫 글자를 딴 것이라고도 한다. B림프구는 혈액 내 림프구의 약 10~15%를 차지하고, 림프절에 있는 림프구의 약 20~25%, 비장에 있는 림프구의 약 40~45%를 차지한다.

B림프구의 생성과 성숙과정은 골수에서 일어나고, 성숙된 B림프구는 주로 림프절이나 비장 같은 2차 말초 림프기관에 머물게 되며, 여기서 B림프구 일부는 외부 항원을 인식하면서 활성화된다. B림프구는 스스로 증식하여 항원 특이적인 B림프구 수를 증가시키고 항체를 분비하는 형질세포 plasma cell로 분화된다 그림 6-8.

② B림프구의 작용

> **예방접종**
> 병원체가 가지고 있는 항원인 백신을 미리 주사하여 기억세포를 만들고 동일한 병원체가 침입할 경우 즉시 항체를 만들어 면역작용을 하게 함

생체가 병원체에 감염되거나 또는 병원체가 생산하는 독소 또는 효소에 노출되면 이러한 이물질에 대한 특이 항체가 생긴다. **항원**이란 병원체나 독소, 그리고 자기 자신이 아닌 것으로 인식되는 이물질을 총칭하는 것으로 단백질, 핵산 또는 다당류 등의 거대분자들이다.

B림프구 일부는 기억세포 memory cell로 남아 있다가 같은 항원이 다시 들어오면 즉각 증식하여 항체를 대량으로 만들어 신속하게 항원-항체 반응을 일으키는 능동적 면역을 수행한다.

그림 6-8 B림프구와 T림프구의 성숙과 분화

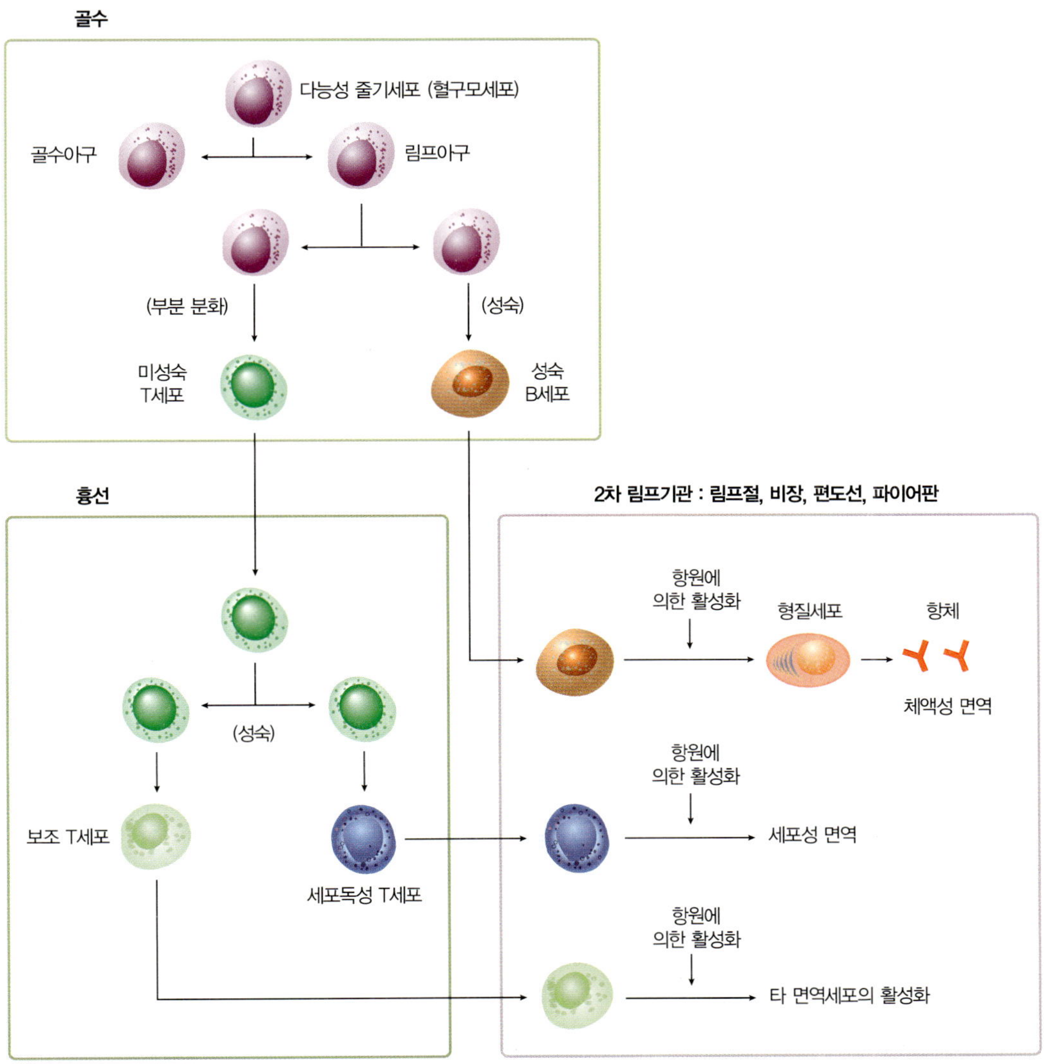

③ 항체

항체는 면역글로불린 immunoglobulin, Ig이며 당단백질이다. 항체는 4개의 폴리펩티드로 되어 있는데, 2개의 긴 무거운 사슬(H 사슬)과 2개의 짧고 가벼운 사슬(L사슬)이 Y자 모양을 하고 있으며 사슬 간의 연결은 이황화결합으로 이루어져 있다.

> **항체**
> 항원의 자극에 의하여 변형된 B세포인 형질세포에서 분비되는 면역글로불린

Fc라 불리는 L사슬의 아래쪽 부분과 L과 H사슬이 Y자로 뻗어나간 시작 부분

그림 6-9 항체의 구조

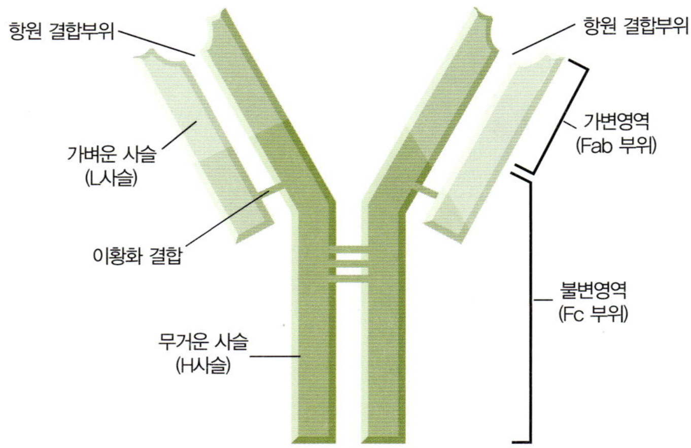

의 아미노산 서열이 동일한 면역글로불린은 모두 같아 이 부위를 불변영역이라고 한다. 한편 Y자로 뻗어나간 윗부분은 아미노산 서열이 다양해서 가변영역이라고 한다 그림 6-9. 따라서 항체는 아미노산 서열이 다른 수백만 종류의 글로불린을 형성할 수 있다. 그러므로 각각의 글로불린은 각기 특이 항원 결합부위를 지니므로 특정 항원과 결합하는 특이성을 보인다. 항체가 항원과 결합하여 항원을 침전시키거나 용해시키는 등의 반응이 일어나서 항원을 제거시키거나 기능을 약화시키는데, 이것을 **항원-항체 반응**이라고 한다. 항체는 H사슬에 있는 불변영역에 따라 IgG, IgA, IgE, IgM, IgD의 다섯 가지로 분류된다.

알아두기 면역글로불린

IgG : 혈액 내의 주요 항체, 예방접종 후 증가, 2차 면역반응 중 분비
IgA : 침과 모유 내의 분비 항체
IgE : 즉시 과민반응에서 알레르기 증상 유발
IgM : 미성숙 B 림프구 표면의 항원 수용체로 작용, 1차 면역반응 중 분비
IgD : 미성숙 B 림프구 표면의 항원 수용체로 작용

(2) 세포성 면역

세포성 면역은 주로 T림프구가 체내에 침입한 병원체에 감염된 세포나 암세포를 직접 사멸함으로써 수행된다.

① T림프구의 성숙과 분화 및 종류

T 림프구는 골수에서 생성되지만 성숙 과정은 흉선에서 이루어진다 그림 6-8. 흉선에 도착한 T림프구의 98% 정도는 자가면역반응을 방지하기 위해 자체적으로 사멸(세포자살)하고 약 2%가 성숙된다. 흉선에서 성숙되어 혈액에 나온 T림프구는 림프절과 같은 2차 림프기관에서 항원을 인식하면서 활성화된다.

T림프구는 기능적 측면에서 또는 T세포의 세포막에 존재하는 특정 단백질에 따라 세포독성 T세포와 보조 T세포로 구분된다. 세포독성 T세포는 CD8이라는 특정 단백질을 가지고 있어 $CD8^+$세포라고 하고, 보조 T세포는 CD4라는 단백질을 지니고 있어 $CD4^+$세포라고 부른다.

② 세포독성 T세포의 작용

활성화된 **세포독성 T 세포**는 바이러스나 박테리아 또는 기생충 등에 감염된 세포나 암세포를 인식하고 공격하여 사멸시킨다. 공격할 표적세포의 인식작용은 세포독성 T세포의 세포막에 있는 수용체가 담당한다. 이 수용체는 B림프구가 분비하는 항체처럼 두 개의 사슬로 이루어진 단백질이며 고유의 특이성을 갖는다. 다만 이 수용체가 면역글로불린과 다른 점은 혈액으로 분비되지 않고 세포막에 결합된 상태로 존재한다는 점이다.

세포독성 T세포의 수용체가 표적세포의 항원과 결합하면 퍼포린 perforin이 함유된 소포를 분비하고 퍼포린은 표적세포의 세포막을 뚫고 들어가 막을 관통하는 통로를 형성함으로써 표적세포의 내용물이 밖으로 흘러나와 죽게 한다.

> **퍼포린**
> 세포독성 T세포에서 분비되는 단백질로 표적 세포의 세포막에 채널을 형성함

그런데 세포독성 T세포가 표적세포를 인식하는 작용은 먼저 세포독성 T세포의 세포막에 있는 특정 단백질들이 표적세포의 세포막에 제시된 항원과 결합해 복합체를 형성해야 가능하다. 항원과 복합체를 형성하는 특정 단백질들을 **주조직적합성 복합체** major histocompatibility complex, MHC라고 한다. MHC 분자는 일란성 쌍둥이를 제외하고는 사람마다 각기 다르다. MHC 분자를 자기임을 증명하는 **유전적 표지** marker라고 하는 것은 이러한 이유 때문이다. MHC 분자는 I 형과 II 형으로 구분되는데 I 형은 적혈구를 제외한 모든 세포에 존재하는 반면에, II 형은 대식세포와 B림프구 그리고 대식세포-유사세포에만 존재한다.

세포독성 T세포도 일부는 B림프구처럼 초기 항원의 자극에 대해 완전히 활성화되지 않고 기억세포로 남는다. 그러므로 세포독성 T세포도 능동적 면역이 존재한다.

③ 보조 T세포의 작용

바이러스와 일부 세균은 세포질에서 증식하는데, 이들에 의해 감염된 세포는 위에서 설명한 세포독성 T세포에 의해 인식되고 공격받는다. 그러나 대부분의 박테리아와 일부 기생충은 엔도솜 endosome과 리소좀에서 증식하는데, 보조 T세포는 이들 세포를 인식하고 파괴한다.

이와 같이 보조 T세포는 직접적인 면역반응을 수행할 뿐만 아니라 B림프구, 세포독성 T세포 및 대식세포와 자연살해세포의 활성을 보조한다. 보조T세포에서 분비되는 인터루킨-2 interleukin-2는 B림프구가 형질세포로 전환되는 데에도 필요하고, 세포독성 T세포가 완전하게 활성화되는 데에도 필요하다 그림 6-10. 인터루킨-2는 보조 T세포뿐만 아니라 세포독성 T세포의 분열을 촉진한다.

그림 6-10 보조 T세포의 역할

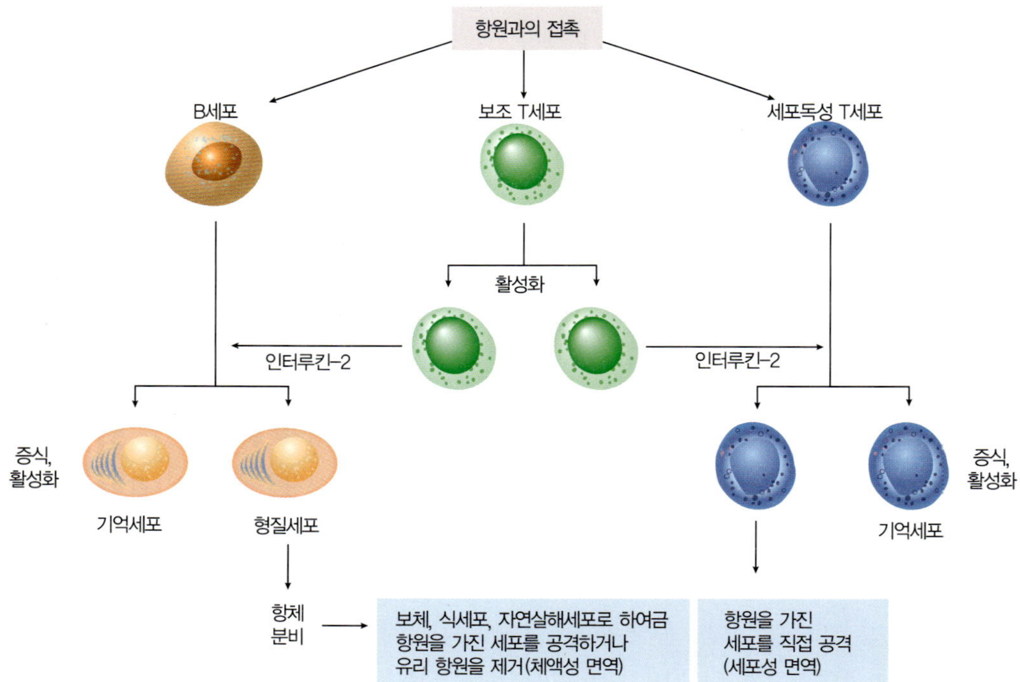

④ 자연살해세포의 작용

자연살해세포인 **NK세포**는 림프구의 일종으로 세포성 면역반응을 수행한다. 그러나 세포독성 T세포의 수용체나 B세포의 항체를 가지고 있지 않아 항원 특이성이 없다. 그런데 NK세포의 면역작용을 특이적 면역에서 다루는 것은 이들 세포의 활성이 항체 또는 보조 T세포에서 분비되는 사이토카인에 의해 크게 영향을 받기 때문이다.

NK세포
특이적 인식없이 바이러스 감염세포나 암세포에 결합하여서 암세포나 바이러스에 감염된 세포를 죽이는 림프구의 일종

기능적으로 NK세포는 세포독성 T세포와 비슷하다. 주요 표적이 바이러스에 감염된 세포나 암세포이며, 이들 세포와 결합한 후 독성인자를 방출하여 세포막에 손상을 입혀 사멸시킨다.

알아두기 자가면역

자가면역은 자기 몸에 있는 세포나 분자를 항원으로 인식하여 일어나는 잘못된 면역반응이다. 예를 들면, 인슐린의존성 당뇨병은 세포독성 T세포가 췌장의 랑게르한스섬의 β 세포를 공격하는 경우이다. 그리고 만성 신경질환인 다발성경화증은 T세포가 중추신경계에 침투하여 중추신경을 감싸고 있는 수초를 공격하여 신경성 장애를 발생시키는 경우이다.

4 항원제시

세포성 면역반응이 수행되려면 T림프구가 항원을 인식하여 활성화되어야 한다. 모든 유핵세포는 세포독성 T세포에 항원을 제시할 수 있는 데 비해, 보조 T세포에게는 극히 일부 세포만이 항원을 제시할 수 있다.

(1) 세포독성 T세포에 항원제시

세포독성 T세포의 활성화에는 MHC I분자가 필요하다. MHC I분자는 적혈구를 제외한 모든 세포에 존재하므로, 모든 유핵세포는 세포독성 T세포에 대해 항원제시세포 antigen presenting cell로 작용할 수 있다. 바이러스에 감염된 숙주세포는 바이러스 DNA의 작용으로 바이러스 단백질을 생성하게 되는데, 이 단백질은 숙주세포에 대해 이물질, 즉 항원으로 작용한다. 이들 항원 단백질들은 세포 내 단백질 분해효소에 의해 가수분해되어 펩티드 조각으로 잘린 후 숙주세포 내의 MHC I분자와 결합하여 복합체를 형성하고, 세포 표면으로 이동해 세포막에 표출된다 그림 6-11 (a).

항원제시
대식세포 같은 항원제시세포들에 의해 외래 항원의 단백질 분해 토막이 숙주세포의 단백질과 결합하고 숙주세포의 표면으로 운반되는 과정

그림 6-11 항원제시

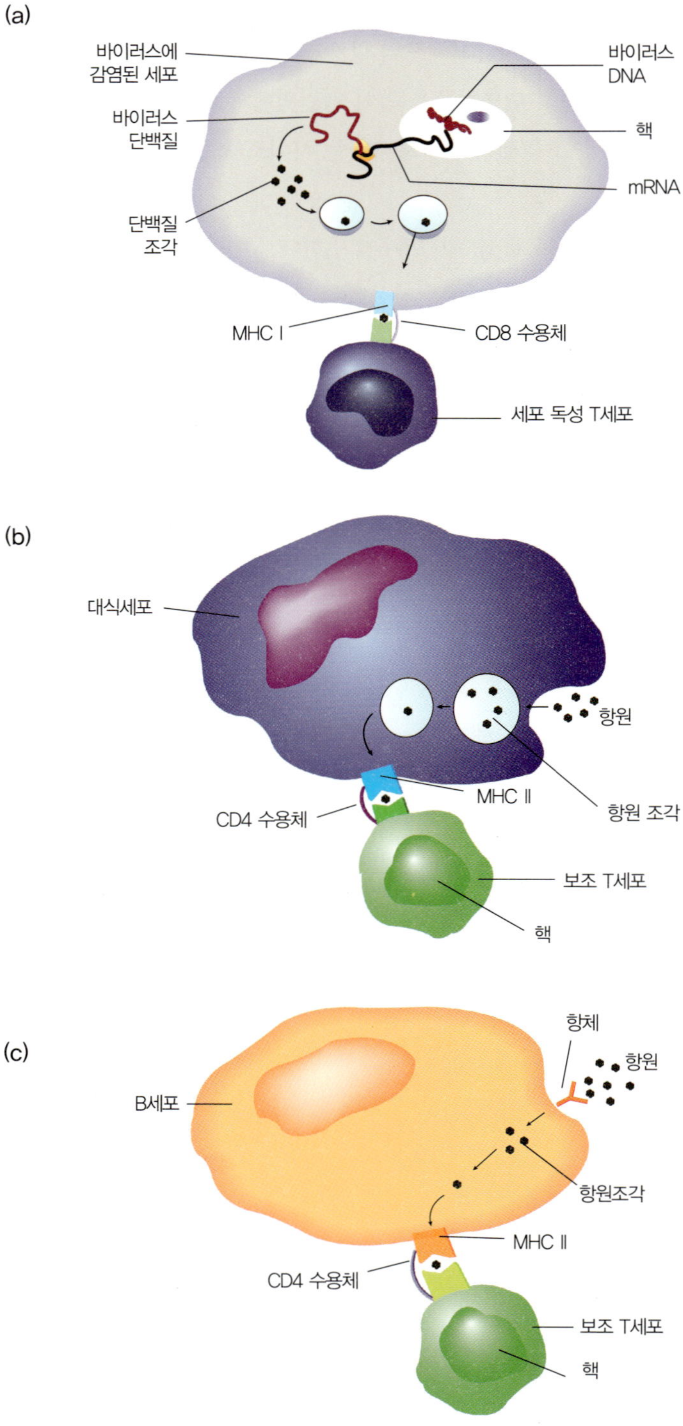
(a)
바이러스에
감염된 세포
바이러스
DNA
바이러스
단백질
핵
mRNA
단백질
조각
MHC I
CD8 수용체
세포 독성 T세포
(b)
대식세포
항원
MHC II
CD4 수용체
항원 조각
보조 T세포
핵
(c)
항체
항원
B세포
항원조각
MHC II
CD4 수용체
보조 T세포
핵

(2) 보조 T세포에 항원제시

보조 T 세포의 활성화를 위해서는 MHC II분자가 필요하다. MHC II분자는 대식세포와 B림프구 및 대식세포-유사세포에만 존재하므로, 이들 세포만이 보조 T세포에 대해 항원제시세포로 작용한다.

대식세포 또는 대식세포-유사세포에 의해 탐식당한 미생물이나 비세포성 항원은 이들 세포 내 단백질 분해효소에 의해 작은 펩티드 조각으로 잘린다. 이들 펩티드 조각들은 대식세포에 있는 MHC II분자와 결합하고 세포 표면으로 이동해 세포막에 표출된다 그림 6-11 (b). MHC II분자와 항원과의 복합체와 보조 T세포와의 결합은 항원 특이적이다.

B림프구에 의한 항원제시 기전도 대식세포의 경우와 기본적으로 같다 그림 6-11 (c). 다만 B림프구의 주요 기능은 형질세포로 분화되어 항체를 분비하는 것이므로, 보조 T세포에 항원을 제시하는 것은 B세포의 부수적인 기능이라고 할 수 있다.

5 알레르기

면역반응은 외부의 항원에 의해 손상된 조직을 치유하는 과정이나 때로는 숙주에 염증 등 부정적인 결과를 가져오기도 한다. 이러한 잘못된 면역반응을 **과민반응** 또는 **알레르기** allergy라고 한다. 알레르기성 과민반응은 IgE 항체에 의해 매개되는 경우를 말한다.

알레르기를 일으키는 항원을 **알레르겐** allergen이라고 하는데 꽃가루나 식품 등 환경에 다양하게 존재한다. 대부분의 알레르겐 그 자체는 무해하지만 이들의 자극이 특정인에게 적절하지 못한 면역반응을 일으키기 때문에 문제가 된다.

알레르기 반응이 일어나려면 먼저 일차적으로 알레르겐에 노출되어 **감작** sensitization되어 있어야 한다. 즉 특정 항원에 처음 노출되면 이 알레르겐(항원)에 대한 항체와 함께 B림프구의 기억세포가 생긴다. 이러한 상태에서 이후 동일한 알레르겐에 다시 노출되면 강력한 항원-항체반응이 일어나게 되는데, 형질세포에서 분비되는 IgE는 혈액을 순환하다가 결합조직의 비만세포 mast cell 표면에 달라붙어 비만세포로 하여금 히스타민을 포함한 많은 염증 매개체를 분비하게 한다. 이러한 매개체들은 국부적인 염증반응을 일으킨다 그림 6-12. 이와 같은 이유로 일반적으로 IgE 항체의 매개에 의해 일어나는 알레르기의 반응은 매

감작
생체 내에 이종 항원을 투여하여 항체를 생성시키는 것

우 빠르게 진행되므로 **급성 과민반응** immediate hypersensitivity이라고도 한다.

보통의 알레르기 증상은 알레르겐의 침입 부위에 한정되지만 혈액 중에 염증 매개체의 농도가 높아지면 알레르기 증상이 전신에서 나타나고 저혈압, 부종, 또는 기관지 수축 등이 발생한다. 이러한 반응을 **아나필락시스** anaphylaxis라고 부르며, 심한 경우는 순환계와 호흡계의 장애로 사망에 이르기도 한다.

한편, 어떤 종류의 알레르기 반응은 항체와 무관하게 일어난다. 이는 항원에 의해 활성화된 보조 T세포가 분비한 사이토카인이 염증의 매개체 역할을 하는 경우이다. 이러한 과정은 며칠이 걸리므로 이를 **지연성 과민반응** delayed hypersensitivity이라고 한다.

그림 6-12 급성 과민반응

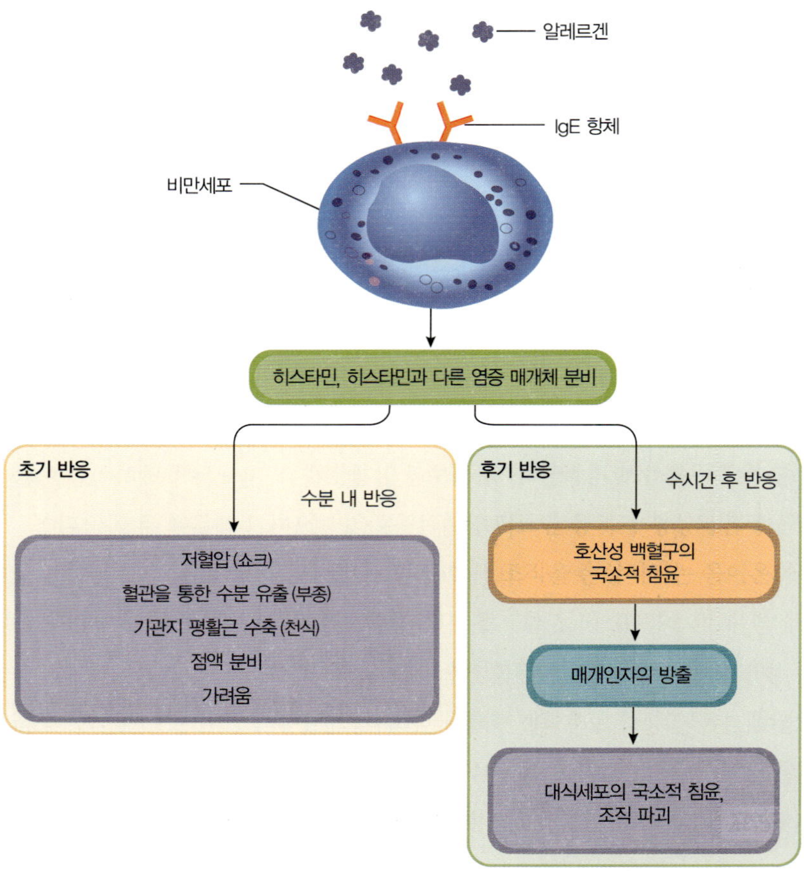

6 면역결핍

면역결핍 immunodeficiency은 면역체계의 이상으로 병원체 감염에 효과적으로 대항하지 못하여 흔치 않은 질환에 계속 걸리거나 정상적으로 성장하지 못하는 증상을 보인다.

선천성 면역결핍증의 한 경우는 특정 항체를 생산하는 면역체계의 기능 부전에 의해 발생한다. 선천성 면역결핍증을 가진 환자에게 발생하는 질환은 되도록 빨리 적절한 항생제나 항체를 투여해서 치료해야 하고, 중증 복합면역결핍의 경우에는 골수이식을 실시해야 한다.

골수이식
건강한 사람으로부터 조혈모세포가 존재하는 골수를 채취하여 환자의 골수에 이식하는 일

에이즈 acquired immune deficiency syndrome, AIDS의 발병은 1981년 미국 캘리포니아 주의 로스앤젤레스에서 처음 확인되었다. 에이즈는 인간면역결핍 바이러스 human immunodeficiency virus, HIV에 의해 면역계가 손상되는 치명적인 질환이다. HIV 바이러스는 질병에 대한 신체의 면역 방어체계를 서서히 파괴함으로써 다른 질병 감염에 무방비 상태에 놓이게 하여 결국은 죽음을 초래한다.

에이즈 바이러스의 주된 공격 목표는 면역기능을 조절하는 T세포 중 보조 T세포이며, 보조 T세포가 괴사 necrosis를 일으키면 세포성 면역기능이 작동하지 않게 된다.

CHAPTER 7

심장과 순환

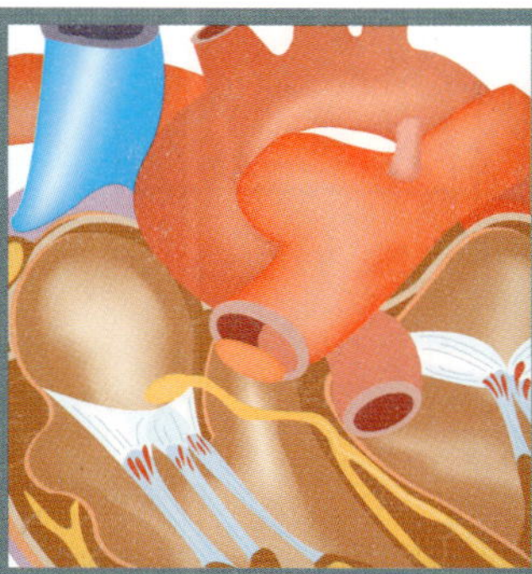

1. 순환계
2. 심장
3. 순환

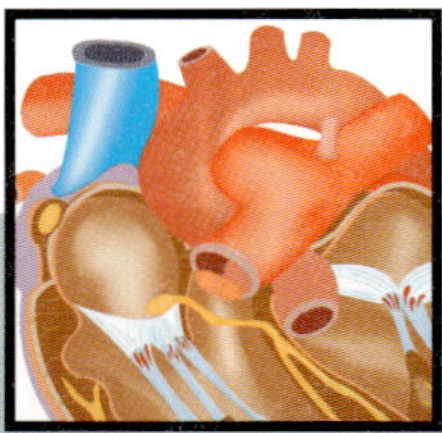

순환계는 영양물질과 산소가 풍부하게 용해된 혈액을 각각의 세포 가까이로 수송하여 확산을 통해 영양물질을 공급하고 노폐물을 배출한다. 신체의 수송계인 모든 순환계는 액체인 혈액, 이것이 흐르는 도관인 혈관과, 혈액을 밀어내는 펌프 역할을 하는 심장의 세 가지 주요 부분으로 구성되어 있다. 심장과 혈관을 특히 심혈관계라고 한다. 사람은 폐쇄된 순환계로 구성되어 있으며 혈액은 심장과 혈관에만 들어 있다.

Key words

관상순환 **coronary circulation**
동맥 **artery**
동방결절 **sinoatrial node**
모세혈관 **capillary**
박동조율기 **pacemaker**
방실결절 **atrioventricular node**
순환계 **circulatory system**
심박출량 **cardiac output**
심박동수 **heart rate**
심장 **heart**
심장주기 **cardiac cycle**
심장판막 **heart valve**
심전도 **electro-cardiogram**
압력수용기 **baroreceptor**
정맥 **vein**
체순환 **systemic circulation**
폐순환 **pulmonary circulation**
프랭크 스탈링법칙 **Frank-Starling law**
혈관운동중추 **vasomotor**
혈류역학 **hemodynamics**
혈압 **blood pressure**
화학수용기 **chemoreceptor**

1. 순환계

순환계 circulatory system는 일정한 관을 통하여 필요한 영양물질과 산소를 각 기관과 조직에 공급하고 대사산물인 이산화탄소와 노폐물은 폐와 신장을 통하여 체외로 배출한다. 순환계의 일정한 관을 통하여 물질들이 수송된다.

그림 7-1 순환계

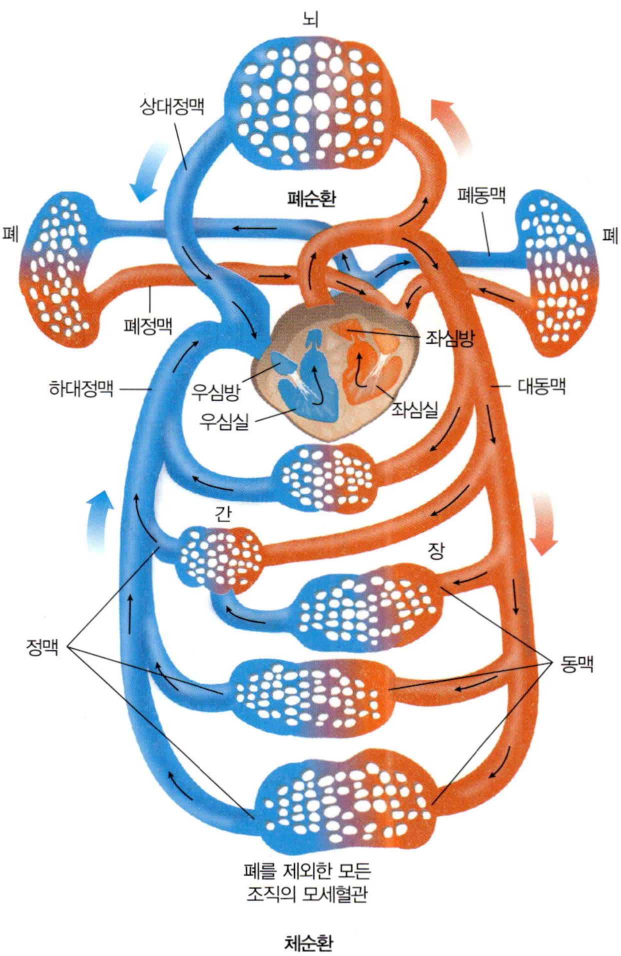

1 순환계의 구성

폐에서 공급받은 산소는 펌프인 심장으로부터 대동맥을 통해 가지를 낸 동맥 artery에 의하여 신체의 각 조직으로 운반되고, 대사과정에서 생긴 이산화탄소는 조직에서 심장으로 연결되는 정맥 vein에 의하여 폐로 운반된다. 동맥은 모세혈관 capillary에 의하여 정맥과 연결되어 있으며, 모세혈관에서는 호흡가스, 영양물질과 노폐물의 교환이 일어난다. 이를 위하여 심장은 지속적인 펌프작용을 통해 혈액을 항상 일정한 방향으로 순환시킨다.

순환계는 체순환, 폐순환, 림프순환으로 나누어진다.

체순환은 심장과 신체의 각 조직 사이를 잇는 순환계이고, **폐순환**은 심장으로부터 폐의 공기주머니인 폐포의 모세혈관으로 이어지는 순환계이다 그림 7-1. **림프순환**은 온몸에 퍼져 있는 림프관으로 이루어져 있는 순환계이다.

2 체순환과 폐순환

체순환 systemic circulation은 좌심실을 나온 동맥혈이 대동맥과 동맥을 지나 신체 조직에 있는 세동맥과 모세혈관에 이르러, 산소를 주고 이산화탄소를 받아서 정맥혈이 되어 정맥과 대정맥을 거쳐 우심방으로 되돌아오는 과정이다.

폐순환 pulmonary circulation은 우심실에서 시작하여 폐동맥을 통하여 들어온 정맥혈이 폐포로 들어온 산소와 결합하고 이산화탄소를 배출하는 가스교환을 하고, 동맥혈이 되어 폐정맥을 통하여 심장의 좌심방으로 되돌아오는 것을 말한다.

폐순환 및 체순환에서 대부분의 혈액은 모세혈관을 한 번만 지나서 정맥으로 간다. 모세혈관을 두 번 거쳐서 정맥으로 되돌아가는 경우가 있는데, 이를 **문맥순환** portal circulation이라고 한다. 소화관에서 간으로 가는 혈관, 시상하부에서 뇌하수체로 가는 혈관 및 신장을 지나는 혈관들이 이에 속한다.

2. 심장

심장 heart은 신체의 각 부위로 혈액을 수송하는 역할을 하는데, 신체의 상황에 따라 혈액량을 조절하여 적절한 양의 혈액을 각 기관으로 보낸다. 심장으로부터 나온 혈액이 동맥을 지나 각 조직 내 모세혈관을 거쳐 정맥을 통해 다시 심장으로 들어오면 한 순환이 끝나게 되지만, 심장은 끊임없이 수축과 이완을 하면서 혈액을 펌프질하여 일생 동안 순환이 이루어지도록 한다.

Ⅰ 심장의 구성

심장은 근육으로 구성되어 있고 혈액이 들어 있는 장기이다. 성인의 심장은 꼭 쥔 주먹보다 약간 크며, 무게는 250~300g 정도이다. 심장의 2/3 정도가 가슴의 정중선 좌측으로 치우쳐 있다.

(1) 심장의 구조

심장은 두 겹의 심낭막(심장막 pericardium)에 싸여 있으며 횡격막 diaphragm의 위에 있고, 기관·식도·하대정맥의 앞쪽과 폐 사이에 위치한다. 앞쪽은 흉골과 늑골에, 옆쪽은 흉막 pleura에 단단히 붙어 있다. 심장을 싸며 심장과 붙어 있는 부분을 장측 심낭막 visceral pericardium이라 하고, 폐와 경계를 이루는 부분을 벽측 심낭막 parietal pericardium이라고 한다. 이 두 막 사이(심낭강)에는 10~15mL의 장막액이 채워져 있어 심장이 뛸 때마다 두 막 사이에서 윤활유 역할을 한다. 심

> **심낭막**
> 심장을 감싸고 있는 결합조직 주머니 구조물

그림 7-2 심장의 단면도

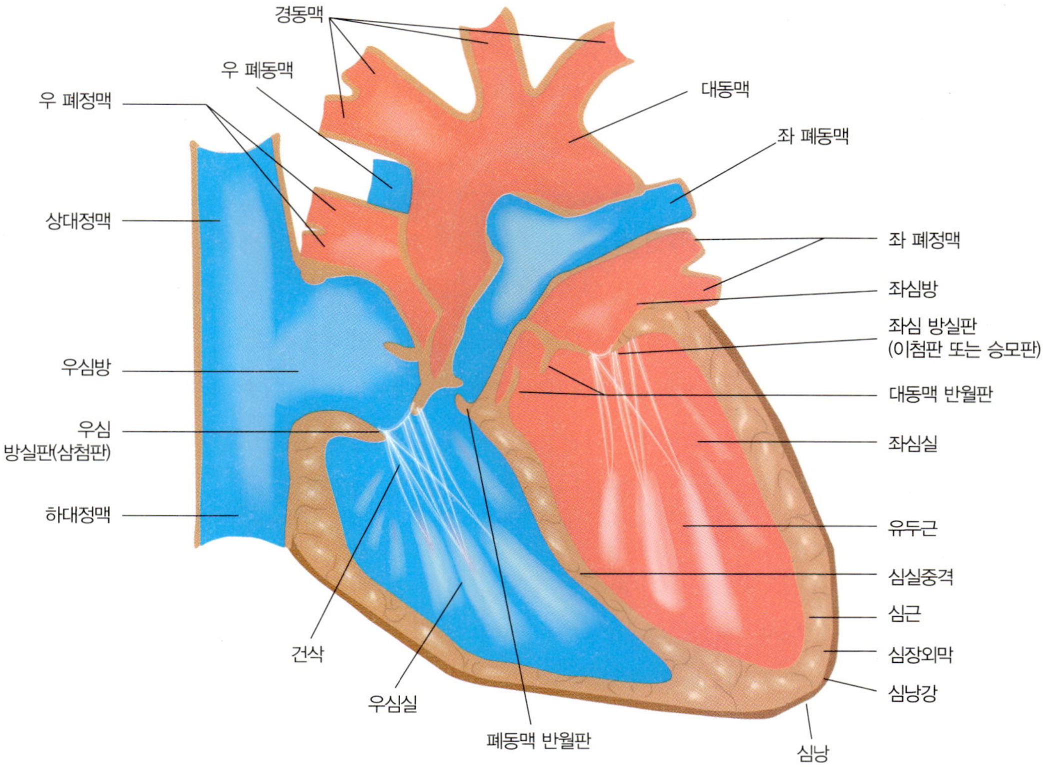

장 상부는 굵은 혈관인 대동맥과 폐동맥이 연결되어 있다.

심장은 2개의 심방 atrium과 2개의 심실 ventricle로 구성되어 있다. 심방은 몸의 여러 곳으로부터 혈액을 받아들이고, 심실은 폐와 온몸으로 혈액을 공급한다 그림 7-2.

우심실은 혈액을 폐로 보내 산소를 받아들이고 이산화탄소를 배출하도록 하며, **좌심실**은 혈액을 각 기관과 조직으로 보내 산소를 공급한다. **우심방**은 폐를 제외한 모든 조직에서 혈액이 들어오는 얇은 벽의 방으로서, 체내로부터 오는 혈액을 운반하는 상대정맥과 하대정맥 그리고 심장 자체로부터 오는 관상정맥 등 3개의 정맥이 우심방과 이어진다. 우심방에서 나온 혈액은 우심실로 가서 폐동맥을 통해 폐로 혈액을 운반하는 폐순환을 거친다. **좌심방**은 우심방보다 약간 작고 두꺼우며 폐로부터 산소가 풍부한 혈액이 폐정맥을 통해 들어오는 공간인데, 이 혈액은 좌심실로 들어가고 이어서 체순환을 거치게 된다.

심장 벽은 심내막 endocardium, 심근층 myocardium과 심외막 epicardium으로 구성되어 있다. 이 중 심근층이 가장 두껍고 심실 두께의 75%를 차지한다. 좌심실의 심장 벽은 우심실보다 3배 정도 더 두꺼워 강력한 펌프작용을 통해 혈액이 대동맥을 통해 온몸으로 공급되도록 한다.

(2) 판막

심장은 혈액의 역순환을 막기 위해 혈액을 오직 한 방향으로만 흐르게 하는 **심장 판막** heart valve을 가지고 있다. 심장판막은 내피로 싸여 있는 섬유성 조직으로 2가지 형태가 있다. 하나는 심방과 심실 사이의 방실판 atrioventricular valve인 뾰족한 얇은 잎사귀가 겹쳐진 모양의 삼첨판 tricuspid valve과 좌심방과 좌심실 사이의 두껍고 강한 이첨판 bicuspid valve(승모판 mitral valve)이다. 다른 형태는 심실과 동맥 사이의 반월판 semilunar valve인 폐동맥판 pulmonary valve과 대동맥판 aortic valve이다 그림 7-3.

심장판막
심장에서 피가 일정한 방향으로 흐르게 하고, 반대쪽으로 흐르는 것을 막는 역할을 하는 일종의 밸브

우심방과 우심실 사이의 방실판 끝은 원뿔 모양의 유두근 papillary muscle에 부착된 건삭 chordae tendineae에 의해 심실 벽에 고정되어 있다. 유두근은 심실이 수축할 때 함께 수축하여 건삭을 잡아당겨서 판막이 심방 쪽으로 뒤집히지 않게 한다.

건삭
심장판막의 가장자리에서 나와 심실 벽에 있는 유두근에 연결된 힘줄로, 우심실에 3개, 좌심실에 2개 있음

그림 7-3 심장의 판막

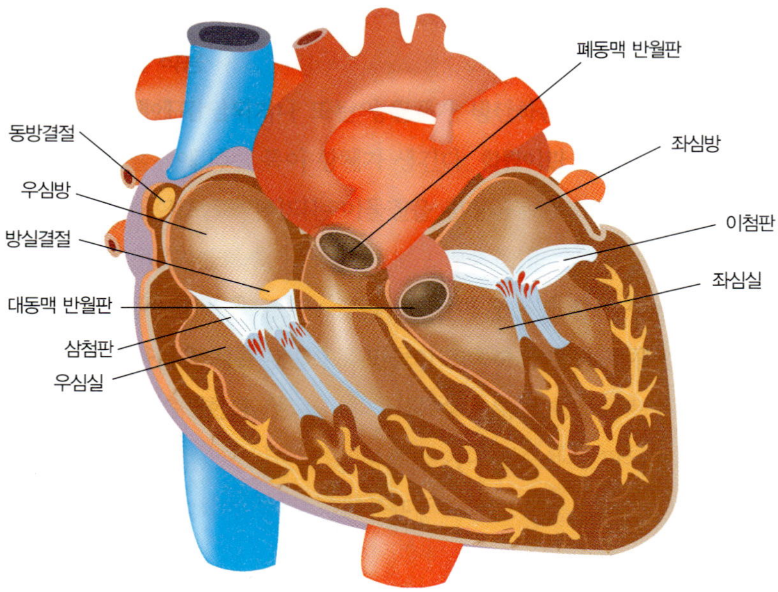

혈액은 심방이 수축함에 따라 삼첨판과 승모판을 통해 심실 쪽으로 이동하며, 심실이 수축할 때는 반대방향으로 힘을 받아 각 첨판이 위를 향하면서 닫히게 되고 심실과 심방은 완전히 격리된다.

반월판은 폐동맥과 대동맥이 각각 심실에서 갈라지는 지점에 주머니 모양으로 존재한다. 대동맥판은 좌심실과 대동맥 사이를 구분하며, 폐동맥 판은 우심실과 폐동맥 사이를 구분한다. 이들은 건삭이 없다는 것과 각 첨판이 얇다는 것을 제외하고는 방실판과 비슷한 구조이다.

> **알아두기 심장판막증**
>
> 심장판막증은 가장 흔한 선천성 질환으로 3개의 첨판으로 구성되어야 할 삼첨판이 2개의 첨판으로 이루어진 것으로 생명에 큰 지장은 없지만 활동에 제한을 받는다. 그러나 나이가 들면서 심내막염의 위험이 커질 수 있고, 심한 경우 우심실 근육의 과비대로 뚜렷한 증상 없이 사망할 수도 있다. 대동맥판막의 협착이 서서히 진행되는 상태라면 외과적 수술이 필요하다.

2 심장의 전기적 활동

심근은 횡문근 striated muscle이면서 불수의근이며 흥분성 excitability, 율동성 rhythmicity, 전도성 conductivity, 수축성 contractility, 자동능 automatism을 가지고 있다. 심장의 주기적인 수축운동을 박동이라고 하는데, 이러한 심장 박동의 중추는 연수이며 자율신경계의 길항작용으로 조절된다. 또한 심근은 신경계에 영향을 받지 않고 심장 활동을 스스로 조절한다. 이러한 조절능은 내인성 요인에 의하여 특수한 자극 전도시스템을 통해 이루어진다.

(1) 심장의 자극전도계의 구성

심장 벽 내층에는 심막과 심근 층의 사이에 가는 특수한 근섬유가 불규칙적인 그물 모양을 이루고 있으며, 이들 근섬유는 심근 조직에 연속적으로 퍼져 있다. 이러한 구조로 인해 일정한 부위에서 일어난 흥분이 심근 전체로 전해지며 이러한 장치를 **자극전도계** conduction system라고 한다 그림 7-4. 자극전도계를 구성하는 결절 node은 탄성섬유에 다량의 결합조직과 많은 신경섬유가 분포되어 있는 그물 모양의 특수한 구조이다. 이 결절은 자발적이면서 주기적으로 흥분되어 심장에 자체적인 자극을 공급한다.

심장에서 일어나는 전기적 자극은 우심방의 상대정맥의 개구부 부근에 위치한 **동방결절** sinoatrial node, SA-node에서 시작된다. 이 전기적 자극은 심실로 직접 전달되지 못하고, 우심방과 우심실 사이에 위치한 **방실결절** atrioventricular node, AV-

그림 7-4 심장의 자극전도계

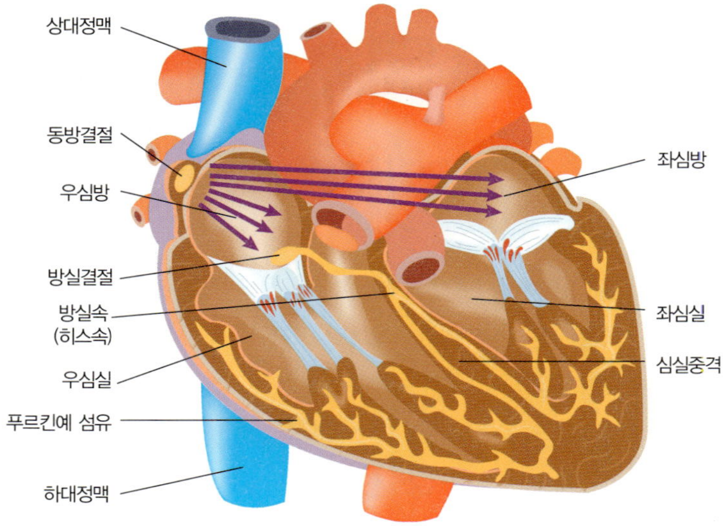

node로 전달된다. 방실결절도 자동흥분성을 갖추고 있지만 흥분주기는 동방결절보다 길다. 정상일 때는 동방결절의 흥분이 전도되어 왔을 때에만 흥분하지만, 동방결절이나 심방에 이상이 생겨 흥분이 전도되지 않은 경우에 방실결절에서 흥분이 시작될 수 있다. 방실결절의 흥분은 **방실속** His bundle이라는 심근섬유를 지나 심실 중격으로 나와 2개의 가지로 나뉘어 좌우 심실 벽에 분포되어 있는 **푸르킨예섬유** Purkinje fiber를 거쳐서 흥분이 심실근 전체로 퍼지게 된다.

> **푸르킨예섬유**
> 심장의 안쪽 심실 벽에 존재하는 특수한 심근 섬유

(2) 활동전위의 발생

심장이 제 스스로 박동할 수 있는 능력을 **자동능**이라고 한다. 심장에서 전기적인 자극이 시작되는 우심방의 동방결절은 심방의 박동을 주재하는 곳이며 **심박동조율기** pacemaker라 한다. 따라서 동방결절이 흥분하게 되면 그 흥분이 심방근으로 전도되어 심방근이 수축하게 된다. 자극전도계의 어느 부위에 장애가 생기면 그 부위의 아래쪽으로는 흥분이 전도될 수가 없다.

안정 시에 심근세포의 세포막은 안정막전위 resting membrane potential의 분극 상태를 띠고 있다. 심근세포에 자극이 오면 안정막전위는 탈분극 depolarization이 일어나면서 활동전위 action potential로 바뀌어 심근 수축이 일어난다.

> **활동전위**
> 흥분할 수 있는 조직인 신경과 근육에서만 관찰되는 막전위

심장이 일정한 속도로 뛰는 것은 동방결절의 자발적인 활동전위에 의한 것이며, 신경이나 다른 외부의 자극에 의한 것이 아니다. 이곳에서 발생한 활동전위는 파동처럼 심방근 전체로 퍼져 나간다.

동방결절의 안정막전위는 불안정하고 이곳의 세포막은 얼마간 탈분극 상태에 있다. 따라서 동방결절의 막전위가 스스로 역치에 도달하게 되어 활동전위가 자발적으로 일어난다 그림 7-5. 반면에, 푸르킨예섬유의 안정막전위는 골격근의 근섬유와 마찬가지로 매우 안정적인 분극상태를 유지하고 있다. 그래서 외부적인 자극이 주어지지 않는다면 푸르킨예섬유의 막전위는 절대로 변하지 않고 탈분극이 푸르킨예섬유에서 자발적으로 일어나지 않는다.

그림 7-5 활동전위와 이온의 상대적인 막 투과성

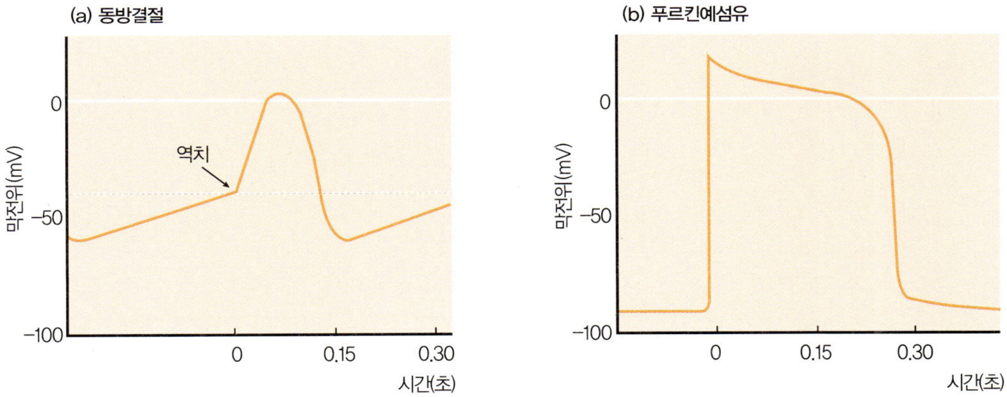

알아두기 부정맥

성인의 심장은 1분에 70회 정도 규칙적으로 박동한다. 부정맥 arrhythmia이란 심장이 지나치게 빠르거나 늦거나 혹은 맥박이 불규칙하게 뛰는 것을 말하는데, 심박동수에 따라 빈맥성 부정맥과 서맥성 부정맥이 있다.

- 빈맥 tachycardia은 출혈이나, 심장의 이상, 심각한 질병으로 인해 동방결절의 자동능이 높아진 상태이며, 심장이 1분에 90회 이상 비정상으로 빨리 뛰는 것을 말한다.
- 서맥 bradycardia는 미주신경의 자극상태, 교감신경의 마비상태 및 심장 내 중추자극 이상 등에 의하여 일어나는데, 심장이 1분에 60회 이하로 비정상으로 느리게 뛰는 것을 말한다.
- 심실 세동 ventricular fibrillation이란 심실 빈맥에서 발전된 상태이며 심장의 박동에서 심실의 각 부분이 무질서하게 불규칙적으로 수축하는 상태를 말한다.
- 심실 조동 ventricular flutter이란 심실이 극히 빠른 속도로 흥분하는 부정맥이며, 심장이 통제되어 규칙적인 수축을 하지 못하기 때문에 심실로부터의 혈액 방출이 거의 없어 수분 이상 계속되면 위험하다.

(3) 심장박동 조절

동방결절은 자동적으로 분당 70회 정도의 흥분을 일으키고, 이것이 방실결절을 거쳐 방실속과 푸르킨예섬유로 전달되어 심장을 수축시킨다.

심장박동 heart beating의 힘은 심근 섬유의 길이, 심실 확장기의 시간, 산소공급 그리고 심근의 양 등에 의해 조절된다. 자율신경계의 교감신경과 부교감신경은 동방결절과 방실결절의 활동전위 발생을 조율하여 심박동을 조절한다. 교감신경의 자극은 역치에 도달하는 시간을 단축하여 심장수축을 빠르게 한다. 반대로 부교감신경은 활동전위의 발생을 느리게 하여 심박동이 느려진다 그림 7-6.

그림 7-6 심박동 조절

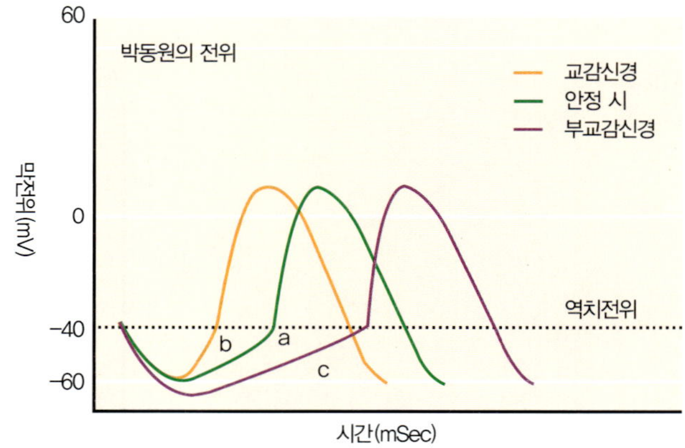

3 심장주기와 심전도

(1) 심장주기

심장의 박동은 심방의 수축기 atrial systolic period, 심실의 수축기 ventricular systolic period와 심실의 확장기 ventricular diastolic period의 세 과정으로 되어 있다. 심방 수축기부터 다음 심방 수축기가 시작되기 전까지를 **심장주기** cardiac cycle라고 한다. 휴식상태에서 분당 75회로 심장이 박동한다고 하면 심장주기는 '60/75=0.8초' 이다. 심방 수축기는 0.11초, 심실 수축기는 0.27초, 심실 확장기는 0.42초로 나누어진다. 따라서 심장이 한 번 펌프하는 동안에 심방은 0.7초를

그림 7-7 심장주기

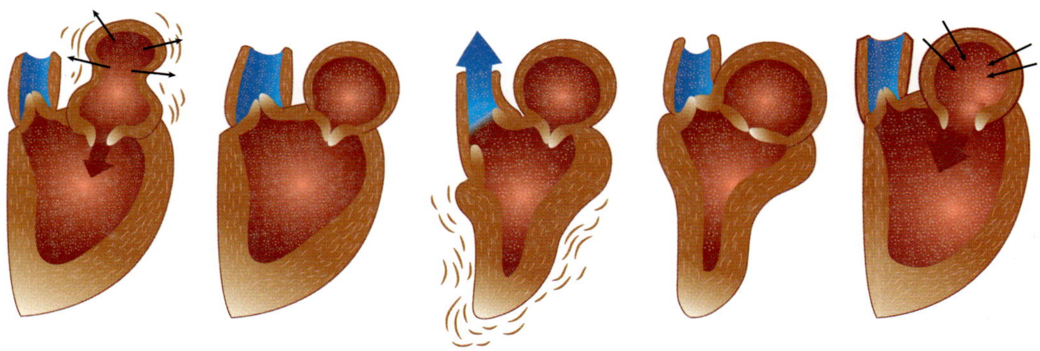

심방 수축기　등용적성 심실 수축기　심실 박출기　등용적성 심실 확장기　심실 충만기

심장주기	개폐 여부		수축 · 이완상태	
	방실판	반월판	심방	심실
심방 수축기	열림	닫힘	수축	이완
등용적성 심실 수축기	닫힘	닫힘	이완	수축
심실 박출기	닫힘	열림	이완	수축
등용적성 심실 확장기	닫힘	닫힘	이완	이완
심실 충만기	열림	닫힘	이완 후 수축	이완

쉬고, 심실은 0.5초를 쉰다. 심실보다는 심방이 더 오랫동안 쉬고 수축하는 시간보다 쉬는 시간이 더 길기 때문에, 심장은 계속해서 박동할 수 있다.

심장주기의 심방 수축기에는 좌우 심방이 동시에 수축하면서 심방의 혈액이 심실로 흘러 심방이 비워지게 된다. 그 후 방실판이 닫히고 심실 수축기가 시작된다. 이때 심실은 등용적성 수축을 겪게 되면서 심실의 내압이 급속하게 상승한다 그림 7-7. 이 경우에 좌심실 내압이 대동맥압보다 높아지면 대동맥판이 열리게 되고 혈액이 박출되어 체순환으로 혈액을 내보낸다. 안정 시에는 심실에 있는 혈액의 2/3가 박출되며, 심실에는 약 1/3의 혈액이 남아 있게 된다.

심실 확장기는 동맥압이 심실 내압보다 높아져 반월판이 닫히면서 시작된다. 하지만 여전히 방실판은 열리지 않아 등용적성 확장기 상태가 되어 심실 내압이 급속히 떨어진다. 그러면 심실 내압이 심방 내압보다 낮아져서 방실판이 열리게 되어 혈액이 심실로 흘러들어 와 심실이 충만해지면서 확장된다.

(2) 심음

심음 heart sound은 심방에서 심실로 유입되는 혈액에 의한 심실 벽의 진동과 판막의 개폐에 의한 진동 때문에 들리는 소리이다.

심음은 심실 수축기에 승모판이 닫히면서 내는 제1심음과 심실 확장기의 초기에 대동맥판이 닫히면서 내는 제2심음이 있다. 제3심음은 승모판이 열리고 심실 확장기 초기에 급격하게 심실로 혈액이 흘러들면서 생긴다.

알아두기 심음

심음은 심장 전체에 걸쳐 들을 수 있는데 보통 청진기로 외이도와 연결하여 들을 수 있다. 청진기를 마이크로폰에 연결하여 증폭기 및 오실로그래프 oscillograph에 의하여 심음을 기록하는 장치를 심음계라 한다.

(3) 심전도

심전도 electrocardiogram, ECG or EKG란 심박동과 관련하여 나타나는 전위를 신체 표면에서 전류계로 기록한 것으로 일반적으로 유도 lead 전류를 이용한다. 심전도 측정 시 전극의 위치에 따라 표준사지유도법, 단극사지유도법, 단극흉부유도법이 있다. 표준사지유도법은 오른쪽 팔과 왼쪽 팔, 오른쪽 팔과 왼쪽 다리, 왼

그림 7-8 심전도

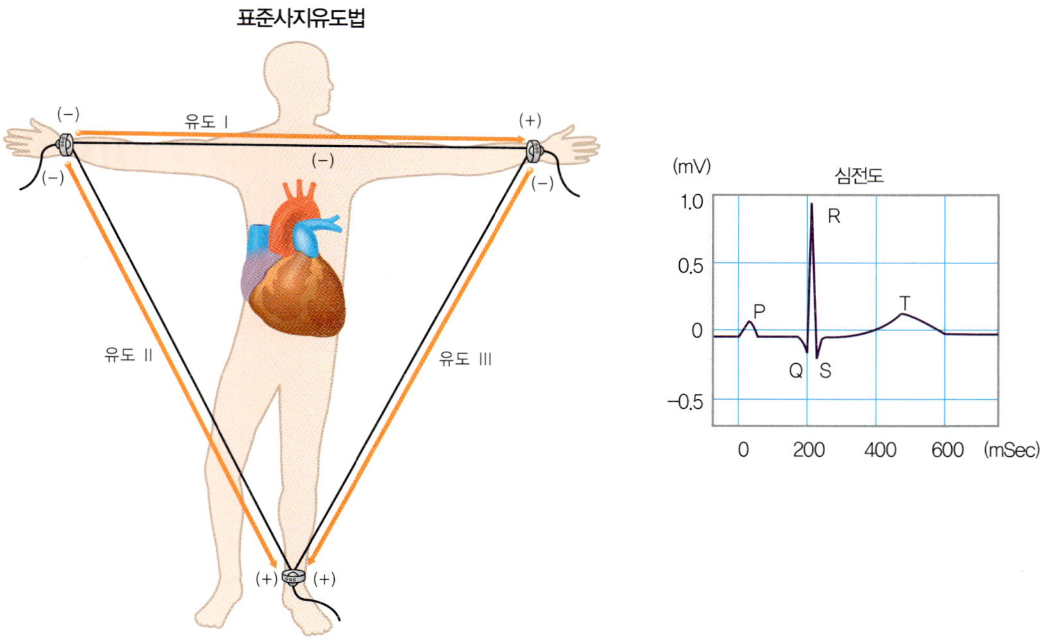

쪽 팔과 왼쪽 다리 간의 전압차를 측정한다. 이것을 표준 유도 standard leads라고 하며 순서대로 각 앞의 것을 −극으로, 뒤의 것을 +극으로 사용한다 그림 7-8. 이것을 표준유도 Ⅰ, Ⅱ, Ⅲ이라 하고 왼쪽 다리를 사용하는 것은 심장이 왼쪽에 있기 때문이다.

심장의 자극전도계에서 발생한 전기 자극과 전도계를 통한 심근으로의 전기적인 파동은 전신에 약한 전류를 형성한다. 심전도에 나타나는 파동의 기록은 심근의 탈분극과 재분극을 보여주는 것으로 심장박동, 심장 율동 및 심장 내 전도상태를 나타낸다.

표준사지유도법을 이용하면 심전도상에 구별할 수 있는 세 가지의 파형이 형성된다 그림 7-8, 그림 7-9. **P파**는 동방결절을 통해 심방에 전달된 자극이 심방을 탈분극시키면서 나타나는 파동이다. P파는 약 0.08초 정도 소요되며, P파가 시작되고 약 0.1초 후 심방은 수축한다. QRS파는 심실의 탈분극 시 나타나며, 심실 수축 이전에 일어난다. **QRS파**가 복잡하게 나타나는 것은 심근 및 심장 전도계의 구조적 특징 때문이고, 소요시간은 약 0.08초이다. **T파**는 약 0.16초 정도 소요되고 심실의 재분극 시에 나타나며 이때 심실이 확장하게 된다. 재분극은 탈분극보다 천천히 진행되며, QRS파보다 길게 벌어지고 진폭도 보다 낮게 나타난다. 심방의 재분극은 심전도에 나타나지 않는데, 그 이유는 파동의 크기가 작아 큰 QRS 파에 가려지기 때문이다.

그림 7-9 심전도와 심근의 활동전위

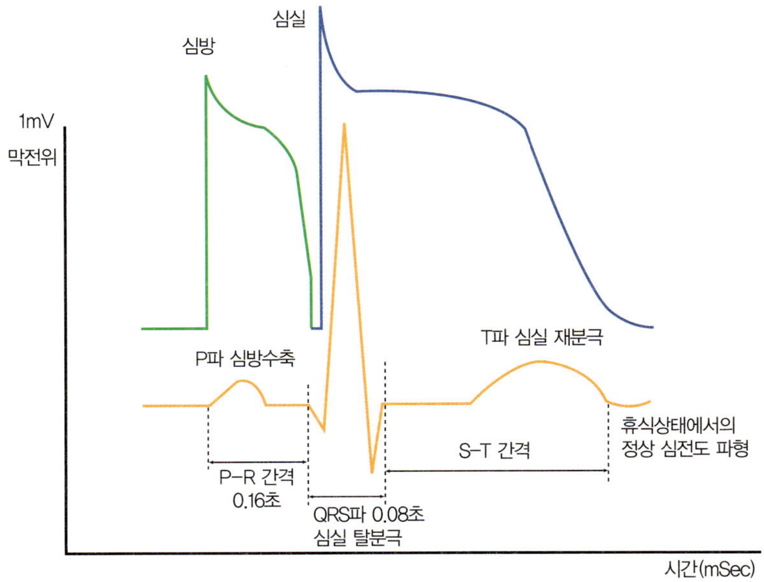

알아두기 **전기적 활동 검사법**

- 심전도 electro cardiogram : 전기적인 활동을 측정하는 검사법으로 피부표면에 전극을 부착한다.
- 뇌전도 electroencephalogram : 뇌의 전기적인 활동에 대한 신경생리학적 측정법이며, 연속적인 전압 기록을 뇌파라고 한다.
- 근전도 electromyogram : 근육수축 시 근섬유에서 생기는 활동전위를 유도하여 증폭, 기록한 것이다.

알아두기 **임상적인 심전도 이상**

다양한 부정맥 형태에서 나타나는 임상적인 심전도 이상의 예들이다.

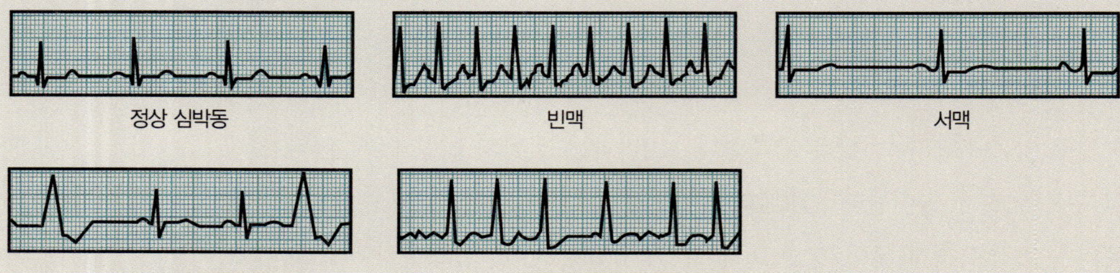

정상 심박동 / 빈맥 / 서맥 / 미성숙 심실 수축 / 심방 세동

4 심박출량

심장은 일정한 주기로 수축과 이완을 되풀이하면서 혈액을 대동맥으로 박출하는 펌프기능을 한다. 이 펌프기능은 1분 동안에 박출하는 혈액량으로 표시되고 이것을 **심박출량** cardiac output이라고 한다. 심박출량은 조직이 산소나 다른 영양물질을 얼마나 필요로 하는가에 따라 달라진다.

(1) 심박동량과 심박출량

> **심박출량**
> = 박동량 × 심박동수

심장이 한 번 수축하면서 내보내는 혈액량을 **박동량** stroke volume이라고 한다. 건강한 성인은 1회 박동량이 70mL 정도가 되고, 심박동수 heart rate를 1분 동안에 70회로 계산하면 1분당 심박출량은 약 5L 정도가 된다.

1회 박동량을 규정하는 요소에는 심박동수, 심근 수축력, 정맥 환류량 및 말초혈관 저항이 있다. 일반적으로 심박출량은 심박동수와 1회 박동량과 정비례로 증감한다. 비정상적으로 심박동수만 증가하는 **발작성 심박동증**에서는 심박출량이 반대로 감소하여 위험한 상태가 되는데, 심박동수가 증가하면 심장이 박동할 때마다 충분히 수축하지 못하여 1회 박동량이 현저히 감소하기 때문이다.

(2) 심근 수축력

심장에 주어진 전부하 preload는 심장이 수축하기 전에 심근을 늘리는 부하를 말하는데 심방의 혈액이 심실에 흘러들어 와서 심실근의 확장에서 생긴다. 심장 후부하 afterload는 심장이 수축하면서 발생되는 심실벽 저항을 말한다. 자극에 의한 심근 수축력은 주어진 부하에서 심근을 수축시키는 능력을 말한다.

심장 전부하
심실 확장기 말기에 최고로 증대된 용적(혈류량)

심근은 심실 확장기 말에 심실 용적이 증가함에 따라 수축력이 증가하게 된다. 더욱이 심박동수의 증가, 심장에 대한 교감신경의 자극과 에피네프린 epinephrin 등의 카테콜아민 catecholamine의 작용에 의하여 심근의 수축력은 급속히 상승하여 박동량이 증가한다 그림 7-10.

프랭크 스탈링 법칙 Frank Starling's law에서 1회 박동량은 동맥혈압에 관계없이 우심방으로 돌아오는 정맥 환류량에 의하여 결정된다. 정맥 환류량이 증가하면 심실 확장기 말 용적이 증가하고, 이에 따라 심근의 길이가 커지면서 수축력이 증가한다.

프랭크 스탈링 법칙
심실 확장기 말에 용적이 클수록 박동량이 커지는 심장 법칙

결과적으로 정맥 환류량은 대정맥 혈압이 높을수록 많은데, 정맥 환류량이 증가하여 심장의 충만도가 상승하게 되면 심근이 늘어나면서 수축력이 커지고 1회 박동량이 증가하게 된다.

그림 7-10 심박출량 조절

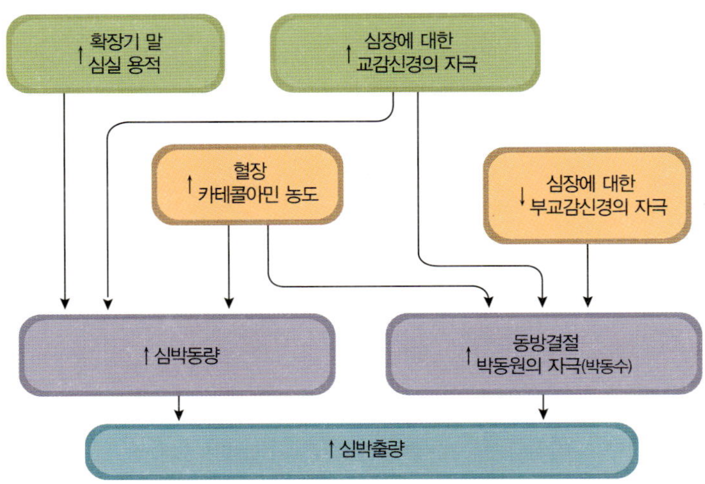

3. 순환

표 7-1 총혈액량의 분포

심혈관계		혈액량(%)
심장		9%
폐		12%
체순환	소동맥	11%
	정맥	61%
	동맥 및 모세혈관	7%

혈관 blood vessel은 심장이 펌프작용으로 내보낸 혈액이 통과하는 관으로, 그물망을 이루어서 몸 전체에 혈액을 공급하고 다시 심장으로 돌아오는 순환계를 구성한다. 총혈액량의 79%는 전신을 순환하고 있으며, 나머지 21%는 심장과 폐에 들어 있다 표 7-1.

혈관계는 동맥, 모세혈관, 정맥으로 구성되어 있다. 심장에서 시작된 동맥 artery은 점진적으로 소동맥, 세동맥으로 계속 분지하여 결국에는 단층으로 배열한 내피세포로 이루어진 모세혈관이 된다. 모세혈관에 도달한 혈액은 조직으로 산소를 공급하고 이산화탄소를 받아들인다. 이산화탄소가 풍부한 혈액을 운반하는 모세혈관은 세정맥을 거쳐 점점 커다란 정맥으로 합류되어 혈액은 대정맥을 통해 우심방으로 들어간다.

I 혈관계

동맥과 정맥의 벽은 3개의 층인 외막 tunica adventitia, 중막 tunica media, 내막 tunica intima으로 구성되어 있다. 외막은 세 층 중 가장 튼튼하고 결합섬유와 탄력섬유로 되어 있어 혈관의 과팽창을 막아준다. 또한 외막에는 대동맥과 대정맥에 혈액을 공급하는 맥관벽 혈관이 있다. 중막은 탄력섬유가 섞여 있는 평활근 섬유

표 7-2 혈관구조

혈관	내막(tunica intima)	중막(tunica media)	외막(tunica adventitia)	판막(valve)
동맥 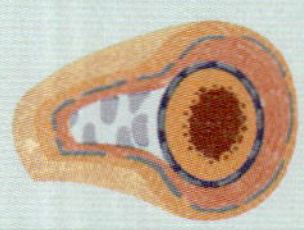	내피 얇은 섬유성 조직 탄력성 박층	두터운 평활근 탄력섬유	탄력성 박층 두껍고 느슨한 섬유 결합조직 장막	없음
모세혈관 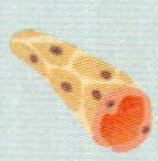	내피	없음	없음	없음
정맥 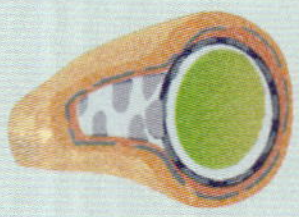	내피 탄력성 박층	평활근	느슨한 섬유 결합조직	있음

로 구성되어 있다. 가장 안쪽의 내막은 한 층의 평평한 세포인 얇은 내피 endothelium로 되어 있다. 중막과 내막은 혈액의 이동 시 확산에 의해 영양물질을 공급받는다.

표 7-2 에서와 같이 동맥과 정맥은 기본적인 구조는 같지만, 구성성분에 있어서 차이가 나타난다. 동맥은 같은 크기의 정맥에 비하여 중막의 평활근의 함량이 높고 탄력섬유가 많아서 신축성이 높다. 그러나 정맥에는 동맥에서 볼 수 없는 판막들이 존재한다.

(1) 동맥

동맥 artery은 심장에서 말초기관으로 향하고, 심장에서 배출되는 혈액을 흘려보내는 혈관이다. 일반적으로 동맥 속을 흐르는 동맥혈은 산소를 충분히 포함한 혈액이지만, 폐동맥에서는 이산화탄소가 많이 포함되어 있다.

동맥은 심장에서 나오는 가장 굵은 **대동맥**(직경 약 3㎝)으로 시작하여 조직이나 기관에 분포하기 위해 분지하면서 점차 가늘어지고 혈관 벽도 동시에 얇아진다. 동맥이 가늘어질수록 탄력섬유의 수는 줄어들고 평활근 섬유의 수는 늘어난다.

탄력성 동맥은 대동맥 및 대동맥의 주요 분지들이며 크기가 크고 동맥 벽이 두텁다. 또한 중막의 평활근 세포 사이에 많은 탄력섬유가 존재하여 탄력성이 커서 심장 수축과 확장에 따라 혈관이 고무줄처럼 확장하고 수축한다.

근육성 동맥인 **소동맥**(직경 0.1~10mm)은 신체기관으로 혈액을 운반하며 중막의 평활근층이 가장 두껍다. 따라서 대동맥에 비하여 탄력성이 적고 혈압의 변화에 직경이 크게 달라지지 않는다. 직경이 매우 작은 근육성 동맥인 **세동맥**은 혈액이 지나갈 때 가장 큰 저항을 형성한다.

(2) 정맥

정맥 vein은 약간의 결합조직에 의해 지지를 받는 내피로 구성되어 있지만, 커다란 정맥일수록 약간의 평활근 섬유가 더해진다. 정맥이 커질수록 동맥보다는 얇지만 비슷한 벽 구조를 가진다. 심장에서 나온 혈류에 대해 큰 저항을 가지는 동맥과는 달리, 정맥은 신축성이 커서 많은 혈액이 축적될 수 있도록 확장된다. 따라서 **소정맥** venules은 수집혈관 collecting vessels이며 혈액의 저장고 역할을 한다.

정맥 내의 평균 혈압은 겨우 2mmHg로 매우 낮은데, 이 상태에서 혈액이 심장으로 흘러야 하므로 대정맥을 제외하고 대부분 정맥은 정맥 판막 venous valve 을 가지고 있다. 따라서 이들에 의해 혈액이 심장 쪽으로만 흐르게 된다. 정맥 판막이 있어서 팔을 지혈대로 압박한 후에 팽창한 혈관을 누르면 혈관 속의 혈액이 심장 쪽으로는 이동하여도 그 반대방향으로는 흐르지 않는다.

심장으로 들어가는 정맥의 혈류는 심장의 직접적인 혈류역학 작용이 아니고 골격근의 펌프작용과 호흡운동에 의하여 수동적으로 이루어진다. 하지의 정맥혈은 혈관을 둘러싼 하지 골격근이 수축하여 정맥 혈관을 압박하여 정맥 내에 있는 판막이 열리면서 심장 쪽으로 진행한다. 이때 판막은 정맥혈이 아래쪽으로 역류하는 것을 방지한다. 누워만 있다든지 또는 가만히 서 있기만 하는 경우에, 이러한 펌프기능이 작동하지 않아서 혈액은 정맥에 축적되어 팽창하게 된다. 운동을 하든지 많이 움직이면 혈관이 수축되고 근육수축과 호흡활동의 빈도가 증가함으로써 정맥혈의 환수를 촉진하게 되므로 정맥에 혈액이 덜 축적된다.

(3) 모세혈관

약 100억 개에 달하는 **모세혈관** capillary vessel은 혈액과 조직 사이에서 액체, 영양물질과 노폐물을 교환하는 곳이며, 세동맥과 세정맥을 연결하는 그물 모양의 가느다란 혈관으로서 전체 혈액의 5% 정도를 포함하고 있다. 모세혈관의 직경은 8~20μm이며, 매우 가는 것은 적혈구 1개가 겨우 통과할 정도이다. 모세혈관의 혈류 속도는 매우 느리고 완만하다.

동맥과 정맥의 혈관과는 달리 모세혈관의 벽은 단층의 내피세포로 되어 있어 얇으며, 작은 분자들이 빠르게 통과할 수 있다. 백혈구는 내피세포의 틈새로 자유로이 출입한다. 수분이나 가스의 교환은 확산·여과·삼투 등에 의해 이루어지고, 물질에 따라서는 내피세포의 능동수송에 의한 교환이 이루어지기도 한다. 보통 모세혈관은 가스 교환을 비롯하여 물질 교환을 하는 폐, 간, 신장 등에 특히 많이 분포되어 있다.

평활근이 발달된 전모세혈관 괄약근 precapillary sphincter은 모세혈관의 시작 부위에 존재하여 모세혈관을 통과하는 미세순환의 혈류를 조절한다 그림 7-11. 세동맥, 후세동맥 metarteriole, 전모세혈관 괄약근, 모세혈관과 세정맥에 이르는 순환시스템을 **미세순환계** microcirculation라고 한다. 세동맥과 세정맥 사이는 동정맥 문합 A-V shunt 의해 바로 연결되어 있다. 안정 시에는 대부분의 전모세혈관 괄약근이 수축하여 주로 동정맥 문합 등을 통해 순환하고 조직이 활동할 때는 괄

그림 7-11 미세순환계

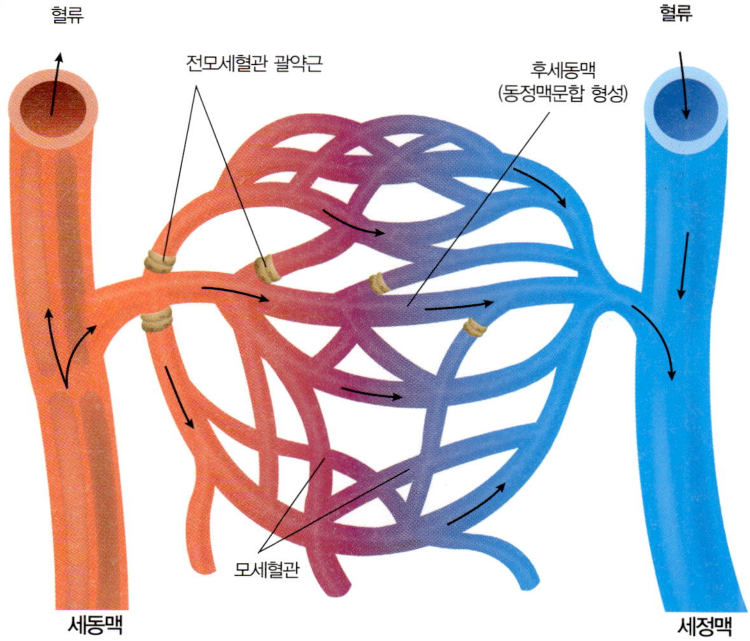

약근이 이완되어 모세혈관에 다량의 혈액을 이동시킨다.

2 림프계

림프계 lymphatic system는 혈관처럼 온몸에 퍼져 있는 기관으로 체액 균형을 유지한다. 림프액은 혈장 성분과 유사한 무색으로 다양한 역할을 수행하는데, 일차적으로 림프관은 모세혈관 사이사이에 흩어져 하수관 역할을 한다. 세정맥의 혈액은 이산화탄소와 노폐물을 수거하여 대부분 체순환으로 흘려보내지만, 나머지 10% 정도는 간질액 interstitial fluid으로 남아 림프관을 거쳐 정맥혈로 보내진다 그림 7-12. 림프관은 끝이 막힌 아주 얇은 맹관이며 모세혈관에 비해서 단백질과 같은 큰 분자도 능히 통과할 수 있다.

그림 7-12 모세혈관과 모세림프관

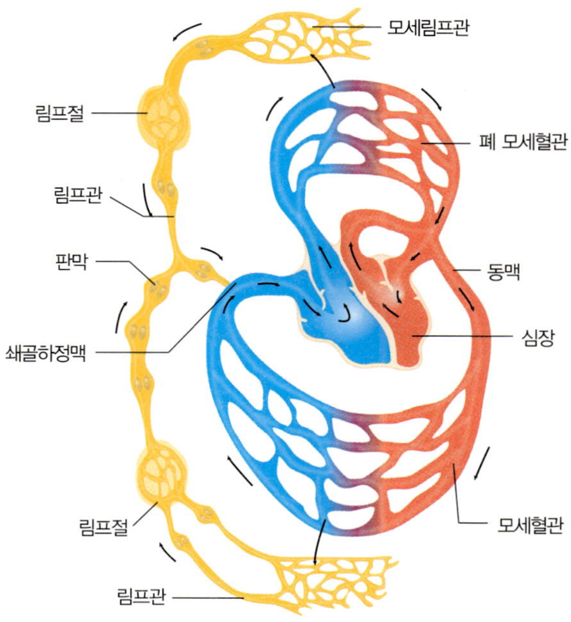

그림 7-13 림프절

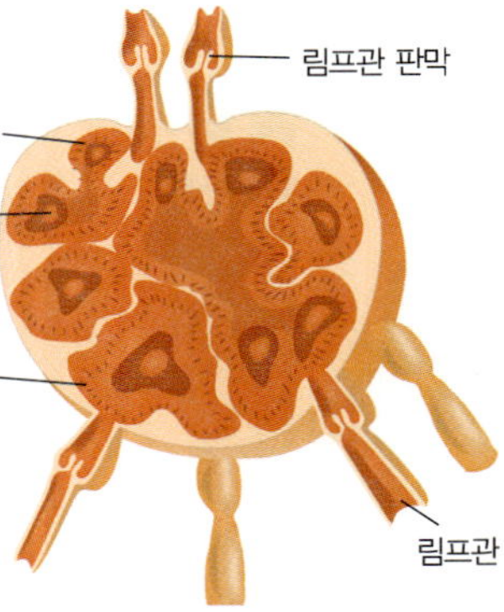

정상인의 경우 순환 림프액은 470~940mL 정도이며, 세포 사이를 순환하면서 죽은 혈구, 병원체, 간질액에 용해된 단백질 등을 수집한다. 혈액의 단백질 농도가 낮아지면 삼투현상에 의해 모세혈관 내 수분이 간질액으로 빠져나와 누적되어 부종을 일으키는데, 림프액이 간질액 내의 단백질을 림프순환으로 보내어 부종을 완화시킨다.

림프계는 보조 순환계의 일종이면서 림프구를 생산하여 신체방어작용을 한다. **림프절** lymph node은 1mm~3cm의 크기이며, 치밀하고 불규칙한 결합조직으로 구성된 캡슐로 싸여 있으며 림프구로 채워져 있는 작은 결절이다 그림 7-13. 림프절은 림프를 걸러내거나 외부 물질을 저장하고, 림프구를 생성하여 외부 세균, 병원균, 염증 찌꺼기를 여과시켜 우리 몸을 보호한다.

동맥, 정맥과의 압력차에 의해 모세림프관에서 림프액을 흡수하고 근육의 운동에 따라 한쪽 방향으로 흘러 림프관 총관에 모이게 된다. 림프관에는 판막이 붙어 있어 역류가 안 되고 일방통행만 하게 되어 있다. 림프 순환은 쇄골하정맥에서 연결되어 심장으로 들어가게 된다.

3 혈류역학

혈류는 심장의 수축과 이완이라는 일련의 펌프작용에 의하여 밀려나간 혈액의 압력 때문에 일정한 방향으로 흐르게 된다. 혈압이 높은 데서 낮은 데로 흐르는 물리학적 원리를 **혈류역학** hemodynamics이라고 하며 혈압, 혈관저항 및 혈류량과의 관계를 다루는 것이다. 좌심실이 수축하면 혈액이 대동맥 내로 밀려나가게 되며, 이때 대동맥이 확장되므로 압력이 발생하게 된다. 대동맥은 탄력성이 있어 확장된 벽이 다시 수축하려 하기 때문에 지속적인 압력을 받게 되고, 혈압이 발생하여 혈관 내에 혈액이 흐르게 된다. 혈관 직경의 크기가 큰 대동맥과 동맥에서는 혈액의 흐름이 쉽지만, 세동맥이나 모세혈관은 가늘어 혈액의 흐름이 원활하지 못하다.

(1) 혈압과 혈류

관의 어떤 두 지점을 지나는 유속은 두 지점 간의 압력차에 비례한다. 따라서 압력차가 동일한 두 지점 간의 유속은 같다 그림 7-14.

체순환을 심장에서 시작하여 다시 심장으로 돌아가는 하나의 폐쇄된 관으로 생각한다면, 혈류는 관의 시작인 대동맥의 혈압과 관이 끝나는 대정맥의 혈압의 차이에 의하여 일어난다. 대동맥의 평균 동맥압은 100mmHg이고 대정맥의 압력은 0mmHg이므로 압력의 차이는 100mmHg이다. 따라서 혈류는 대동맥에서 대정맥으로 흐르게 된다.

직경이 같은 물통에 물을 다른 높이로 채우면 통의 밑바닥에서 받은 정수압이 다르게 나타난다. 실제로 사람에서는 혈압과 정수압이 동시에 적용되어 사람이 서 있을 경우에는 심장에서 다리로 향하는 혈액은 혈압과 정수압의 합이 작용하여 혈류량이 많고, 심장에서 머리로 향하는 혈액은 혈압과 정수압의 차이로 나타나는 압력으로 인하여 혈류량이 적어진다. 다시 말해서 서 있을 때와 누워 있을 때 신체 부위별 혈관 내 혈압이 다르다는 것을 의미한다.

그림 7-14 혈관의 역학적 특성

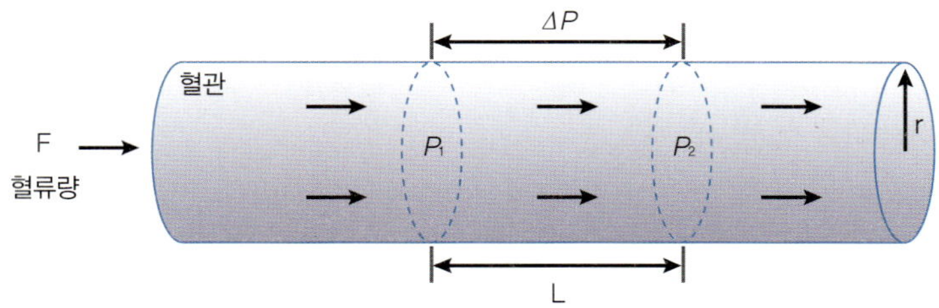

$$F = \frac{\Delta P(P_1 - P_2)}{R} \qquad F = \frac{\pi \Delta P r^4}{8\eta L}$$

F = 혈류량
ΔP = 혈압차
r = 혈관반경
η = 혈액점성
L = 혈관길이
R = 혈류저항

(2) 혈류저항과 혈류량

혈류저항 vascular resistance이란 혈관 내에 혈액이 흐를 때 흐름의 반대방향으로 작용하는 혈관과 혈액 사이에 나타나는 마찰력을 의미한다. 혈류(F)는 혈관의 두 지점을 통과하는 혈압의 차(ΔP)에 비례하고, 혈류저항(R)에 반비례한다.

$$F = \Delta P / R$$

혈관계에서 혈류의 추진력은 심장의 박동이다. 이것이 혈압을 발생시키지만 혈액이 흐름으로써 혈류저항이 있게 된다. 여기서 같은 부피의 액체에 대해 관의 지름이 작을수록 관의 벽에 미치는 마찰은 훨씬 커진다. 따라서 혈액이 흐르면서 가장 큰 저항을 받는 곳은 혈관 내경이 좁은 세동맥과 모세혈관이다. 혈류저항의 크기는 혈관의 길이가 길수록 커지므로 혈류는 혈관 길이에 반비례한다.

결국 혈류량은 혈압차(ΔP)에 비례하고 혈류저항(R)에 반비례한다. 혈압이 높아질수록 혈류량이 늘어나고, 혈류저항이 커질수록 혈류량은 줄어든다.

(3) 혈액점성과 혈류량

액체의 점성도 viscosity가 클수록 액체의 흐름이 어려운 것과 마찬가지로 혈액도 점성이 클수록 혈관 내의 마찰이 커져서 혈액 흐름이 감소한다. 점성의 증가는 혈구와 혈장단백질이 원인이며, 점성이 증가할수록 혈액 흐름을 위하여 더 큰 힘이 필요하게 된다. 점성이 증가함에 따라 혈압이 증가하고, 점성이 줄어들면 혈압이 감소하게 된다. 따라서 혈액의 점성은 혈류에 영향을 주며, 점성이 증가할수록 혈류속도가 느려진다.

(4) 푸아세이유 법칙

푸아세이유 법칙
소동맥에서 일어나는 혈류량에 대한 물리학적 법칙

푸아세이유 법칙 Poiseuille's law은 혈류역학을 이해하는 데 도움을 준다. 물이 관속을 고르게 흐를 때 그 유량(F)은 액체의 압력차(ΔP)에 비례하고 액체의 점성(η)에 반비례하며, 관의 반경(r) 4제곱에 비례하고 관의 길이(L)에 반비례한다. 예를 들면, 압력 경사가 같을 때 관의 반경이 1/2이면 관을 통한 흐름은 1/16로 감소한다. $\pi/8$는 관의 성질과 관련된 상수이다 그림 7-14.

$$F = \Delta P \times \pi/8 \times 1/\eta \times r^4/L$$

푸아세이유 법칙을 혈관계에 적용한다면 성인의 동맥혈압은 일정하게 유지되므로 ΔP에는 변함이 없다. 혈액의 점성은 적혈구 용적과 온도가 변하지 않으면 일정하고 혈관의 길이도 일정하다. 그래서 변동될 수 있는 유일한 요소는 혈관의 반경이다. 예를 들어 소동맥 혈관의 평활근이 수축하여 반경이 1/2로 줄면 혈류량은 그 4제곱인 1/16로 감소하고, 반대로 반경이 2배가 되면 혈류량은 4제곱인 16배로 증가한다. 따라서 혈관 반경이 약간만 변하여도 혈류량은 크게 변한다.

4 혈압 및 혈류 조절

혈압은 심박출량에 심혈관계의 총 말초저항을 곱한 값(F×R)으로 표현된다. 따라서 말초저항이 감소하지 않아도 심박출량이 증가하면 혈압이 높아지고, 심박출량은 정상인데 말초저항이 증가하면 혈압이 높아지게 된다. 대개 심박출량이 증가하면 수축기압이 증가하고, 말초저항이 증가하는 경우에는 확장기압이 우선적으로 증가한다.

체내에서 말초저항을 가장 많이 제공하는 곳은 세동맥이다. 모세혈관은 세동맥보다 혈관의 내경은 작지만, 한 개의 세동맥으로부터 여러 개의 모세혈관이 갈라져 나오므로 모세혈관망은 혈류에 대한 저항이 적다.

혈압 조절은 하나의 시스템에 의해 이루어지는 것이 아니라 각각 특정한 작용을 하는 별개의 시스템이 서로 연관되어 이루어진다. 혈압 변화에 재빨리 반응하는 혈압조절기전에는 신경성 조절, 화학적 조절, 그리고 혈관반사가 있다.

(1) 신경성 조절

혈압을 조절하는 중추는 연수에 위치하는 혈관운동중추 vasomotor center이다. 혈관운동중추는 연수의 상부에 위치하는 **혈관수축중추**와 하부에 위치하는 **혈관확장중추**로 되어 있다. 신경성 조절에는 자율신경계인 교감신경과 부교감신경에 의한 심장기능의 변화와 교감신경의 지배하에 나타나는 혈류저항의 변화가 있다 그림 7-15.

혈관확장
혈관 평활근의 이완으로 인한 혈관의 직경 증가

혈관수축
혈관 평활근의 수축으로 인한 혈관의 직경 감소

교감신경 흥분이 항진되면 혈관수축이 일어나고, 흥분이 떨어지면 혈관이 확장된다. 안정 시에는 혈관이 긴장상태를 유지하고 있는데, 이것은 혈관을 지배하고 있는 교감신경에 의하여 혈관 내 평활근이 지속적으로 수축하기 때문이다.

교감신경이 흥분하여 소동맥의 긴장도가 증가하게 되면 소동맥의 말초저항이 증가해 심장의 확장기압이 상승하고, 이차적으로는 수축기압도 상승하게 된다.

교감신경은 소동맥의 평활근뿐만 아니라 정맥의 평활근에도 분포되어 있어서 정맥환류량을 증가시켜 심박출량을 늘림으로써 수축기압을 상승시킨다. 혈관확장중추는 안정 시에는 작동하지 않지만, 자극이 있게 되면 혈관수축중추 자극 때

그림 7-15 혈압조절 시스템

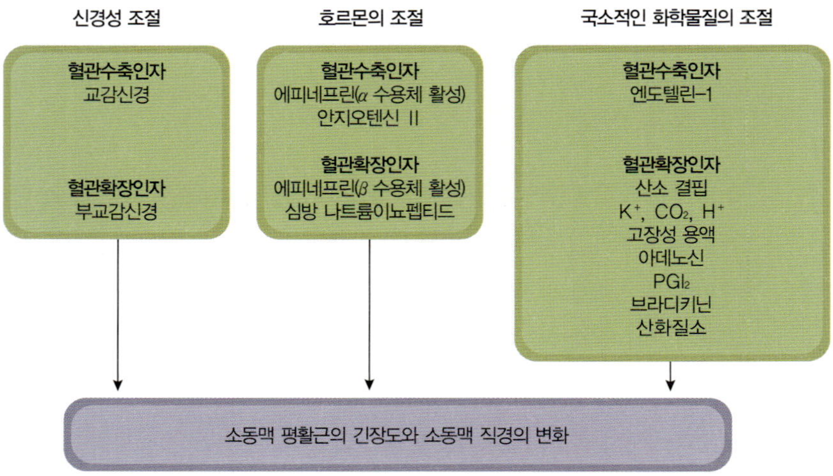

와는 반대 현상을 일으킨다.

(2) 화학적 조절

통각과 소음 같은 기분 나쁜 자극, 공포와 같은 정신적인 스트레스는 혈압을 상승시킨다. 또한 혈압은 혈액 내의 호르몬 또는 화학물질에 의해 영향을 받을 수 있다 그림 7-15 . 혈액 내 이산화탄소가 증가하고 산소가 결핍되든지 또는 혈액의 온도가 내려가면, 혈관운동중추 vasomotor center는 원심성 신경을 통해 소동맥에 지속적으로 자극을 보낸다. 반면에 혈액의 온도가 상승하고 이산화탄소가 감소하든지, 또는 온각과 피부로부터 기분 좋은 자극이 오면 혈관운동중추의 활동이 감소한다.

안지오텐신 Ⅱ
레닌에 의하여 안지오텐시노겐이 안지오텐신 Ⅰ으로 전환되고, 이것은 다시 안지오텐신 전환효소에 의해 안지오텐신 Ⅱ로 전환됨

혈액 내의 안지오텐신Ⅱ는 말초 혈관을 직접 수축시켜 혈압이 상승하게 된다. 부신수질호르몬인 에피네프린은 심박동수를 증가시켜 혈압을 적절히 조절하는는 역할을 한다.

심방나트륨 이뇨 펩티드 atrial natriuretic peptide는 심방에 있는 심근세포에 의하여 분비되는 호르몬인데, 혈압이 상승하면 분비되어 신장 세뇨관에서 나트륨의 배설과 요량을 증가시키고 혈관을 확장하여 혈압을 낮춘다.

(3) 혈관반사

혈관반사 기전은 혈압 변동에 재빨리 대처하는 조절기구이다. 대개 신경반사 기전이 해당되며, 여기에는 압력수용기 baroreceptor 기전과 화학수용기 chemoreceptor 기전이 있다.

① 압력수용기 반사

혈압을 조절하는 중추의 흥분성은 주로 반사적으로 조절되는데, 그 구심성 자극은 주로 **압력수용기**를 통해 들어오게 된다. 대동맥궁 aortic arch과 경동맥동 carotid sinus에 있는 압력수용기는 좌심실로부터 나오는 동맥혈압에 민감하게 반응하여 압력을 변화시킨다. 이 수용기는 혈압이 높아지면 동맥 벽을 확장시키고 심장기능을 억제하는 반사작용을 통하여 심장 박동을 느리게 하고 혈관의 수축을 감소시킨다.

그림 7-16 압력수용기 반사에 의한 혈압 조절

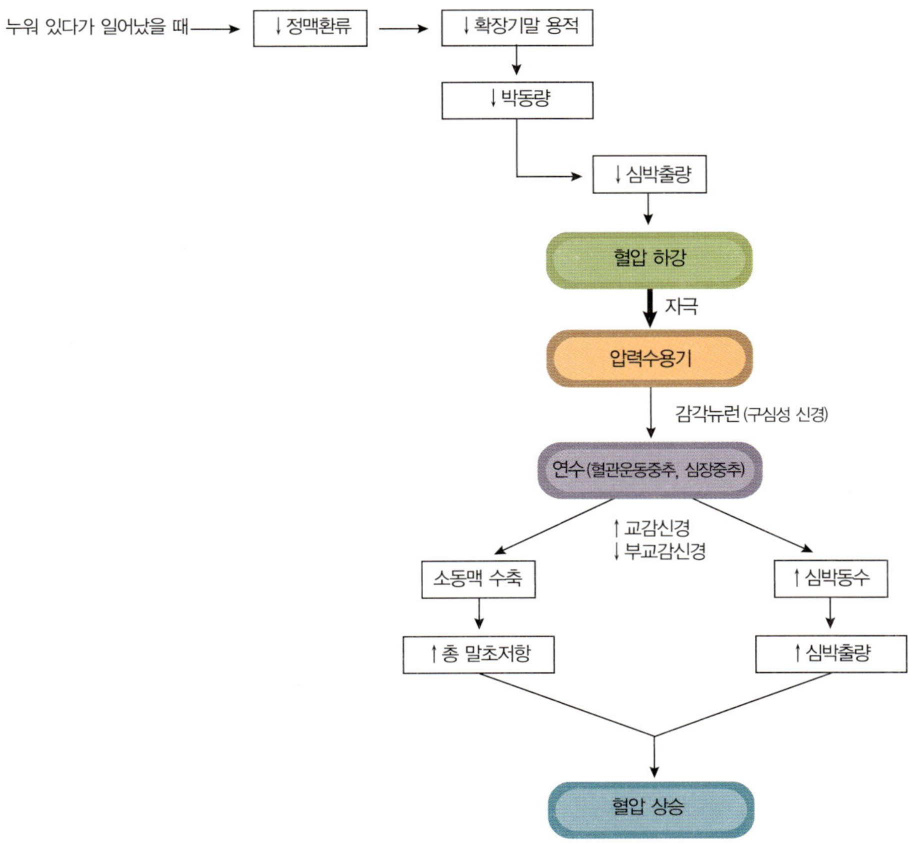

혈압을 내리는 혈관반사는 일상생활에서 나타나는 혈압 변화를 보상하는 기능을 한다. 직립 자세에서 갑자기 누우면 중력으로 인해 하지에 모여 있던 혈액이 상체 쪽으로 이동하여 체간의 혈류량이 증가되어 혈압이 상승하게 된다. 이때 압력수용기가 흥분하면서 혈압을 정상으로 유지하게 된다. 반대로 누운 자세에서 갑자기 서게 되면 혈압이 낮아진다. 이때는 반대적인 반사작용이 생겨 심장기능을 촉진하고 혈관수축을 일으키면서 혈압을 상승시킨다 그림 7-16.

② 화학수용기 반사

대동맥 근처에 있는 대동맥체와 경동맥에 있는 경동맥체는 기본적으로 호흡조절에 관여하는 수용기로, 동맥혈압을 조절하는 데에도 관여한다. 혈압이 떨어져 혈액 내 산소가 결핍되거나, 이산화탄소와 수소이온이 증가하면 화학수용기 chemoreceptor는 흥분하여 미주신경과 설인신경을 통하여 혈관운동중추를 흥분시켜 혈압이 상승하게 된다.

5 국소순환

(1) 관상순환

관상순환 coronary circulation은 심장 조직에 혈액을 공급하고 심장 조직으로부터 이산화탄소와 기타 대사산물 등을 운반하는 국소순환이다. 심장은 심낭막에 빈틈없이 싸여 있고 심근층이 매우 두껍기 때문에 체순환계를 통해서 산소와 영양물질을 충분히 공급받을 수 없다. 따라서 심장은 **관상동맥계**라는 자신의 혈관계를 따로 가지고 있다.

관상동맥은 대동맥의 기시부에서 시작하여 좌우 두 갈래로 갈라지고 심장 전체를 둘러싸고 있어 좌우 심실 벽과 심실 사이 중격에 혈액을 공급한다.

관상동맥을 흐르는 혈액량은 대동맥에서 나오는 전신 혈액량의 약 5%에 상당하지만 심장 활동이 왕성하여 산소가 감소하고 이산화탄소와 대사산물이 증가하면 관상혈관은 확장된다.

관상동맥의 어느 부분이 막혀서 심장 조직에 산소를 풍부하게 함유한 혈액이 공급되지 않으면 부분적으로 심근경색이 나타나게 된다.

심근경색
심장에 영양물질, 산소를 공급하는 혈관인 관상동맥이 막혀 순환장애를 일으켜 심근의 조직이나 세포가 죽는 상태

(2) 뇌순환

뇌는 체중의 약 2%밖에 되지 않는 작은 기관이지만 심장에서 나오는 혈액의 17% 정도를 공급받고, 체내에서 소비하는 산소의 약 20%를 사용한다. 뇌로 들어가는 혈액이 모두 차단되면 사람은 10초 이내에 무의식 상태에 빠지게 된다.

> **뇌졸중**
> 뇌의 혈액순환 장애에 의해 일어나는 급격한 의식장애와 운동마비를 수반하는 증후군

뇌는 대동맥궁에서 갈라져 나온 내경동맥 internal carotid artery과 척추동맥 vertebral artery의 동맥혈관계에 의해 동맥혈액을 공급받는다. 일반적으로 전체 뇌혈액의 80% 정도를 내경동맥을 통하여 공급받고, 20% 정도를 척추동맥을 통하여 공급받는다.

두 동맥혈관계는 서로 연결되어 있는데, 이와 같이 연결된 뇌 기저면의 동맥혈관들을 윌리스 고리 circle of Willis라고 한다. 윌리스 고리로 인하여 일부 혈관이 서서히 막히거나 선천적으로 결손된 경우에도 다른 혈관으로 우회하여 혈액을 공급받을 수 있다.

> **윌리스 고리**
> 뇌에 혈액을 공급하는 내경동맥과 척추동맥의 두 혈관계의 동맥고리

CHAPTER 8

호 흡

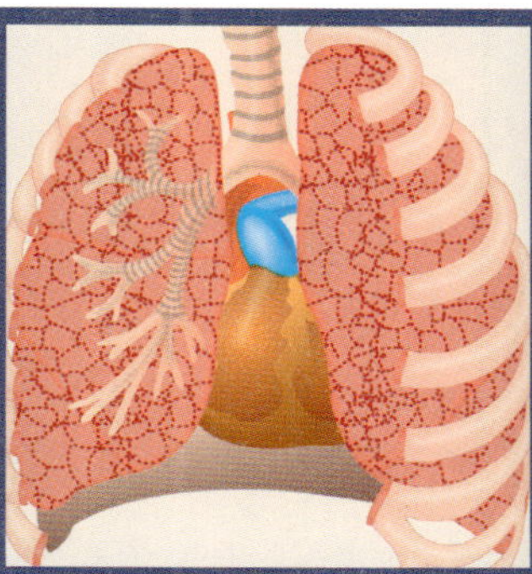

1. 호흡기계의 구조와 기능
2. 호흡과정과 운동
3. 폐용적과 폐용량
4. 기체의 운반과 교환

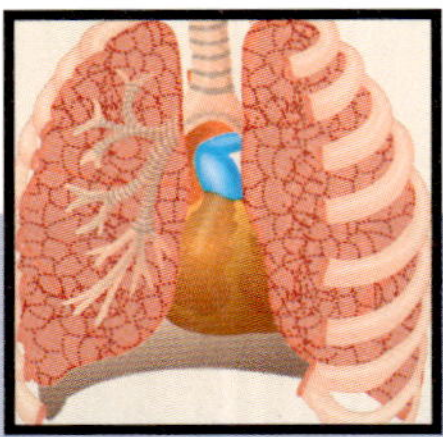

우리가 생명을 유지하고 활동할 수 있는 것은 체내 세포 안에서 열량 영양소가 산화되어 에너지를 발생시키기 때문이다. 호흡기계의 가장 중요한 기능은 산소를 공급하는 것과 생성된 탄산가스를 배출하는 일이며, 체액의 산-염기 평형을 유지하고 수소와 열을 체외로 방출하는 것이다. 폐가 호흡기계에서 주된 작용을 하며 코, 인두, 후두, 기관 등이 호흡기 협동작용을 한다. 따라서 호흡기의 구조를 이해할 필요가 있다. 호흡은 들이쉬는 흡기와 내쉬는 호기로 이루어지며, 여러 요인에 의해서 영향을 받는다. 호흡은 뇌와 신경과 화학물질 이외에 신체 활동, 감정적 요소 등의 영향을 받는다. 폐포 내 산소와 탄산가스의 운반과정은 호흡의 이해에 중요하다.

Key words

과환기 **hyperventilation**
내호흡 **internal ventilation**
말초 화학수용기 **peripheral chemoreceptor**
외호흡 **external ventilation**
저산소증 **hypooxygenesis**
폐용량 **lung capacity**
폐용적 **lung volume**
폐포 **pulmonary alveoli**
폐포 환기량 **alveolar ventilation**
폐환기 **lung ventilation**
확장 수용기 **stretch receptor**
호기 **expiration**
호흡 **respiration**
호흡계 **respiratory system**
저환기 **hypoventilation**
호흡중추 **respiratory center**
환기 **ventilation**
흡기 **inspiration**

1. 호흡기계의 구조와 기능

호흡기계 respiratory system는 열량 영양소가 산화되어 에너지를 발생하는 데 반드시 필요한 산소를 공급하고, 세포 내에서 생성된 이산화탄소를 체외로 배출하는 기능을 한다. 폐는 이러한 호흡기계에서 주된 작용을 하는 기관이다.

Ⅰ 호흡기계의 구조

호흡기계는 코, 인두, 후두, 기관, 기관지와 폐로 구성되며 공기의 흐름을 일으키는 흉부구조를 포함한다 그림 8-1. 공기 중의 산소는 호흡기의 외부와 연결된 코나 입을 통하여 들어와 후두를 지나 폐로 들어간다. 후두는 기관과 연결되어 좌우 2개의 기관지로 나뉘어 폐로 연결된다. 공기 통로는 폐포의 포도송이 말단에서 끝난다. 그러므로 공기는 기관지를 지나 세기관지, 폐포낭을 거쳐서 폐포에 이른다.

그림 8-1 호흡기계의 구조

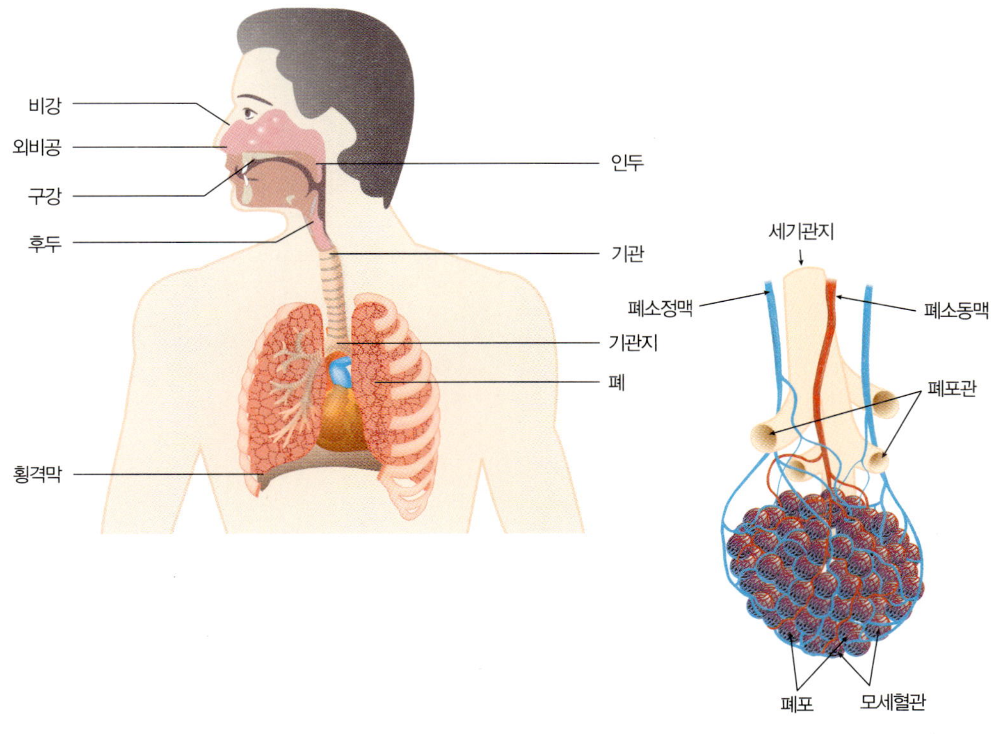

(1) 코

외부 공기 중의 산소는 콧구멍을 통하여 **코** nose로 들어간다. 코 안은 비강과 비중격에 의해서 나누어진다. 비강에는 호흡점막과 후각 감수체가 존재한다. 호흡점막에는 혈관이 많이 분포되어 있어서 흡입된 공기의 온도가 체온보다 낮을 때 가온하며 점액을 분비한다. 점액은 이물질이나 박테리아의 유입을 막는다. 비강 내에 존재하는 섬모세포는 오염된 점액을 인두로 이동시켜서 삼키거나 내뱉게 한다.

비강은 구개 palate에 의해 구강과 분리되며, 앞쪽 구개(경구개)는 뼈에 의해서 지지되나 뒤쪽 3개의 구개(연구개)는 뼈에 의해 지지되지 않는다.

(2) 후두

후두 larynx는 인두 하부에 위치하며 여러 개의 연골 후두개로 구성되어 있다. 연골 중 하나가 복숭아뼈 Adam's apple이다. 후두개는 공기가 아래쪽 기관으로 유입되도록 하며, 음식이나 물을 삼켰을 때 후두를 닫아 음식물이 후두로 유입되지 않도록 한다. 후두에 공기와 이물질이 들어오면 반사적으로 기침이 일어나 폐로 이물질이 들어가는 것을 막아준다. 후두의 점막 벽에는 성대주름이 있어서 공기가 성대를 지나면 진동되어 소리를 만들어낸다.

> **알아두기**
>
> **폐쇄성 수면 무호흡**
> 수면 무호흡증 obstructive sleep apnea은 흡기 시 기도가 좁아지거나 인두가 막혀서 기도의 저항력이 증가된 상태를 말한다. 심각한 코골이의 경우 수면 무호흡으로 발전될 확률이 높으며, 비만한 경우 목 부위의 지방이 상기도를 좁혀 호흡장애가 발생할 수 있다. 심하면 저산소증이나 심장마비 등을 유발할 수도 있다.
>
> **영아돌연사증후군(sudden infant death syndrome, SIDS)**
> 생후 2~12개월 영아가 돌연사하는 경우 장시간의 저환기와 저산소증의 결과로 초래되는 무호흡 apnea이 주요 원인이다. 폐포 내 저산소 농도로 말미암아 동맥이 수축되며 이러한 상태가 계속되면 폐순환의 저항이 증가된다.

(3) 기관과 기관지

후두에 연결된 **기관** trachea의 도입 부분은 폐포가 없는 2개의 **기관지** bronchus로 나뉘어 두개의 폐로 연결되며, 기관지에서 혈액과의 기체교환이 일어난다. 기관과 기관지의 벽은 연골링으로 구성되어 있어 통로를 보호해 준다. 세기관지는 호흡기관과 폐포를 연결한다.

기관 부위에서는 공기의 온도와 습도를 조절하며 이물질을 제거한다. 기관의 상피세포층에는 섬모가 있으며 점액을 분비한다. 섬모는 이물질을 분비된 점액에 붙여서 인두 쪽으로 밀어낸다. 흡연을 하는 경우 섬모운동이 원활하지 못해 점액의 상하 이동이 잘 이루어지지 않으므로 기침을 하여 점액을 이동시키게 된다.

세기관지는 이물질이 폐포로 들어가는 것을 방지하기 위해서 수축한다. 대식세포들이 폐포에 들어온 미생물이나 이물질을 파괴한다.

(4) 폐와 폐포

폐 lung는 심장과 함께 **흉강** thoracic cavity 즉, 가슴 안에 있다. 흉강은 횡격막 diaphragm에 의해 복부와 분리되어 있다. 흉강 벽은 갈비뼈(늑골), 흉골, 갈비뼈 사이근육(늑간근) 등으로, 탄력성 있는 결합조직이 분포되어 있다. 폐는 매우 얇은 흉막 pleura으로 이루어진 늑막강에 싸여 있다 그림 8-2.

폐에는 3억 개의 공기주머니인 **폐포** pulmonary alveoli가 있다. 전체 폐포의 면적은 체표면적보다 40배나 넓어 대량의 가스를 보유하고 교환할 수 있다. 폐포 주위에는 모세혈관이 그물처럼 둘러싸여 있어서 공기와 가스의 교환을 할 수 있는 혈액이 공급된다. 폐혈관을 통한 폐순환은 폐혈관 내 압력이 낮기 때문에 체순환보다 저항이 매우 낮다. 따라서 혈관의 직경은 대개 중력과 폐 내부의 물리

> **흉막(늑막)**
> 이중벽으로 이루어진 주머니 모양으로 안쪽에 액체가 있어서 흉막의 표면을 부드럽게 하고 호흡운동 시 마찰을 감소시킴. 이곳에 염증이 생긴 것이 늑막염임.

그림 8-2 흉강 내 각 기관의 위치(단면)

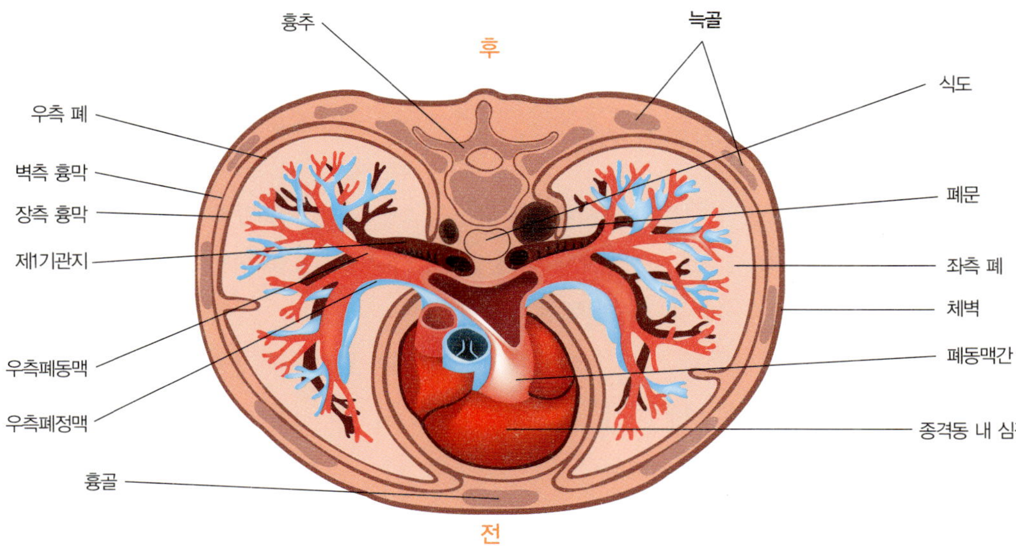

적인 힘에 의해 결정된다.

폐포는 기체교환이 일어나는 장소이며 폐포막의 두께는 1~4μm 정도로 매우 얇다. 한 층의 표피세포와 그 밖을 한 층의 얇은 결합조직이 둘러싸고 있다. 폐포의 바깥쪽에는 폐동맥이 가지를 친 모세혈관망이 분포되어 있다. 모세혈관이 다시 합쳐져서 폐정맥을 이룬다. 폐포와 모세혈관 사이가 매우 밀접해서 기체교환이 신속하게 이루어진다. 폐포에서 분비된 표면활성제 surfactant는 폐가 확장되는 데 필요한 에너지를 줄여준다. 폐포의 내부 표면은 수성 유동액의 얇은 막으로 둘러싸여 있으며, 이로 인한 표면장력은 숨을 들이마실 때 폐포가 늘어나는 것을 억제한다.

표면장력
공기와 물이 접하는 모든 계면에 있는 물분자들 사이에서 서로 잡아당기는 힘이 작용하여 표면적이 넓어지는 것을 방지하는 현상

폐포에는 근육이 없어 운동신경은 분포되어 있지 않으며, 폐포에 있는 확장 수용기 stretch receptor로부터 감각신경섬유가 미주신경을 통해서 연수에 자극을 전달한다. 소기관지의 평활근은 교감신경과 부교감신경의 지배를 받고 있다. 부교감신경이 흥분하면 소기관지는 수축되고, 교감신경이 흥분하면 소기관지가 확장되어 환기작용이 효과적으로 일어난다. 폐렴과 같이 폐포가 감염된 상태에서는 기체교환에 이상이 생긴다.

알아두기 폐렴

폐렴 pneumonia은 폐포와 폐동맥 세포막이 폐렴구균에 감염된 상태이다. 혈액으로부터 혈장을 비롯해 적혈구와 백혈구 세포가 폐포로 흘러들어가 폐기능을 할 수 없게 된다. 폐렴은 고열과 호흡곤란을 보이며, 유아와 노인의 중요한 사망원인으로 작용한다.

2 호흡기계의 기능

호흡의 주요 기능은 외부에 있는 산소를 폐 내로 흡입하여 혈액을 통하여 산소를 각 세포로 운반함으로써 체세포로 하여금 산소를 이용하여 에너지를 생성하게 하는 것이다. 또한 에너지 생성과정에서 발생한 이산화탄소를 체외로 배출하는 기능을 한다. 이 외에도 체액의 산-염기 평형유지, 수분과 열 방출 등의 중요한 기능도 수행한다.

(1) 산소 공급

신체의 구성세포는 공기를 직접 받아들일 수 없다. 산소는 코를 통해서 인후와 기관지를 거쳐 폐로 들어온다. 그다음 산소는 폐모세혈관의 혈액 속으로 들어가 심장을 거쳐 체순환을 통하여 각 조직세포로 운반된다.

(2) 이산화탄소 배출

세포 내에서 유기물질이 산화되어 에너지를 방출하는 과정에서 이산화탄소가 생성된다. 이산화탄소는 혈액으로 방출되어 탄산이 되어 폐로 운반되고, 호기를 통해 체외로 배출된다. 탄산가스 배출이 제대로 이루어지지 않으면 혈액 내에 탄산이 많아지게 된다.

(3) 체액의 산-염기 평형

호흡은 체내에서 끊임없이 생산되는 탄산을 배출하여 체액의 산-염기 평형을 조절한다. 호흡은 체액의 pH를 7.1~7.4의 좁은 범위 내로 유지시키는 데 필수적인 역할을 한다 그림 2-9.

(4) 수분과 열 방출

호흡에 의한 성인의 수분 배설량은 1일 400~500mL이다. 호흡을 통한 수분 배출은 감지되지 않아 불감증설 insensible perspiration이라고 한다. 그러나 우리가 거의 감지하지 못하지만 추운 겨울날 입김이 서리는 것을 보면 호기를 통해 수분이 방출된다는 것을 알 수 있다. 이러한 수분 방출은 피부를 통한 발한과 함께 체온을 조절하는 중요한 방법이다. 열이 심하게 날 때 호흡수가 많아지는 것도 이러한 이유이다.

(5) 발성

상부 기도인 성대는 발성기와 공명통의 구실을 한다. 성대의 움직임과 떨림으로 발성이 가능하며, 말을 통하여 감정과 생각의 표현이 가능하게 된다.

성대
후두구를 가로지르는 펼쳐진 2개의 탄성조직 중 하나로, 공기가 지나가면 진동을 일으켜 소리를 냄

2. 호흡과정과 운동

호흡은 숨쉬기로서 산소를 흡입하여 공급하고, 세포 내에서 산화되어 생성된 이산화탄소를 체외로 배출시키는 과정을 이른다. 호흡운동은 흉곽과 횡격막의 운동으로 이루어진다.

I 호흡과정

호흡은 폐환기, 외호흡, 내호흡의 세 과정으로 구분할 수 있다 그림 8-3.

(1) 폐환기

폐환기 lung ventilation는 폐포 내 공기와 대기 사이의 공기 교환으로서, 공기가 폐로 들어가고 나오는 과정이며 일반적으로 호흡이라고 한다. 산소가 많은 대기 중 공기를 폐포 내로 흡입하고, 이산화탄소 농도가 높은 폐포 내 공기를 체외로 배출하는 과정이다. 폐의 폐포낭에 들어간 공기는 계속 바뀌면서 새로워지게 된다.

그림 8-3 호흡과정

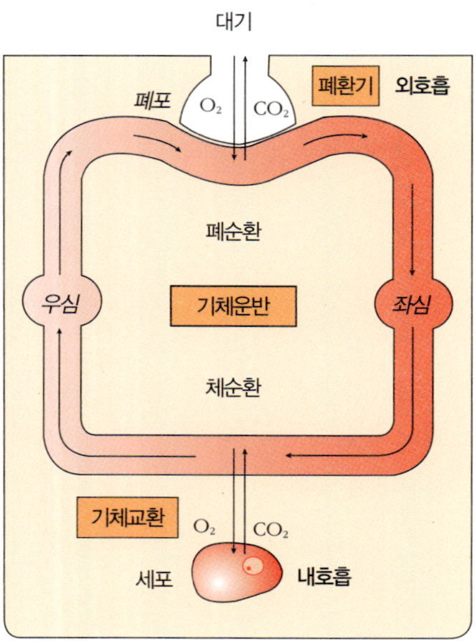

(2) 외호흡

외호흡 external respiration은 외부 공기와 혈액 사이에 산소와 이산화탄소가 교환되는 과정이다. 즉 폐 혈액과 폐포 사이에 일어나는 기체의 교환이다 그림 8-3. 산소와 이산화탄소는 분압차에 의한 확산을 통해 폐의 모세혈관 내 혈액과 폐포 내 공기 사이에서 교환된다. 폐포 벽 표면이나 폐포 벽과 모세혈관 사이에 장애가 생기면 외호흡에 지장이 초래될 수 있다.

(3) 내호흡

내호흡 internal respiration은 혈액과 조직 세포 사이에서 산소와 이산화탄소의 교환

알아두기 호흡상(respiratory quotient, RQ)

내호흡 시에 에너지 생성 영양소로부터 에너지를 생성하는 과정에서 산소가 소모되고 이산화탄소가 생성된다. 이때 소비된 산소에 대한 생성된 이산화탄소 비율을 호흡상이라고 한다. 일반적으로 탄수화물의 호흡상은 1이고, 지방은 0.7, 단백질은 0.8이다.

이 이루어지는 과정이다.

내호흡 과정까지 일어나야 기체교환의 최종 목적이 달성된다. 이러한 호흡과정은 신경계와 그 외 여러 요소에 의하여 조절된다.

2 호흡운동

흡기와 호기로 이루어지는 호흡운동은 흉곽과 횡격막 운동에 의해 일어난다. 횡격막과 늑간근이 규칙적으로 수축, 이완을 되풀이함으로써 이루어진다. 흡기와 호기는 공기의 유동에 의해서 일어난다. 공기는 압력이 높은 데서 낮은 데로 이동하므로 대기로부터 폐로 공기가 들어오려면 폐내압이 대기압보다 낮아야 하고, 반대로 폐의 공기가 밖으로 배출되려면 폐내압이 대기압보다 높아야 한다 그림 8-4.

그림 8-4 흡식과 호식 때 일어나는 과정

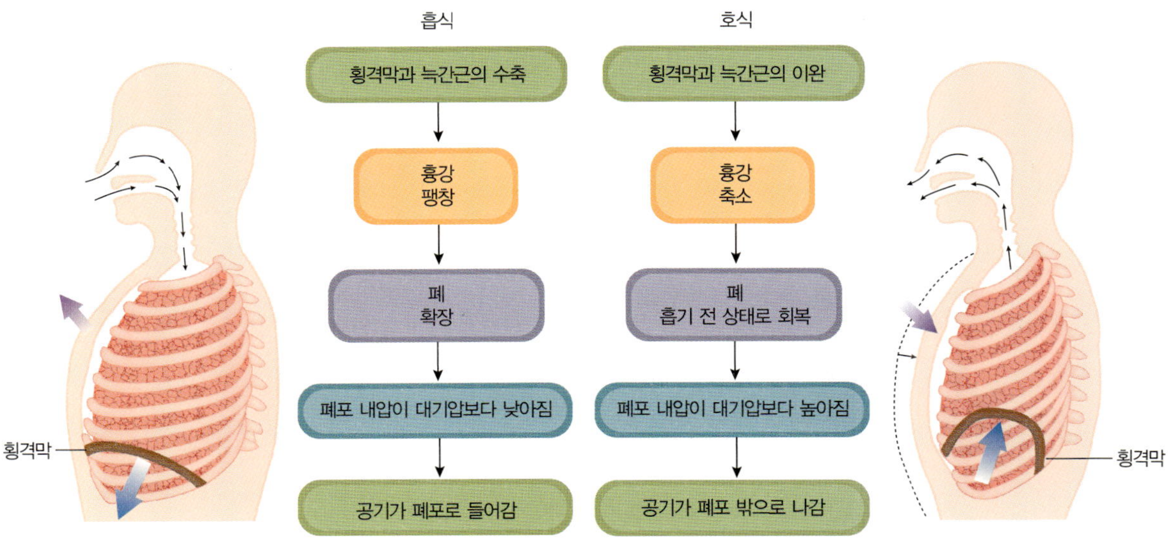

(1) 흡기

흡기 inspiration는 들이마시는 숨이다. 흡기 시 횡격막과 늑간근이 수축하면 흉강의 크기가 커져 폐의 부피가 늘어나게 된다. 그러므로 폐내압이 낮아져 외부의 공기가 폐로 들어간다.

(2) 호기

호기 expiration는 내쉬는 숨으로 횡격막과 늑간 근육이 이완되면 탄성장력에 의해서 흉강의 크기가 작아져서 폐의 부피가 원래대로 줄어든다. 따라서 폐내압이 대기압보다 높아져 폐포의 공기가 밖으로 나가게 된다.

병적으로 **과환기** hyperventilation이나 **저환기** hypoventilation가 생길 수 있다. 환기 과잉으로 이산화탄소를 지나치게 배출하면 알칼리혈증 alkalosis이 될 수 있고, 환기 부족 상태에 이르면 산혈증 acidosis이 유발된다. 흡기가 부족해 산소 공급이 생리적 요구량 이하로 감소되면 저산소증 hypoxia이 된다. 이러한 증상은 기도에 종양이 생겼거나 이물질이 들어왔거나 천식, 고산지대 등반 시, 물에 빠졌을 때, 화재 시, 적혈구 부족 시, 연탄가스 중독 등 다양한 원인에 의해 발생할 수 있다. 위급한 산소부족 시에는 인공호흡으로 생명을 연장시킬 수 있다.

(3) 변형된 호흡

호흡 외에 여러 상황에서 폐로 공기가 들어오기도 하고 나가기도 한다. 말하기, 기침, 재채기, 울음, 웃음과 같은 비호흡성 공기 유통으로도 호흡이 이루어진다. 기침이나 재채기는 연수의 호흡뉴런이 반사적으로 숨을 깊이 들이마셔 폭발

알아두기 **변형된 호흡과 호흡작용**

- **말하기**: 숨쉬기가 변형되어 대뇌피질의 충격이 호흡중추를 활성화하여 말하게 된다.
- **기침**: 성문이 폐쇄되고, 폐로부터 성문 쪽으로 공기가 강력하게 나오면 성문이 갑자기 열리면서 공기가 밖으로 배출된다. 기침은 하기도를 깨끗하게 한다.
- **재채기**: 공기가 구강 대신에 비강을 통해 나오는 현상이며, 연구개에 붙어 있는 구개수가 아래로 처져서 구강과 인두의 통로가 차단되면서 비강으로 공기가 나간다. 재채기는 상기도를 깨끗하게 한다.
- **울음과 웃음**: 짧은 호흡 후 공기를 배출하면서 흡식한다. 울음과 웃음은 정서적인 원인에 의해 유도된다.
- **딸꾹질**: 횡격막 신경의 자극에 의해 횡격막의 경련하여 생기는 갑작스런 흡식이다. 소리는 흡입된 공기가 폐쇄된 성문의 성대를 치면서 발생한다.
- **하품**: 입을 많이 벌리고 하는 심호흡으로 혈중 산소량을 증가시킬 필요가 있을 때 촉발된다. 모든 폐포에서 환기가 일어난다.

적으로 내보내는 현상이다. 따라서 이물질이 기도로 이동하여 폐로 들어가는 것을 방지한다. 유독물질을 흡입했을 때 갑작스럽게 호흡이 정지되는 현상도 보존반사작용의 일종이다.

3 호흡운동 조절

호흡은 생명을 유지하기 위해서 호흡근의 수축과 이완을 반복하면서 주기적으로 계속된다. 이러한 호흡운동은 호흡중추에 의한 신경 조절과 화학물질 조절에 의해 이루어진다.

> **호흡근**
> 호흡할 때 가슴을 확대 · 수축시키는 근육으로 늑간근, 횡격막, 복부 근육 등이 있음

(1) 호흡중추와 신경성 조절

호흡중추 respiratory center는 뇌의 연수와 뇌교에 위치하고 있으며 흡식중추와 호식중추로 나누어진다. 연수에 존재하는 흡식중추는 호흡조절의 기초가 되며 지속적인 흡기를 일으킨다. 뇌교에는 흡식중추와 호흡조정중추가 있으며, 이들은 미주신경과 더불어 지속적으로 흡식중추의 기능에 영향을 미친다.

호흡은 횡격막과 늑간근을 구성하는 골격근이 신경 자극에 의해서 수축과 이완이 반복되므로 횡격막이나 늑간근에 분포한 운동신경의 흥분에 의해서 일어난다. 이러한 운동신경의 충동이 뇌로 전달됨으로써 호흡의 리듬과 깊이가 조절된다.

(2) 화학적 조절

호흡은 신경을 통해 조절될 뿐 아니라 동맥 혈액 내의 화학적 성분 변화에 의해서도 조절된다. 예를 들면, 산소분압 Po_2이나 이산화탄소분압 Pco_2 또는 수소이온 H^+ 농도의 영향을 받으며 이들 성분에 대한 예민도는 각각 다르다. 화학적 호흡조절을 하는 데는 말초 화학수용기 peripheral chemoreceptor와 중추 화학수용기 central chemoreceptor가 중요하게 작용한다.

① 이산화탄소분압에 의한 조절

중추 화학수용기는 연수에 위치하고, 말초 화학수용기는 경동맥과 대동맥 소체에 존재한다. 이들 화학수용기는 흥분성 시냅스 자극을 연수의 흡식중추로 전달한다. 뇌 혈액의 수소이온 농도가 증가하면 중추 화학수용기가 자극을 받고, 동맥혈의 수소이온 농도가 증가하면 말초 화학수용기가 자극을 받아서 깊고 빠

그림 8-5 호흡중추에 대한 화학물질과 신경의 영향

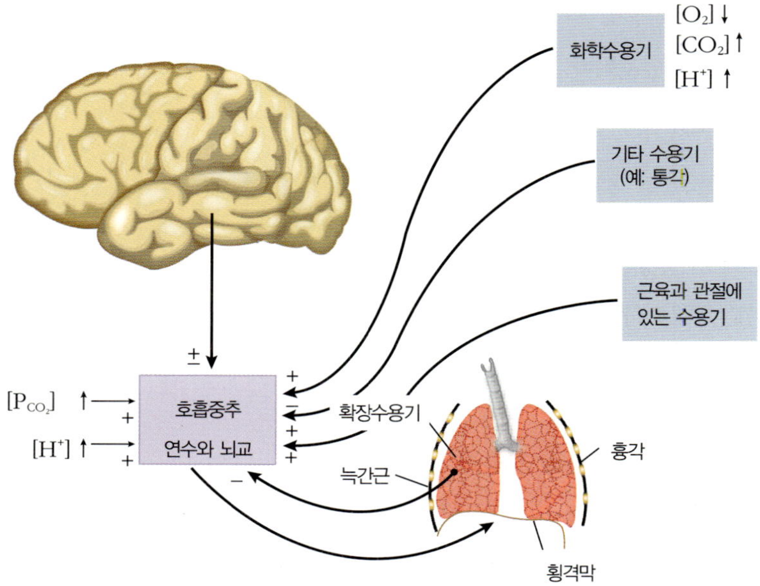

른 호흡을 통해 환기를 증가함으로써 이산화탄소의 배출을 늘린다. 이를 **과환기** hyperventilation라고 한다 그림 8-5. 과환기는 운동 시에 나타나는 과호흡과는 구별된다. 반대로 혈액 내 이산화탄소의 양이 감소하거나 동맥혈 내 산소 농도가 정상 이상으로 증가하면 환기량을 감소시켜서 동맥혈 내 이산화탄소나 산소의 양을 정상수준으로 유지한다. 이러한 **저환기** hypoventilation는 극히 느리거나 얕은 호흡이다.

말초 화학수용기는 폐질환이나 고산지대에 있어서 동맥혈의 산소 농도가 감소하거나 수소이온 농도가 증가할 때 주로 자극을 받는다 표 8-1. 그러나 산소분압이 낮아지지 않는 빈혈의 경우에는 작용하지 않는다.

표 8-1 중추 화학수용기와 말초 화학수용기에 영향을 미치는 요소

중추 화학수용기 :	연수에 위치하며 뇌 혈액의 변화에 반응함 수소이온 농도에 자극받으므로 증가된 이산화탄소의 영향을 받음
말초 화학수용기 :	경동맥 소체와 대동맥 소체에 위치하며 동맥혈의 변화에 반응함 산소의 감소(저산소증) 수소이온 농도의 증가(대사성 산독증) 이산화탄소의 증가(호흡성 산독증)

② 동맥혈의 수소이온 농도에 의한 조절

호흡성 산혈증 acidosis이나 **호흡성 알칼리혈증** akalosis의 경우 말초 화학수용기가 환기를 조절하는 중요한 역할을 한다 표 8-2. 예를 들어, 심한 운동으로 혈액에 젖산이 증가하면 말초 화학수용기의 자극으로 환기가 항진된다. 호흡성 산혈증으로 일어난 환기 증가는 동맥혈의 P_{CO_2}을 감소시키고 수소이온 농도를 낮추어 정상으로 되돌아오게 한다 그림 8-6.

그림 8-6 호흡성 산혈증 시 폐환기 과정

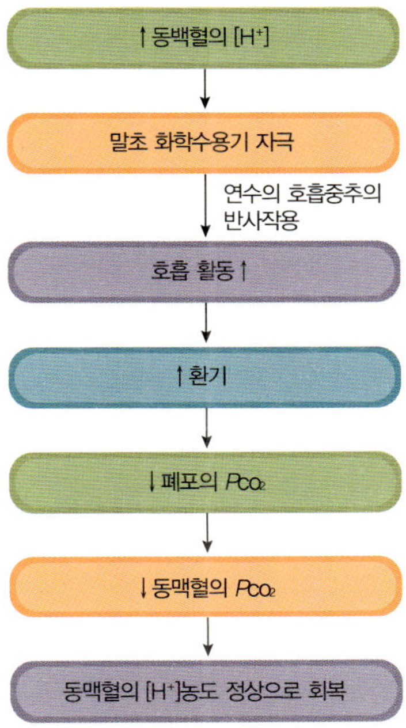

건강한 사람은 호흡기계를 통하여 항상성이 유지된다. 이산화탄소나 다른 종류의 산성 물질이 혈액에 축적되어 혈중 pH가 떨어지기 시작하면 더 깊고 빠른 호흡을 한다. 과환기는 더 많은 이산화탄소를 배출하여서 혈중 pH를 정상으로 회복시킨다. 반대로 혈액이 알칼리화될 때는, 호흡이 느려져서 혈액 내 이산화탄소를 축적하여 혈중 pH를 정상 수준으로 회복시킨다.

안정 시의 호흡조절은 뇌 혈액의 수소이온 농도에 의해 주로 이루어진다. 저환기는 극히 느리거나 얕은 호흡이다. 과환기는 혈액 내 탄산의 양을 극적으로 변화시키는데, 탄산은 저환기 시에 증가하고 과한기 시에는 감소한다. 이러한 상황은 혈액 내 완충능력을 넘어서 산혈증이나 알칼리혈증을 일으킬 수 있다 표 8-2.

표 8-2 호흡성 산혈증과 호흡성 알칼리혈증의 수소이온과 이산화탄소 농도의 변화

일차적 반응	$[H^+]$	$[HCO_3^-]$	$[CO_2]$	$[HCO_3^-]$ 변화의 원인	$[CO_2^+]$ 변화의 원인
호흡성 산혈증	↑	↑	↑	신장의 보상	호흡기능 이상
호흡성 알칼리혈증	↓	↓	↓		

③ 산소분압의 영향

동맥혈의 산소분압은 탄산가스분압과는 달리 호흡저하나 과호흡 시에 크게 변하지 않는다. 호흡저하 시에는 아주 서서히 감소하며 과호흡 시에는 큰 변화가 없다. 동맥혈의 산소분압의 변화는 환기 조절에 큰 영향력을 발휘하지 않는다. 동맥혈의 산소분압은 탄산가스분압의 변화에 대한 화학수용기의 민감도에 영향을 미치는 간접적인 방식으로 호흡조절에 작용한다.

3. 폐용적과 폐용량

폐용적이나 폐용량은 호흡 시 폐에 들어가는 공기의 양이나 폐에 드나드는 공기의 양을 부피로 나타내는 지표로 사용된다. 숨을 쉴 때 폐활량과 폐 내의 공기를 비우는 속도는 폐의 기능에 따라 다르다. 폐용량과 폐용적은 성별, 나이, 신체상태 등의 영향을 받는다. 폐용량은 동일한 사람의 경우, 건강할 때 더 크다.

1 폐용적과 폐용량

폐용적 lung volume은 1회 호흡량, 흡기예비량, 호기예비량과 잔기량으로 구분한다 그림 8-7, 표 8-3. 호흡량의 측정은 최대로 공기를 들이마신 다음에 폐활량계에 숨을 내쉬어서 1초 후, 2초 후, 그리고 3초 후의 내쉰 숨의 양을 측정하는 것이다. 폐 기능이 정상인 사람은 처음 1초 후에 폐활량의 85%를, 2초 후에는 94%를, 그리고 3초 후에는 97%를 내뿜게 된다. 호흡량은 폐용적, 즉 폐의 크기에 의해 영향을 받는다.

폐용량 lung capacity은 흡기용량, 기능적 잔기용량, 폐활량과 전폐용량으로 구분한다 그림 8-7.

그림 8-7 성인 남자의 폐용적과 폐용량

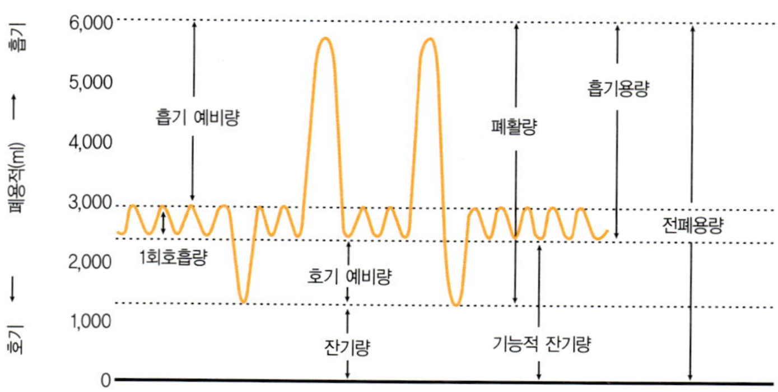

측정	양(mL)
1회 호흡량(TV)	500
흡기 예비량(IRV)	3,000
호기 예비량(ERV)	1,200
잔기량(RV)	1,200
폐활량(VC)	4,700
흡기용량(IC)	3,500
기능적 잔기량(FRC)	2,400
전폐용량(TLC)	5,900

표 8-3 폐용적과 폐용량

구분	항목	설명
폐용적	1회 호흡량 tidal volume, TV	안정호흡 시에 매 호흡주기마다 흡입 또는 호기하는 공기량
	흡기예비량 inspiratory reserve volume, IRV	안정 시 흡기가 끝난 후 더 들이마실 수 있는 용량
	호기예비량 expiratory reserve volume, ERV	안정 시 호기가 끝난 후 더 내보낼 수 있는 공기량
	잔기량 residual volume, RV	최대 호기가 끝난 후 폐내 남아 있는 공기량
폐용량	흡기용량 inspiratory capacity, IC	안정 시 호기가 끝난 후 최대로 들이마실 수 있는 공기량 IRV + TV
	기능적 잔기량 functional residual capacity, FRC	안정 시 호기가 끝난 후 폐내 남아 있는 공기량 RV + ERV
	폐활량 vital capacity, VC	최대 흡기에 이어 최대로 호기할 수 있는 공기량 'TV + ERV + IRV'으로 임상적으로 유용한 측정치
	전폐용량 total lung capacity, TLC	최대로 흡입하였을 때 폐내 공기량 VC + RV

알아두기 **폐활량계의 원리**

물이 들어 있는 용기 속에 원통을 거꾸로 세워 그 무게로 인해 알맞게 뜨도록 한다. 원통 속에는 보통 공기와 산소가 들어 있으며 관으로 입과 원통을 연결시킨다. 이 관을 통해서 호흡을 하면 원통은 상하운동을 하게 되며, 그 움직임이 회전하는 키모그래프에 기록되어 폐활량을 측정할 수 있다.

2 폐환기량

(1) 폐환기량

매분당 폐를 통해 환기되는 양을 **폐환기량** minute ventilation이라 하며, 1회 호흡량을 호흡률로 곱한 수치와 같다.

폐환기량(mL/min) = 1회 호흡량 × 호흡률

정상적인 사람은 휴식기에 1분에 12회 호흡을 하며, 1회 호흡 시 500mL의 공기를 흡입하고 다시 내쉬게 된다. 폐환기량은 6,000mL/분(500mL/호흡 × 12회/분)이 된다. 그러나 죽은 공간 때문에 모든 공기가 폐내 혈액과 교환되지는 않으며, 혈액과 기체의 교환은 폐포에서만 일어난다. 호기 시 1회 호흡량인 500mL가

그림 8-8 폐포의 환기량

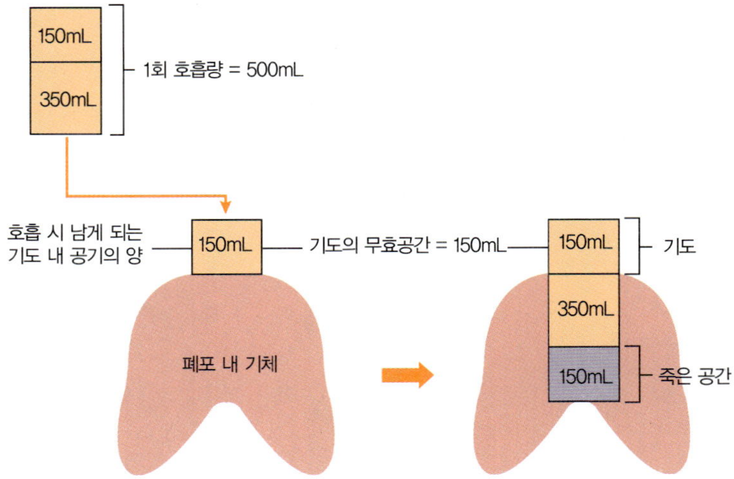

> **죽은 공간** anatomic dead space, DS
> 흡입된 기체가 단지 기도의 위, 아래로 이동하게 되어 폐포에 도달하지 못하고 혈액과의 기체 교환이 일어나지 않는 공간

기도를 통해 폐포 밖으로 이동하게 되고 폐포 공기의 약 350mL가 코나 입을 통해 대기로 나간다. 죽은 공간의 양은 150mL로 호기 단계가 끝나도 기도에 남아 있게 된다. 다음 흡기 시에 500mL의 공기가 폐포로 들어오지만 대기로 나가지 않고 기도에 남아 있는 150mL의 공기가 포함된다. 따라서 실제로는 350mL의 공기만이 폐포에 새로 들어온 양이다 그림 8-8.

(2) 폐포 환기량

분당 폐포로 들어오는 신선한 공기의 전체 양을 폐포 환기량 alveolar ventilation 이라 한다 표 8-4.

폐포 환기량 =	(1회 호흡량 −	죽은 공간) ×	호흡률
(mL/분)	(mL/호흡)	(mL/호흡)	(호흡수/분)

(3) 호흡 방법과 폐환기량

성인 남자의 호흡부피와 폐활량은 그림 8-7과 같다. 성인 남자의 1회 호흡량은 약 500mL이며 흡기성 예비용량은 3,000mL이다. 또 호기성 예비용량은 1,200mL이며 잔기량은 1,200mL이다. 호흡량으로 볼 때 폐활량은 4,700mL인데 흡기용량은 3,500mL이다. 또 기능적 잔기량은 2,400mL이며 전폐용량은 5,900mL이다.

표 8-4 호흡 방법에 따른 호흡률, 호흡량과 환기량

호흡 방법	호흡률(분당)	1회 호흡량(mL)	폐환기량(mL/min)	폐포 환기량(mL/min)
정상 숨쉬기	12	500	6,000	12 × (500 − 150) = 4,200
깊고 느린 숨쉬기	6	1,000	6,000	6 × (1,000 − 150) = 5,100
얕은 헐떡거림	40	150	6,000	40 × (150 − 150) = 0
깊은 헐떡거림	24	250	6,000	24 × (250 − 150) = 2,400

분당 폐환기량보다 폐포 환기량이 더 중요하다 표 8-4. 실험에서 호흡 방법을 달리하였을 때 동일한 폐환기량을 가지고 있어서 분당 동일한 양의 공기가 폐를 통해 들어오고 나간다. 분당 폐환기량에서 해부학적 죽은 공간을 빼주게 되면 폐포 환기량에 뚜렷한 차이가 있다. 다시 말하면 폐포 환기량은 숨쉬기의 종류에 따라 크게 차이가 있어서 폐환기량, 즉 분당 호흡량은 6,000mL/분으로 동일하지만 폐포 환기량은 0에서 5,100mL/분까지 크게 차이가 있다. 이로써 천식과 같이 힘없이 헐떡거리는 얕은 호흡은 신선한 공기를 폐포에 공급할 수 없음을 알 수 있다. 이 경우 폐포 환기량이 거의 없으므로 폐포 호흡이 일어나지 않아서 수분 내에 의식불명의 상태가 될 수 있다. 반면에 깊게 천천히 숨쉬기를 할 경우, 정상적인 상태에서의 4,200mL/분보다 높은 5,100mL/분의 폐포 환기량을 보인다.

폐포 환기에 있어서는 호흡의 깊이가 중요하다. 호흡을 깊게 하는 것이 호흡률을 증가하는 것보다 효과적으로 폐포 환기량을 증가시킬 수 있다. 운동과 같이 환기를 증가시키는 대부분의 상황은 호흡률보다는 호흡의 깊이를 상대적으로 증가시킨다.

알아두기 **천식**

천식 asthma은 흡기보다 호기가 어려운 호흡곤란증으로, 증상이 계속되면 점차 가슴이 커진다. 천식은 공기에 있는 외부 물질 즉, 흡연이나 식물성 유해물질 등에 의해서 생긴 항체가 폐포에 가까이 있는 폐세포와 작용하여 과민성 물질인 히스타민 histamin과 브라디키닌 bradykinin을 생산하여 폐포 벽을 붓게 하고, 폐포 강에는 점성물질을 분비하며 폐포 연근육을 강직시키기 때문에 호흡 깊이가 얕아지게 된다.

(4) 호흡 속도와 깊이에 영향을 주는 요소

① **신체활동** : 뇌 중추가 호흡의 기본 리듬을 조절하지만 말하기, 재채기, 운동과 체온상승 같은 신체 상황이 호흡의 속도와 깊이에 영향을 준다. 체온상승도 호흡속도를 증가시킨다.

② **의식적 조절** : 노래나 삼키기를 하는 동안 호흡조절은 매우 중요하며, 의식적 호흡조절은 매우 제한적이다.

③ **감정적 요소** : 감정적 요소가 호흡의 속도와 깊이에 영향을 준다. 공포영화를 볼 때, 얼음을 만졌을 때 호흡이 달라지는 것을 감지할 수 있다.

④ **화학적 요소** : 중요한 화학물질은 혈액 내 이산화탄소와 산소 수준이다. 이산화탄소의 증가와 혈액 pH의 감소는 호흡 속도를 증가시키고 호흡 깊이를 증가시키는 요소이다.

4. 기체의 운반과 교환

우리가 들이마신 산소는 폐포막을 통해서 폐 모세혈관으로 들어가 혈액을 통해서 각 조직세포로 운반된다. 반대로, 세포에서 생긴 이산화탄소는 폐로 운반되어 체외로 방출된다. 폐포와 동맥혈 간의 기체교환이나 조직세포 사이의 기체교환이 일어나는 내호흡은 확산에 의해서 일어난다. 혈액 내보다 폐포의 산소 농도가 항상 높기 때문에, 확산에 의해서 혈액에서 조직으로 산소가 계속해서 이동된다 표 8-5.

표 8-5 호흡 시 폐포, 동맥혈, 정맥혈의 기체분압

기체	폐포(mmHg)	동맥혈(mmHg)	정맥혈(mmHg)
P_{O_2}	100	95	40
P_{CO_2}	40	40	46
P_{N_2}	573	573	573
수증기	47	47	47

Ⅰ 헤모글로빈, 산소의 운반과 교환

(1) 호흡 시 산소의 이동

산소는 폐포 혈관벽을 통해서 폐포 공기로부터 산소 농도가 낮은 폐혈관의 혈액 내로 이동하게 된다. 그리고 혈액 내 헤모글로빈과 결합하여 옥시헤모글로빈 oxyhemoglobin(HbO_2) 형태로 운반되어 조직세포로 이동한다 그림 8-9. 이때 산소가 해리된 헤모글로빈에 수소이온이 결합하여 디옥시헤모글로빈이 된다. 한편, 소량의 산소는 혈장에 용해되어 운반된다.

(2) 옥시헤모글로빈과 해리곡선에 영향을 주는 요소

조직에서 방출되는 산소의 양은 산소의 농도뿐만 아니라 이산화탄소, 온도, 수소이온 농도, 그리고 체온과 적혈구에서 생성되는 2,3-디포스포글리세르산 DPG의 영향을 받는다.

① 이산화탄소

옥시헤모글로빈 해리곡선 oxyhemoglobin dissociation curve에서 이산화탄소분압이 증가하면 pH가 감소하게 되며, 같은 산소분압에서도 좀 더 많은 산소를 조직에 내줄 수 있다 그림 8-9. 조직세포에서 생성된 이산화탄소는 혈액으로 방출된다. 이산화탄소 농도는 폐포 내 공기보다 폐혈관 내에서 훨씬 높기 때문에 이산화탄소는 혈액에서 폐포로 들어간다. 폐로부터 나오는 폐정맥 pulmonary veins의 혈액은 고산소와 저이산화탄소의 상태이고 순환계로 들어가게 된다. 폐 혈액 내에서 산소를 반입하는 것과 이산화탄소를 해리하는 것은 계속된다.

그림 8-9 온도, 수소이온과 DPG 농도가 헤모글로빈 포화도에 미치는 영향

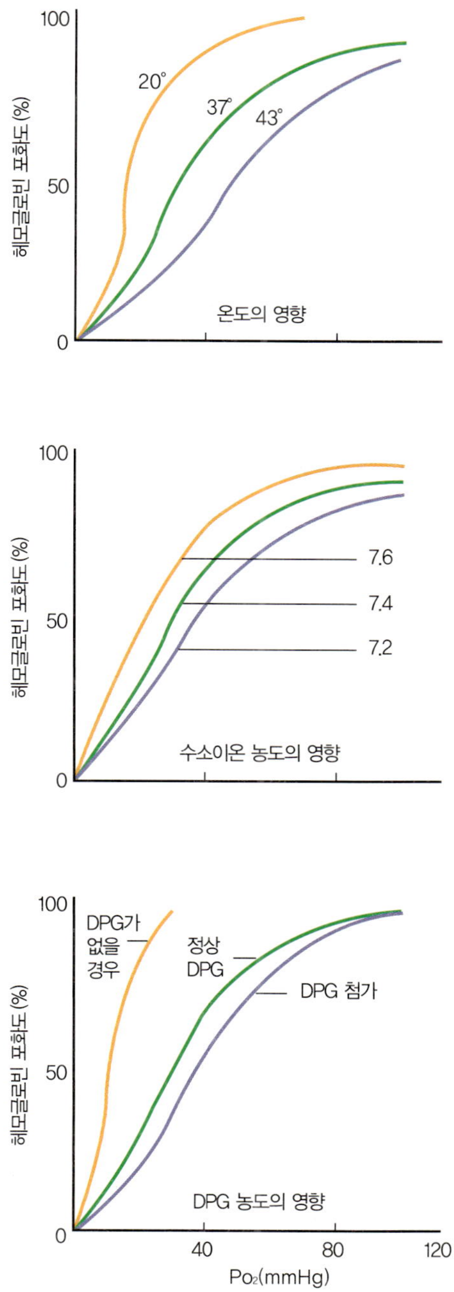

알아두기 일산화탄소 가스중독

연탄가스 중 일산화탄소는 산소보다 적혈구와 친화력이 200배나 커서, 들이마시면 산소 부족이 되고 내호흡이 일어나지 않게 된다. 중독 시 고산소 요법이 필요하다.

보어 효과
Bohr effect
혈액의 pH가 저하되어 산성이 되면 헤모글로빈의 산소에 대한 친화력이 감소하여 같은 산소분압에서 더 많은 산소를 조직으로 주는 효과임. 수소이온이 옥시헤모글로빈보다 더 활발하게 결합하기 때문임.

② 수소이온 농도

혈액에 들어온 이산화탄소는 탄산으로 전환되므로 모세혈관의 혈액은 점차 산성화된다. 혈액의 산도가 증가할수록 헤모글로빈과 산소와의 친화도가 감소하여 더 많은 산소가 유리된다. 그러므로 산의 증가는, 일정한 산소분압에서 옥시헤모글로빈 해리곡선을 오른쪽으로 옮긴다.

③ 온도

체온의 상승은 헤모글로빈으로부터 산소의 해리를 촉진해, 일정한 산소분압에서 옥시헤모글로빈 해리곡선을 오른쪽으로 옮긴다. 대사가 활발한 조직이나 운동 중인 근육은 산소 필요량이 높은데 열 생산량이 많아 이러한 요구를 충당할 수 있다.

④ 2,3-DPG의 영향

적혈구의 대사과정에서 생산되는 2,3-DPG는 이산화탄소나 수소이온처럼 헤모글로빈과 결합하는데, 역시 헤모글로빈의 산소 친화력을 감소시킨다. 그러므로 혈액의 2,3-DPG 증가는 옥시헤모글로빈 해리곡선을 오른쪽으로 옮겨 조직으로 산소 공급을 증가시킨다.

2 이산화탄소의 운반과 교환

(1) 이산화탄소 운반

대부분의 이산화탄소는 혈장 내에서 중탄산이온 HCO_3^-의 형태로 운반된다. 조직세포에서 확산되어 나온 이산화탄소는 적혈구 내로 들어가 적혈구 내 탄산탈수효소 carbonic anhydrase(CA)의 작용으로 물과 결합하여 중탄산이온으로 전환되어 혈장 내로 방출된다. 이러한 기체교환 결과 순환계의 동맥혈은 폐를 떠날 때

그림 8-10 세포 내 CO_2 운반

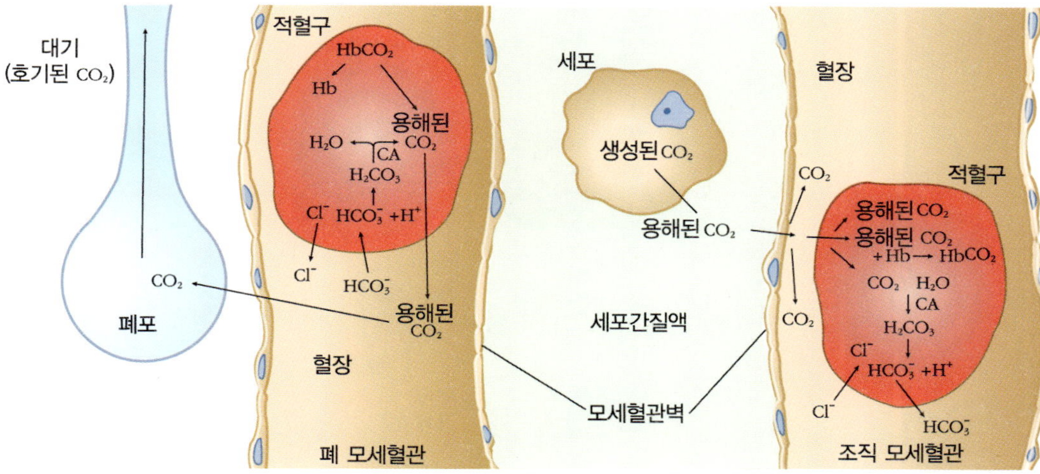

보다 저산소, 고이산화탄소의 상태가 된다. 약 20% 정도의 이산화탄소는 적혈구 내의 헤모글로빈에 결합하여 카르바미노헤모글로빈 carbamino hemoglobin으로 운반된다. 이산화탄소가 혈액에서 폐포 내로 확산되려면 중탄산이온 형태에서 분리되어야 한다. 이렇게 되기 위해서는 중탄산이온이 수소이온 H^+과 결합하여 탄산 H_2CO_3이 되어야 한다. 탄산은 재빨리 물과 이산화탄소로 분리된다. 그리고 이산화탄소는 혈액으로부터 폐포로 확산되어 들어간다 그림 8-10.

(2) 이산화탄소 운반과 산-염기 조절

혈액의 산-염기 평형은 폐와 신장의 기능을 통해 유지된다. 여기서는 폐를 통한 환기, 즉 이산화탄소의 배출과 관련된 산-염기 평형의 조절만을 다룬다.

호흡에 의한 pH 조절은 그림 8-11 과 같다. 호흡조절의 주요 자극은 혈장의 수소이온 농도와 탄산가스분압이다. 우선 수소이온 농도의 증가로 인해 혈액의 pH가 저하되거나, 대사과정에서 생성된 많은 탄산가스가 조직과 혈액의 분압 차에 의해서 이동되면, 혈액 중 탄산가스분압이 높아진다. 이러한 자극이 호흡조절 중추에 전달되어 폐 환기 ventilation를 촉진함으로써 호흡이 증대된다. 호흡조절에 의한 산-염기 항상성 조절 반사과정은 음성 피드백에 의해서 혈장의 탄산가스분압 및 pH를 정상으로 유지한다.

그림 8-11 호흡에 의한 pH 조절

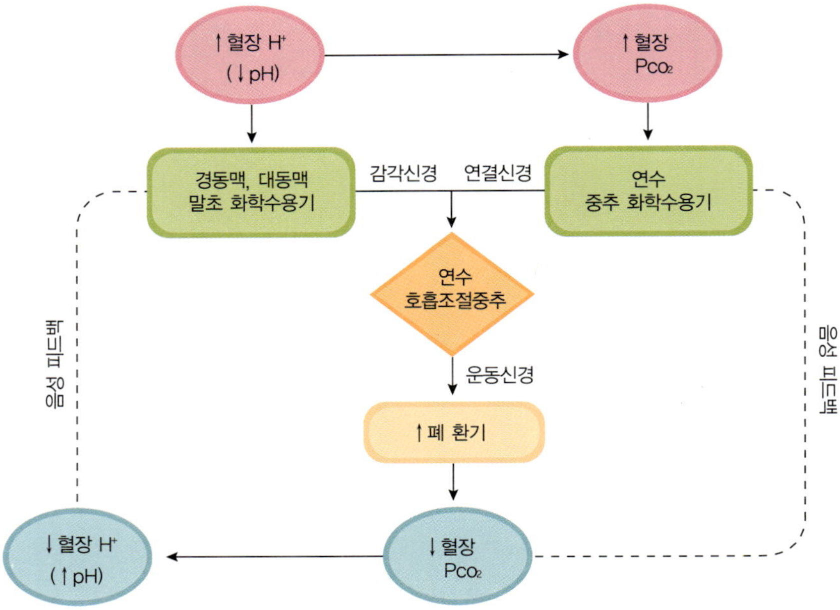

① 혈액의 이산화탄소 운반과 수소이온 조절

이산화탄소 운반 형태
5% 이산화탄소
20% 카르바미노 헤모글로빈
75% 중산탄이온

산-염기 평형에서 호흡 성분은 혈액의 이산화탄소 CO_2 농도이며, 대사 성분 metabolic component은 중탄산이온 HCO_3^- 농도이다.

혈액의 세포호흡에서 생성된 이산화탄소로부터 유래된 탄산은 폐에서 다시 이산화탄소로 전환되므로 휘발성 산 volatile acid이라고 한다. 휘발성 산에서 유래된 수소이온은 최종적으로 폐를 통해 배출된다.

비휘발성 산 fixed acid의 과다한 생성이나 손실 또는 중탄산이온의 상실이나 과다 시에는 혈액의 pH가 정상 범위를 벗어날 수 있다. 환기가 불충분하거나 과도한 경우에도 혈액의 pH가 정상 범위를 벗어나는 호흡성 산혈증 또는 호흡성 알칼리혈증 respiratory alkalosis이 발생할 수 있다.

알아두기 호흡성 산혈증과 알카리혈증

- 산혈증 : 호흡기 장애[폐렴, 호기종, 호흡중추마비(약물에 의한 호흡중추 장애)], 호흡곤란, 폐·심장질환 등 폐로부터 CO_2 배설이 곤란하여 혈장의 PCO_2가 상승한 경우, 또 흡기 중 CO_2가 많이 포함되어 있어 환기가 곤란한 경우에 발생한다. 증상으로는 산소결핍 상태로 인한 두통, 피로, 불안 등이 나타나며, 중증의 경우 신경증상, 혼수, 사망으로 이어진다.
- 알카리혈증 : 혈장의 CO_2를 과잉으로 상실한 경우로서 과호흡, 히스테리, 불안, 산소부족(고산지대 저산소증), 폐렴, 폭서로 인한 과호흡, 과도한 인공환기 등에 의해서 일어날 수 있다. 그러나 산혈증에 비하면 드물다.

② 환기와 이산화탄소 배출

혈액의 산-염기 평형에서 호흡성분인 이산화탄소 농도는 호흡계에 의해 조절된다. 환기는 혈액의 이산화탄소분압과 대사율에 의해 조절된다. 어떤 이유로 호흡저하가 일어나 환기가 불충분해지면 이산화탄소가 충분히 배출되지 못해 혈액의 이산화탄소분압이 증가하게 된다. 이때에 탄산이 과다하게 생산되므로 혈액의 pH가 저하되어 호흡성 산혈증을 초래한다. 반대로 과환기 hyperventilation가 일어나면 이산화탄소의 생산량보다 배출량이 많아지므로 혈액의 이산화탄소분압이 저하된다. 따라서 혈중 탄산 농도가 감소되어 혈액의 pH가 상승해 호흡성 알칼리혈증을 초래한다.

알아두기 **영양불량과 폐 기능**

영양불량의 경우 폐의 선세포 조직의 기능이 감퇴되므로 호흡근을 더 소모하게 되고 환기기능도 약화된다. 영양불량은 영·유아에게는 계면활성제의 생산 감소, 항산화제의 방어기전 손상과 면역반응 감소를 초래한다. 그리고 횡격막의 질량을 감소시키며 단백질 소모를 가져오고 폐기능의 감퇴, 면역기능의 감소에 의한 호흡기질환 감염의 위험성이 높아진다.

영양소별로 보면 인의 섭취량 감소는 저산소 상태에서 환기능력을 감퇴시키고, 마그네슘 고갈은 호흡근의 피로를 초래한다. 나트륨의 고갈은 식욕저하와 환기기능을 감퇴시킨다. 철 결핍은 급성 폐질환을 일으킬 수 있다. 비타민 A의 결핍은 점액분비를 억제시켜 섬모의 손실 또는 감염에 대한 저항력 감퇴를 가져올 수 있다. 비타민 C의 결핍도 역시 점액분비를 억제한다.

CHAPTER 9

신 장

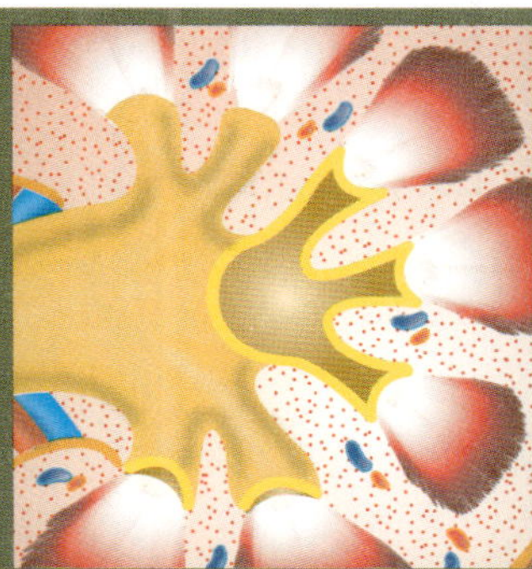

1. 비뇨기계의 구조와 기능
2. 요 생성 과정
3. 배뇨
4. 신장의 생리조절작용
5. 신장 질환과 투석

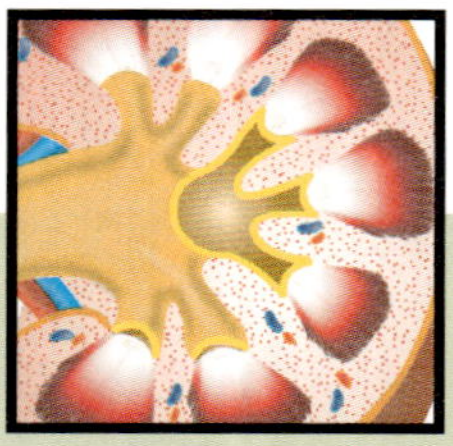

비뇨기계는 호흡기와 함께 체내 항상성을 유지하는 중요한 역할을 한다. 비뇨기계는 좌우 2개의 신장과 신우, 요관, 방광과 요도로 구성된다. 그중 신장은 항상성 유지의 주된 기관으로 체내 대사물질로부터 요를 생성하여 체외로 배설함으로써 수분조절, 노폐물 배설, 산·알칼리 평형, 삼투압 농도를 조절한다. 그리고 나트륨과 혈압조절, 칼슘흡수와 조혈작용을 한다. 따라서 비뇨기계의 구조와 주요 생리기능을 알고 대사와 기능 변화에 따른 신장기능 이상의 질병과 특성 등을 이해할 필요가 있다.

Key words

네프론 **nephron**
배뇨 **micturition**
보우만주머니 **Bowman's capsule**
비뇨기계 **urinary system**
사구체 **glomerulus**
사구체 여과율 **glomerulus filtration rate, GFR**
세뇨관 **tubule**
신부전 **renal failure**
신소체 **renal corpuscle**
신장 **kidney**
요도괄약근 **urethral sphincter**
요독증 **uremia**
이뇨작용 **diuretic effect**
재흡수 **reabsorption**
투석 **dialysis**
헨레고리 **Henle's loop**

1. 비뇨기계의 구조와 기능

비뇨기계 urinary system는 체내 대사물질로부터 요를 생성하여 체외로 배설하는 기관으로서 생체 내 항상성 homeostasis를 유지하는 데 중요한 역할을 한다. 신장은 체액의 항상성을 유지하는 가장 대표적인 기관으로, 기능 장애가 생기기 전까지는 그 중요성을 인식하지 못한다. 신장은 매일 180L의 혈액을 걸러서 질소 분해물과 과잉 이온, 독성물질들을 요로 내보낸다. 신장은 혈압조절과 조혈작용, 1,25-디하이드록시 D_3 등의 활성화와 칼슘 흡수를 조절하는 작용을 한다. 신장이 정상적으로 기능하지 못하면 체액의 정상적 성분 유지가 이루어지지 않아서 여러 가지 신체 기능에 이상을 초래하게 된다.

1 비뇨기계의 구조

비뇨기계의 구조는 항상성 유지의 주된 기관인 2개의 신장과 부수적 기관인 신우, 요관, 방광, 요도로 이루어져 있다 그림 9-1.

그림 9-1 비뇨기계의 구조

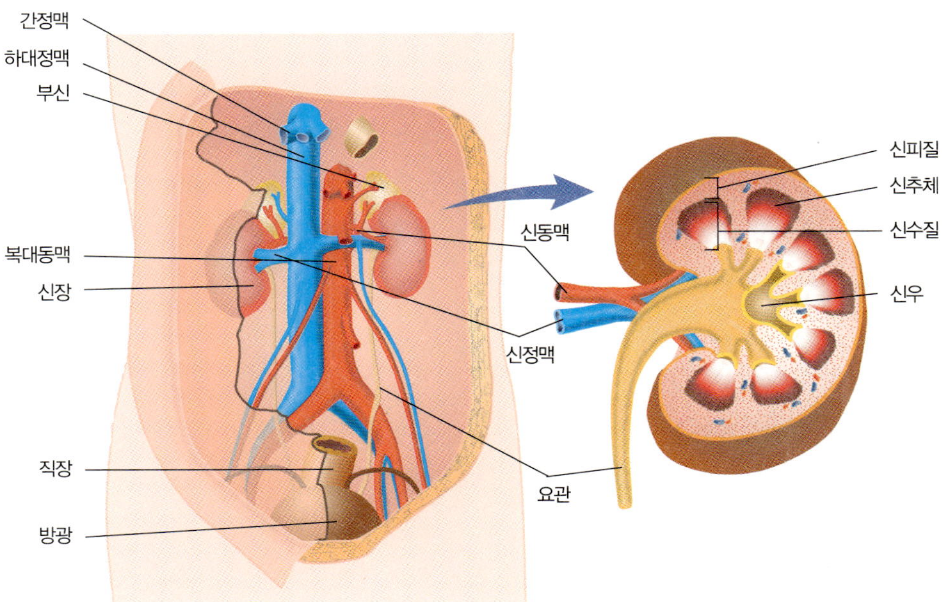

신장은 후복막 밖 척추 양쪽에 위치하고 있다. 신장에서 만들어진 요는 요관을 거쳐서 방광으로 들어간다. 방광에 고인 요는 요도를 지나 체외로 배출된다. 따라서 신장은 비뇨기계 중 가장 중요한 요 생성 기능을 하여 신체 내 항상성을 유지하는 장기이다. 그 밖의 기능으로 요 배설은 체내 항상성을 조절하는데, 요는 요관, 방광, 요도를 거쳐서 남녀 성기를 통하여 배출된다. 따라서 비뇨기계 중 요 생성이나 요 배설에 이상이 있으면 항상성을 유지하지 못하게 되어 생체 내 항상성과 신체기능에 큰 영향을 미치게 된다.

2 신장의 구조와 네프론

(1) 신장의 구조

신장 kidney은 한 쌍의 강낭콩 모양이며, 복막 밖 척추 좌우 양쪽에 있다. 사람의 신장은 체중의 약 0.5~1.0% 정도, 약 130g의 작은 장기이다. 신장은 길이 약 12cm, 폭 6cm, 두께 3cm 정도이며 심장에서 방출되는 혈액량의 약 20%를 공급받고 있다. 이처럼 많은 혈액이 신장을 통과하는 것은 신체기관 중 신장이 중요한 역할을 하는 것을 시사한다. 신장 내측의 가장 오목한 곳을 통하여 요관 ureter, 혈관, 림프관 및 신경들이 신장으로 출입한다.

신장을 세로로 잘라보면 바깥쪽의 **신피질** renal cortex과 안쪽의 **신수질** renal medulla, 가운데 신우 renal pelvis의 세 부분으로 나누어진다 그림 9-1. 신피질은 모든 신소체를 포함하고 있으며 헨레고리 Henle' loop도 피질에서 시작하여 수질로 내려간다. 그리고 수질 집합관은 수질을 통과하여 신우로 이어진다. 수질에서부터 유두돌기 papilla가 신우 속으로 돌출하고 있다. 신우는 요관으로 이어져서 방광으로 요를 내보내는 작용을 한다. 방광에 고인 요는 요도를 거쳐 체외로 배출되는데, 이를 **배뇨** urination라고 한다.

네프론
신장의 기능단위로서 신소체 근위세뇨관, 헨레고리, 원위세뇨관, 집합관 부위를 구성해서 신피질과 신수질에 걸쳐 있으며 요를 생성함

(2) 네프론

각 신장에는 100만 개 이상의 네프론이 신피질과 신수질에 걸쳐 있다. 네프론은 신장의 구조적 기능적 단위로서 요를 생성하는 작용을 한다.

네프론은 **신소체** renal corpuscle와 세뇨관 tubule, 즉 **근위세뇨관** proximal tubule, **헨레고리** Henle's loop, **원위세뇨관** distal tubule, **집합관** collecting tubule 등 기능적으로 다른 다섯 부위로 구분된다 그림 9-2. 네프론을 구성하는 이들 부위는 각각

그림 9-2 네프론의 기본 구조

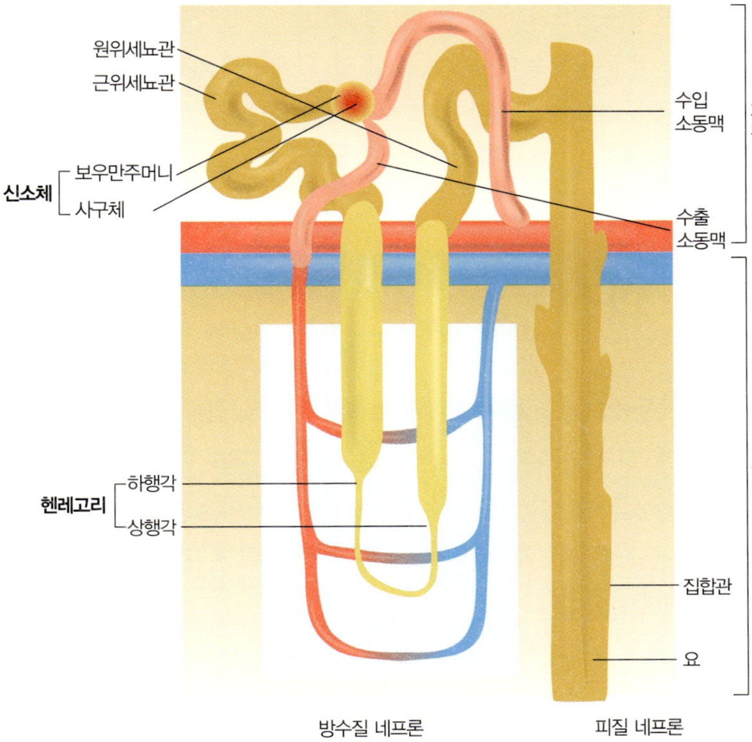

그림 9-3 신소체의 구조

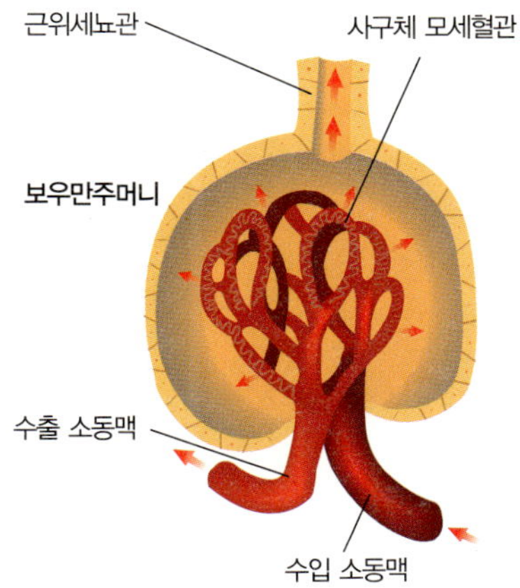

고유한 기능을 수행하면서 요 생성에 기여한다. 네프론의 한 부위가 손상되면 네프론의 기능이 저하된다.

신소체는 보우만주머니 Bowman's capsule와 그 안에 모세혈관이 뭉쳐 있는 사구체 glomerulus로 구성되어 있다. 사구체는 신소동맥이 분지한 20~40개의 모세혈관으로 이루어져 있으며, 혈장 성분을 여과시켜 보우만주머니에 모은 후 근위세뇨관으로 보낸다 그림 9-3. 근위세뇨관, 헨레고리, 원위세뇨관 및 집합관 주위에는 모세혈관이 발달되어 있다.

사구체
네프론의 중요한 여과장치이며, 수입 소동맥, 수출 소동맥이 연결되어 있어 여과가 용이하게 이루어진다.

(3) 신장의 혈관 분포

신장에 혈액을 공급하는 신동맥은 신장 내로 들어와 여러 개의 가느다란 혈관이 되어 사구체로 들어온다. 사구체는 **수입 소동맥**이 여러 개의 모세혈관으로 분지하여 만들어지고, 혈액을 여과한 후 모세혈관이 모여 **수출 소동맥** efferent arteriole이 된다. 수출 소동맥은 다시 분지하여 **세뇨관주위 모세혈관** peritubular capillary이 된다.

수입 소동맥은 수출 소동맥보다 직경이 크기 때문에 사구체 모세혈관압을 증가시켜 혈액의 수분과 용질이 계속 여과될 수 있게 한다. 사구체의 모세혈관들은 다시 모여 수출 소동맥이 되어 보우만주머니를 빠져나온다.

2. 요 생성 과정

신장은 체내의 노폐물을 제거할 뿐만 아니라 체내의 수분 및 전해질의 양과 삼투질 농도를 조절하며, 산-염기 평형 acid-base balance을 조절하는 장기이다. 따라서 생성되는 요는 신장의 이러한 기능을 수행한 결과로 만들어진 부산물이다.

요의 생성 urine formation은 사구체의 여과과정과 신세뇨관의 재흡수 및 분비과정을 통해서 이루어진다 그림 9-4.

그림 9-4 네프론의 요 생성 과정

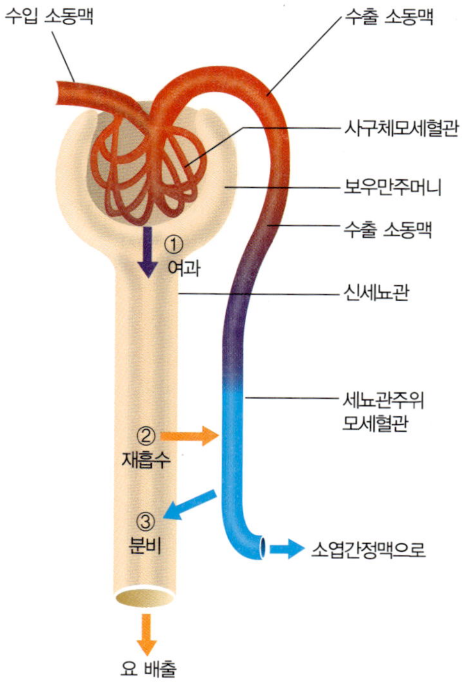

① **여과**
혈구와 단백질을 제외한 용질과 수분은 사구체낭 및 모세혈관벽을 통과하여 신세뇨관으로 이동

② **재흡수**
여과된 성분 중 수분, 포도당, 아미노산, 필수 이온은 필요에 따라 세뇨관 세포로 이동 후 모세혈관으로 다시 이동

③ **분비**
H^+, K^+, 크레아티닌 및 약물은 세뇨관주위 모세혈관으로부터 제거되어 세뇨관세포에 의해 여과액으로 분비

I 사구체 여과

신사구체 모세혈관막에는 작은 구멍(70~100A° 정도)이 다량 존재한다. 혈액이 이 막을 통과할 때 보우만주머니 Bowman's capsule 내에서는 물과 비단백 물질의 여과가 일어난다. 구멍을 통과하지 못하는 큰 물질인 혈구와 단백질은 남고, 그 외에 작은 물질인 물, 전해질, 포도당과 아미노산 등은 여과되어 세뇨관 안으로 들어오게 된다. 그러므로 사구체 여과액의 성분은 혈장에서 단백질을 제외한 것과 유사하다.

사구체에서의 여과는 사구체 모세혈관막의 투과성과 여과압에 의해서 이루어진다. 즉, 사구체 모세혈관 내의 혈압이 보우만주머니 내의 압력과 사구체 모세혈관 내의 교질삼투압보다 클 때 여과가 일어난다. 사구체 모세혈관의 혈압은 다른 조직의 모세혈관에 비해 아주 높아서 약 50mmHg에 달한다. 사구체 모세혈관이 이렇게 높은 것은 신동맥이 여러 개의 가지를 치기 때문이며, 또 수입 소동맥의 직경이 수출 소동맥보다 크기 때문이다. 이 높은 압력에 의해 모세혈관 내 여과된 혈장이 모든 세뇨관으로 내보내진다. 그러나 혈압이 내려가서 신동맥압이 극히 낮을 때는 사구체 여과가 일어나지 않으며, 따라서 요도 생성되지 않는다.

사구체 모세혈관의 막에는 작은 구멍이 있어서 크기가 작은 분자들이 쉽게 투과되며, 다른 모세혈관에 비하여 50배나 신속히 혈액이 여과된다. 이 여과과정은 사구체 모세혈관 전체에서 일어난다.

(1) 사구체 여과율에 영향을 미치는 요인

사구체 여과율 glomerulus filtration rate, GFR은 생리적으로 조절되며 사구체 여과압의 변화와 신경 및 호르몬에 의해서 조절된다.

사구체 여과율은 여과압에 정비례하므로 수입 소동맥의 직경 이외에 여과압에 영향을 주는 다른 요인도 작용한다. 혈장 단백질이 감소하면 단백질 삼투압이 줄어들게 되므로 여과압은 커지게 된다. **세뇨관** renal tubule이 막히면 보우만주머니에서 밀어 올리는 압력이 커지므로 여과압은 감소하게 된다. 또한 사구체 모세혈관의 혈압이 감소되면 여과율은 줄어들게 된다.

> **사구체 여과율**
> 단위시간(분) 내에 사구체의 보우만주머니에서 여과된 혈액량. 사구체 여과율은 남성은 약 125mL/분이며, 여성은 약 110mL/분임

동맥혈압이 70~180mmHg 범위 내에서 변하면 수입 소동맥이 수축하거나 이완함으로써 비교적 일정한 사구체 모세혈관의 혈압을 유지할 수 있다. 그러나 동맥혈압이 60mmHg 이하로 떨어지면 여과는 일어나지 못하고 요 생성이 이루어

지지 않으므로 동맥혈압을 정상적으로 유지하는 것이 요 생성에 매우 중요하다.

(2) 사구체 여과량

신장에 공급되는 혈액량은 심박출량의 25%나 된다. 신장으로 유입된 혈액량 중 약 10%는 200만 개의 네프론에서 걸러지고, 나머지 90%는 수출 소동맥을 통해서 세뇨관 모세혈관을 지나 신정맥으로 들어가게 된다. 그러므로 1분 동안 125mL씩의 사구체 여과액이 생기게 되어 1일 약 180L에 이른다.

실제로 배뇨량은 정상적일 때 1일 1L밖에 되지 않으며 표 9-1, 재흡수되는 양이 조금만 변해도 요의 생성량은 큰 차이가 생긴다. 예를 들면, 재흡수되는 여과액 양이 정상의 124mL/min에서 123mL/min으로 1mL만 감소하더라도 요 생성량은 1mL/min에서 2mL/min으로 두 배나 증가된다. 요 생성량과 재흡수량 사이에는 매우 밀접한 관계가 있다.

표 9-1 사구체 여과율과 요 생성량과의 관계

	양(mL/min)
심박출량 cardiac output, CO	5,000
신장 혈류량 25% CO	1,250
사구체 여과율(혈류량의 10%)	125
요 생성량	1
재흡수량	124

알아두기 여과압

여과압(mmHg) = 사구체 모세혈관압 − 보우만주머니 내압 − 모세혈관 내의 혈장 단백질 교질 삼투압

예) 15mmHg = 60mmHg − 15mmHg − 30mmHg

따라서 정상적인 사구체 모세혈관압은 60mmHg 이상을 유지하므로 약 15mmHg의 사구체 여과압이 생긴다.

성인 남자(70kg)의 경우 사구체 여과율은 평균 180L/일이며, 여과되는 성분과 여과량은 표 9-2 와 같다. 보통 신장으로 들어오는 총 혈액량은 매분 약 1,250mL 정도로 심박출량의 약 25%가 되는 셈이다.

표 9-2 1일 사구체 여과량, 배설량과 재흡수율

(70kg 성인남자)

	여과량	배설량	재흡수율(%)
Na^+(g)	630	3.2	99.5
포도당(g)	180	0	100
요소(g)	54	30	44
물(L)	180	1.8	99

2 세뇨관 재흡수

사구체에서 여과된 혈장은 노폐물, 수분, 포도당, 아미노산, 나트륨 Na^+, 칼륨 K^+, 염소 Cl^-, 중탄산 HCO_3^- 등의 전해질을 함유한 채 세뇨관 내로 들어간다. **세뇨관 재흡수** reabsorption는 근위세뇨관에서 시작되며 세뇨관 세포는 여과된 물질을 세뇨관 내로 운반하는 기능을 한다. 대부분의 영양소와 전해질은 신세뇨관에서 재흡수된다.

재흡수 과정에서 대부분의 물질은 능동수송으로 이루어지며, 수분은 수동적으로 이동한다. 사구체 여과액 중에 있는 물질들이 능동수송되기 위해서는 특유의 운반체가 있어야 하며, 세뇨관 막은 고도의 선택성을 갖는다. 세뇨관 재흡수 과정은 매우 복잡한 메커니즘에 의해 이루어지며 세뇨관의 근위세뇨관, 헨레고리, 원위세뇨관을 지나 집합관에 모이게 된다 그림 9-5.

(1) 영양물질의 재흡수

포도당과 아미노산은 근위세뇨관 부위에서 능동수송에 의해서 거의 대부분 재흡수된다. 나트륨과 수분은 거의 재흡수되며, 요소는 약 44% 정도 재흡수된다. 요소와 크레아티닌은 재흡수율이 매우 낮다. 재흡수는 물질의 종류와 체내 조건에 따라 다르게 조절된다. 정상인의 1일 사구체 여과량과 재흡수율을 보면 표 9-2 와 같다. 정상의 경우 포도당과 아미노산은 완전히 재흡수되므로 요 중에는 거의 없다. 그러나 당뇨병 환자의 경우 혈당량이 정상 수준인 100mg/100mL를 훨씬 초과(180mg/100mL)하게 되면 세뇨관의 재흡수 능력 범위인 역치를 넘게 되어 여과된 포도당이 요 성분으로 나오게 된다.

당뇨

당뇨병의 경우 혈당이 신세뇨관에서 재흡수될 수 있는 역치(180mg/dL) 이상으로 높아짐. 여과되는 양이 많아서 포도당이 요 중으로 배설됨

그림 9-5 세뇨관의 물질별 재흡수율과 과정

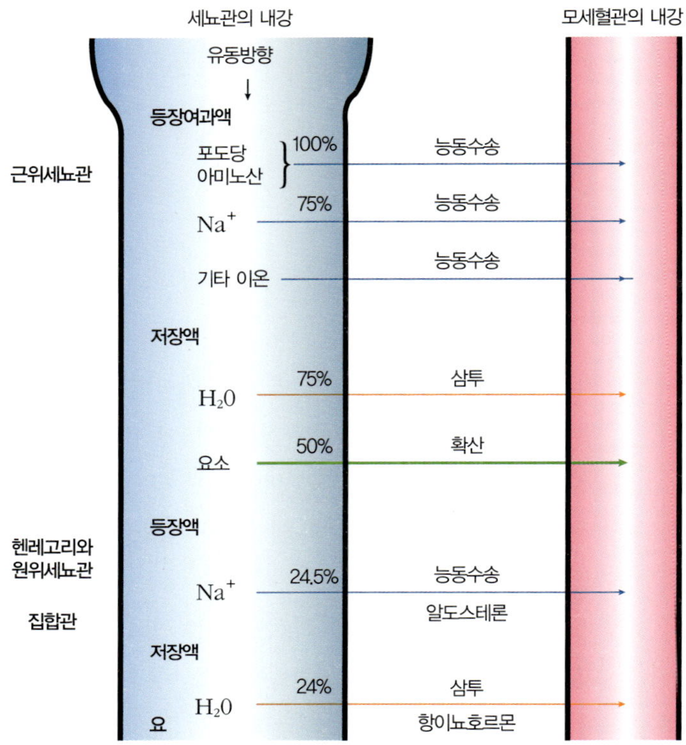

(2) 무기이온의 재흡수

Na^+이온은 가장 중요한 염으로 일반적으로 사구체 여과 중에 대부분은 재흡수되는데, 약 75%가 근위세뇨관의 벽을 통해 능동수송된다. 나머지 Na^+이온은 원위세뇨관과 집합관에서 재흡수된다. K^+ 등 다른 양이온들도 능동수송에 의해서 재흡수된다. Cl^-이온은 확산에 의해서 재흡수된다. 재흡수가 일어나는 정도는 부신피질에서 분비되는 알도스테론 aldosterone에 의해 조절된다.

(3) 수분의 재흡수

물은 분당 125mL가 사구체 여과액으로 생겨나고, 그중 약 124mL는 재흡수된다. 물의 재흡수는 **삼투** osmosis에 의해서 이루어진다. 근위세뇨관에서 당류, 포도당 등이 능동적으로 재흡수되기 때문에 여과액은 묽어지므로 여과액 내의 물 중 약 75%가 삼투에 의해서 세뇨관주위 모세혈관 속으로 들어가게 된다. 근위세뇨관의 끝에 이르면 여과액은 다시 혈장과 등삼투성(300mOsm/L)이 된다.

물의 재흡수는 원위세뇨관과 집합관에서도 일어나며, 이것은 뇌하수체 후엽에서 분비되는 항이뇨호르몬 antidiuretic hormone, ADH의 양에 의해 조절된다. 항이뇨호르몬은 원위세뇨관과 집합관에서 삼투에 의해 물의 재흡수율을 증가시킨다.

항이뇨호르몬은 세뇨관 유동액의 물을 원위세뇨관과 집합관에서 주세뇨관 모세혈관으로 삼투에 의해서 유입한다. 물의 재흡수는 항이뇨호르몬의 영향만 받는 것이 아니라 알도스테론의 영향도 간접적으로 받는다.

1일 수분 여과량은 180L나 되어 총 체액량의 약 4배이며, 나트륨 여과량은 630g, 포도당은 180g이나 된다. 그러나 실제 요 중 배설량은 수분과 나트륨이 여과된 양의 1% 미만이며, 포도당과 아미노산은 요 중에는 거의 없다. 이는 세뇨관에서 거의 재흡수되기 때문이다 표 9-2.

3 세뇨관 분비

세뇨관 분비 tubular secretion는 신장의 사구체에서 여과되지 못한 물질 중 체내 노폐물과 이물질과 약물들이 세뇨관주위 모세혈관에서 세뇨관 내강으로 효과적으로 이동하는 과정이다. 세뇨관 분비는 재흡수와는 반대방향으로 확산 diffusion 되거나 운반체에 의한 능동수송 active transport에 의해서 이루어진다. 세뇨관 분비 시 가장 많은 물질은 수소이온, 칼륨이온과 암모니아 등이다. 만약 세뇨관 분비가 일어나지 않으면 이 물질들이 체내에 축적된다. TCA로의 중간 대사물질인 유기산 organic acid과 수소이온 H^+, 암모니아 amonia 등의 분비는 체액의 산-염기 평형을 유지하는 중요한 작용이다. 세뇨관 분비능력은 제한되어 있으므로 혈액 중에 분비할 물질이 많으면 일부분만 분비되고, 나머지는 정맥을 통하여 체액 내로 되돌아간다.

이상의 사구체 여과, 세뇨관 재흡수 및 세뇨관 분비의 세 가지 과정을 거쳐서 생성되는 요는 혈장과 전혀 다른 성분이 된다. 그러므로 요의 성분이나 분량은 항상 일정하지 않으며, 체내 환경에 따라 시시각각으로 변동되어 희석 또는 농축된다.

알아두기 신장 정화율 renal clearance

신장 정화율은 단위 시간 동안 혈장의 물질이 신장에 의해서 제거되는 양이다.

$$\text{A물질의 정화율} = \frac{\text{단위 시간당 배설된 A의 양}}{\text{A의 혈장 농도}}$$

이눌린 inulin 정화율 : 이눌린은 신소체에서 여과되지만 세뇨관에서 재흡수되거나 분비되지 않으므로 정화율이 사구체 여과율과 같아서 신장 기능 지표로 사용된다. 크레아티닌 정화율을 이용하기도 한다.

3. 배뇨

배뇨는 신장에서 생성된 요가 체외로 배출되는 과정으로 척수반사에 의해서 일어난다. 그리고 배뇨가 일어나기 위해서는 요관, 방광과 요도의 기능이 정상적으로 작동해야 한다.

1 배뇨 관련 기관

(1) 요관

요관 ureter은 신장에서 만들어진 요를 **방광** urinary bladder으로 이동시키는 경로이다. 요관은 신장의 신우와 방광 후벽에 연결되어 있는 약 30cm의 가는 관이다. 요관에 소변이 유입되면 요관 벽을 자극하여 연동운동이 일어난다. 요 생성 속도에 맞추어 연동운동의 강도와 빈도가 조절된다. 요가 방광으로 내려오면 요관구의 판막이 소변의 역류를 막아준다 그림 9-6.

(2) 방광

방광 urinary bladder은 소변을 일시적으로 저장하는 평활근 주머니이다. 방광은 골반 내에 있으며 2개의 요관 ureter과 요도 urethra가 연결되어 있다. 여성의 경우 3개의 개구부가 있는 방광삼각부 vesical trigone의 감염 가능성이 높으며, 남성의 경우 전립선이 소변이 배출되는 방광경부 bladder neck를 둘러싸고 있다 그림 9-6.

그림 9-6 방광구조와 배뇨반사

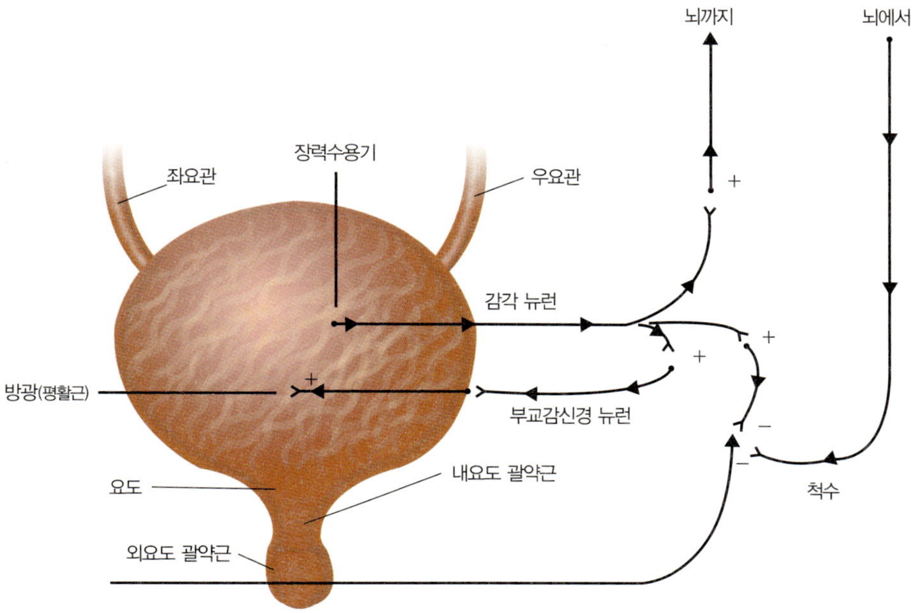

방광벽 bladder wall은 배뇨근이라 부르는 3층의 평활근으로 구성되어 있고, 방광벽의 점막은 특수 형태의 상피조직으로 되어 있다. 방광이 비어 있을 때는 방광벽이 두꺼워지고 길이는 짧아지며, 요가 많아지면 방광의 근육벽 상피층이 얇아져서 확장된다.

(3) 요도

요도 urethra는 요를 방광에서 체외로 배출하는 가는 관으로, 여성의 경우 3~4cm 정도이며 질 개구부의 앞쪽에 위치한다. 남성의 요도는 약 20cm 정도이며 전립선요도, 막성요도, 음경요도 등 세 부분으로 되어 있다. 요도는 음경의 끝부분에 열려 있고, 요 배출과 정액 사출의 두 가지 기능을 한다. 방광과 요도가 연결되는 평활근은 내요도 괄약근 internal urethral sphincter이며 소변이 통과되지 않을 때 요도를 닫히게 하는 불수의적 괄약근이다. 골격근인 외요도 괄약근 external urethral sphincter은 골반저부를 통과하는 요도로 수의적으로 조절된다.

2 배뇨작용

농축된 요는 신우에 모인 후 다시 요관의 연동 수축작용에 의해서 방광 urinary bladder으로 내려가 모이게 된다. 방광은 신축성이 아주 크며, 약 400mL 정도의 요를 저장할 수 있다. 방광에 400mL 이상 요가 축적되면, 방광의 확장수용기에서의 자극이 척수를 따라 뇌에 전달되어 요의를 느끼게 된다. 이때 배뇨할 수 있는 상황이 되면 대뇌피질에서의 충동이 척수반사를 증대시켜서 방광에 있는 확장수용기에 의해서 반사적으로 수축되며, 저장된 요는 요도 윗부분으로 이동한다.

방광벽 평활근에는 교감신경과 부교감신경이 분포되어 있으나, 배뇨는 부교감신경이 중요하게 작용한다. 부교감신경이 흥분하여 방광벽에 도달하면 방광벽이 수축되어 요를 요도로 배출시킨다. 배뇨반사는 하부 척수의 협동작용에 의해 이루어진다. 즉 배뇨 micturition는 방광의 내요도 괄약근이 이완되어 일어나는 척수반사나 외요도 괄약근은 대뇌피질의 수의적 조절을 받아 요 배출을 조절한다. 외요도 괄약근은 골격근이어서 수의적으로 일시 배뇨를 늦출 수 있다. 영아는 이러한 수의적 조절작용이 미숙해서 방광에 요가 차면 그대로 배뇨가 일어난다. 뇌 발달과 반복적인 훈련에 의해서 요 배출을 수의적으로 조절할 수 있다.

알아두기 요실금

요실금 urinary incontinence은 대뇌피질에 의한 요도괄약근의 수의적 조절이 안 되고 오줌이 흘러나오는 질병이다. 기침, 재채기, 운동 중에도 일어나며 60세 이상 여성에게서 많이 나타난다. 이것은 요도와 질의 근육이 약해져서 나타나므로 에스트로겐 estrogen 요법이나 심하면 외과적 수술로 치료한다. 요실금은 그 외 세균 감염 등에 의해 생길 수 있다.

3 요의 특성

(1) 요의 특성과 양

정상인의 요는 맑고 담황색이며, 요소가 암모니아로 변하면서 독특한 냄새를 풍긴다. 요의 노란색은 빌리루빈 bilirubin이 분해된 황색소이다. 산도 acidity는 pH 6.0 정도의 약산이지만, 음식 섭취와 체내 대사상태에 따라 pH 4.5~8이 된다. 소변에 감염이 있으면 pH가 올라간다. 요의 비중의 1.001~1.035로 용질의 양에 따라 달라진다. 수분 섭취 부족이나 고열, 신우신염과 같은 염증성 신장질

알아두기 이뇨제

요의 양이 증가되는 상태를 이뇨 diuresis라고 하며, 이뇨를 촉진하는 물질을 이뇨제라 한다. 고혈압이나 신장 질환자에게 이뇨제를 사용하여 수분, 염분, 또는 독성분의 배설을 증가시키도록 한다. 물과 술이나 카페인을 마시면 뇌의 시상하부에 직접 작용하여 항이뇨호르몬 분비를 억제시킴으로써 수분의 재흡수율이 감소되어 요의 양이 증가하게 된다.

이뇨제는 근위세뇨관에서 나트륨의 재흡수를 억제하여 여과액 중 나트륨의 농도가 증가하면 삼투압이 상승된다. 따라서 물의 재흡수가 억제되어 많은 삼투질과 물이 요로 배설되어 요량이 증가하게 된다.

환이 있을 때는 요의 비중이 높아진다. 반대로 이뇨제 섭취, 수분 과다섭취, 만성 신부전 시에는 비중이 낮아진다.

1일 요량도 평균 1,000mL이나 변동 범위는 600~2,500mL이다. 이처럼 변동이 심한 것은 음료량, 대사 및 식이, 환경 등의 차이에 기인한다.

(2) 요의 고형성분

24시간 동안에 배설되는 요 중에는 약 60g의 고형성분이 있는데, 그중 반가량은 요소 urea이다. 나머지는 많은 대사물질과 무기질이다. 즉 Na^+, K^+, 요산, 크레아티닌, 암모니아, HCO_3^- 등 다양한 이온들이다. 정상인의 요성분은 표 9-3과 같다.

표 9-3 정상인의 요성분

성분	함량(g)	성분	함량(g)
총 고형분	60.0	크레아틴	0.03
요소	30.0	암모늄염	0.7
염소	12.0	칼슘	0.2
나트륨	4.0	마그네슘	0.1
칼륨	2.0	기타	9.6
크레아티닌	1.4	비중	1.020

(3) 비정상적 요성분

비정상적으로 다른 물질들이 요에 섞이는 경우가 있다. 요관 부위에 출혈 또는 신장 이상으로 혈구가 나오게 되고, 당뇨병 시에는 포도당이 섞여 나온다. 신장병이 있으면 알부민과 고름 등이 나오기도 한다. 백혈구는 신장에 염증이 있는 경우에 나타난다. 비정상적인 요의 성분, 증상과 원인을 보면 표 9-4와 같다.

표 9-4 비정상적인 요성분의 증상과 원인

물질	증상	원인
포도당	당뇨	비병리적: 단음식의 과식 병리적: 당뇨병
단백질	단백뇨	비병리적: 신체적 과로, 임신 병리적: 사구체신염, 고혈압
농(백혈구와 세균)	농뇨	요로감염
적혈구	혈뇨	외상, 신결석, 감염 등에 의한 요로 내출혈
헤모글로빈	헤모글로빈뇨증	수혈 반응, 용혈성 빈혈 등 다양

4. 신장의 생리조절작용

그림 9-7 신장의 수분 조절 (수분 섭취 과다 시)

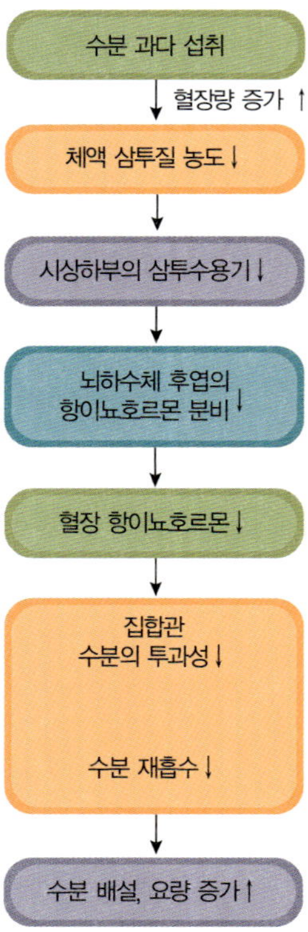

Ⅰ 수분과 삼투질 농도 조절

(1) 수분 조절

물을 필요 이상으로 마시면 혈액과 세포외액량이 증가한다. 따라서 세포외액은 희석되어 삼투압이 떨어지게 되며, 물은 세포 내로 들어간다. 뇌의 시상하부는 삼투질 농도에 예민하게 반응하여 항이뇨호르몬 생성을 억제한다. 뇌하수체 후엽에서 항이뇨호르몬 분비가 감소되면 세뇨관에서 수분의 재흡수율이 낮아져 요의 배설량은 증가한다. 반대로 수분의 손실이 섭취량에 비하여 많은 심한 발한이나 설사의 경우 세포 내 삼투질 농도가 증가하여 수분이 세포 밖으로 나오며, 항이뇨호르몬 분비가 촉진되어 원위세뇨관과 집합관에서 수분의 재흡수가 증가하고 요량은 감소한다 그림 9-7.

그림 9-8 신장의 수분 조절
(수분 섭취 감소와 손실 증가 시)

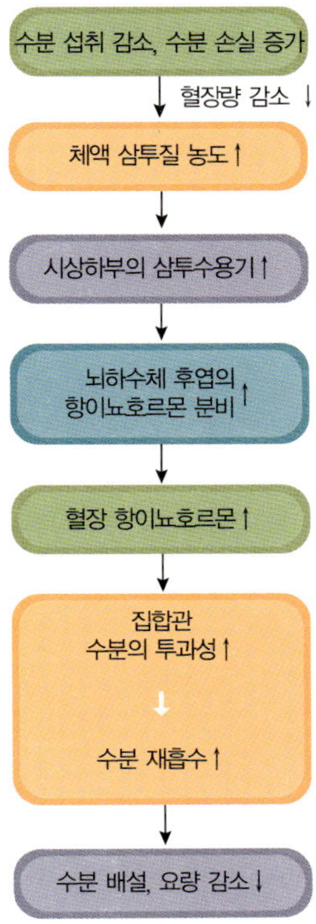

설사나 출혈 또는 어떤 이유로 수분을 섭취할 수 없어 혈장량이 감소한 경우, 그림 9-8에서 보는 바와 같이 혈압이 떨어지고 압력수용기가 자극을 받는다. 이 자극은 뇌하수체 후엽에서 항이뇨호르몬(ADH) 분비를 촉진한다. 항이뇨호르몬은 세뇨관의 집합관에서 수분의 투과성을 증가시킴으로써 수분의 재흡수를 촉진하고 요 중 수분 배설량을 감소시킨다. 이러한 조절 과정으로 체내 총 수분 보유량이 증가하고 정상적인 혈장량을 회복한다.

항이뇨호르몬

뇌하수체 후엽에서 분비되는 펩티드 호르몬(바소프레신)으로 세뇨관(집합관)에서 수분의 재흡수를 촉진

(2) 삼투질 농도 조절

신장은 체내 삼투압을 조절하기 위하여 삼투질 농도를 조절한다. 삼투질 농도의 항상성은 수분과 나트륨의 섭취와 배설의 균형에 의해서 조절된다. 즉 세포외액의 수분 함량과 혈장의 나트륨 농도로 조절된다. 정상인의 체액의 삼투질 농도는 약 300mOsm/L 내외로 일정하게 유지된다. 체액이 희석되면 많은 수분을 요 중으로 배출하고, 체액이 너무 농축되면 요의 양을 감소시킴으로써 체액의 삼투질 농도를 정상화한다.

발열, 설사, 발한 등으로 체액의 삼투질 농도가 증가하면 항이뇨호르몬이 증가하며 다량의 수분, 나트륨, 칼륨, 마그네슘, 염소이온 등의 재흡수를 증가시켜서 수분과 나트륨의 요중 배설이 감소한다. 그러므로 원위세뇨관의 처음 부분의 관내 삼투질 농도는 혈장과 같은 300mOsm/L이지만, 농도는 계속 감소하여 65~70mOsm/L의 묽은 요가 배설된다.

알아두기 갈증과 수분 섭취 조절

갈증 thirst이란 체내의 수분 함량을 일정하게 유지하려는 생리현상으로, 물을 마시는 메커니즘은 매우 복잡하다. 신장은 나트륨 이온이나 수분을 합성하지 못하고 배설을 통한 최소한의 조절밖에 할 수 없기 때문에 결국 섭취를 통한 조절기전이 있어야 한다. 식염 섭취에 대한 욕구 salt appetite는 일반 포유동물에서는 나트륨의 항상성 유지에 중요한 메커니즘으로 알려져 있지만 인간에서는 거의 기여가 없다. 체액의 삼투질 농도 조절에는 갈증감 thirst sensation에 의한 수분섭취 조절이 그 기여가 크다.

갈증조절중추 thirst center는 뇌의 시상하부에 있으며, 주요 조절인자인 ① 체액량 감소, ② 혈장의 삼투질 농도 상승에 의해서 자극받아 갈증을 일으킨다 그림 9-9 .

그림 9-9 갈증의 조절인자

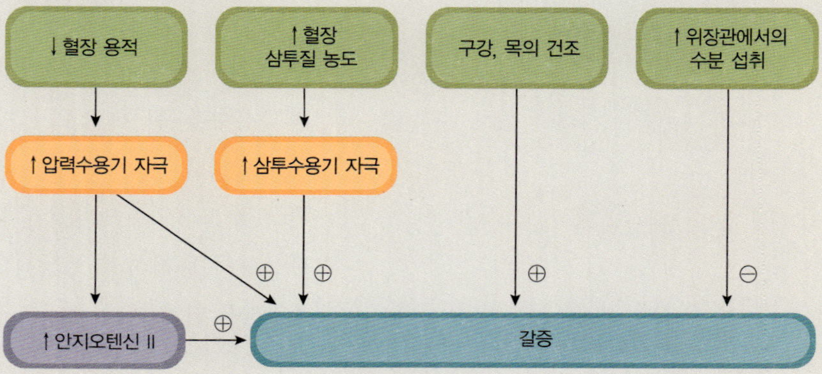

과도하게 물을 섭취하면 체액의 삼투질 농도가 감소하고 체내의 수분은 재흡수되지 않고 배설된다. 신피질 부위의 삼투질 농도는 체내 다른 부위와 마찬가지로 300mOsm/L이지만, 수질로 가면서 농도는 높아져서 신우 끝에서는 1,200mOsm/L나 된다. 그러므로 요는 농축되어 신장에서 요관으로 흘러간다.

2 나트륨과 혈압 조절

(1) 나트륨 조절

체액의 삼투질 농도 조절에는 신장에서 소듐(나트륨)의 재흡수 조절이 중요하다. 혈장의 나트륨 함량의 조절은 부신피질에서 분비되는 **알도스테론** aldosterone에 의해 이루어진다. 알도스테론은 세뇨관에서 나트륨의 재흡수를 촉진하고, 칼륨의 재흡수는 억제한다. 출혈, 구토와 설사 등으로 혈액량이 감소하거나 혈압이 갑자기 하강하거나 혈액 중의 나트륨 농도가 낮아지면, 알도스테론 분비가 증가한다. 혈액량의 감소로 혈압이 떨어지면 알도스테론 분비가 촉진된다. 알도스테론은 일차적으로 나트륨의 재흡수를 촉진하며, 이차적으로 삼투에 의하여 물의 재흡수를 돕게 된다.

알도스테론의 분비를 자극하는 호르몬으로 안지오텐신 II를 들 수 있는데, 이는 호르몬 복합체인 레닌-안지오텐신계의 구성요소이다. **레닌** renin은 신장 내 방사구체 세포에서 혈 중으로 분비되는 효소로 ① 신장의 교감신경 활성화, ② 신장 내 압력수용기의 반사, 또는 ③ 밀집반의 나트륨 함량 감소에 따라 사구체 세포가 자극되어 분비된다 그림 9-9. 이 효소는 간에서 생성된 안지오텐시노겐을 안지오텐신 II로 전환시킨다.

예를 들어, 나트륨의 결핍 상태에서는 혈장의 삼투질 농도가 감소하므로 우선적으로 수분 재흡수 감소와 수분 배설 증가를 통해 혈장의 삼투질 농도가 조절된다. 이 경우 혈장량이 감소하고, 이는 '레닌의 분비 증가 → 혈장 레닌 증가 → 혈장 안지오텐신 II 농도 증가 → 알도스테론 분비 증가 → 혈장 알도스테론 농도 증가 → 나트륨 재흡수 증가'로 이어진다.

한편 나트륨의 과다 섭취로 혈장의 삼투질 농도가 상승할 경우, 수분 섭취를 증가시킴으로써 혈액량이 증가된다. 혈액량이 증가되면 혈압이 상승하고, 알도스테론의 분비가 억제되고, 나트륨의 재흡수가 감소되고, 나트륨 배설이 촉진된다.

그림 9-10 신장의 나트륨과 혈압 조절

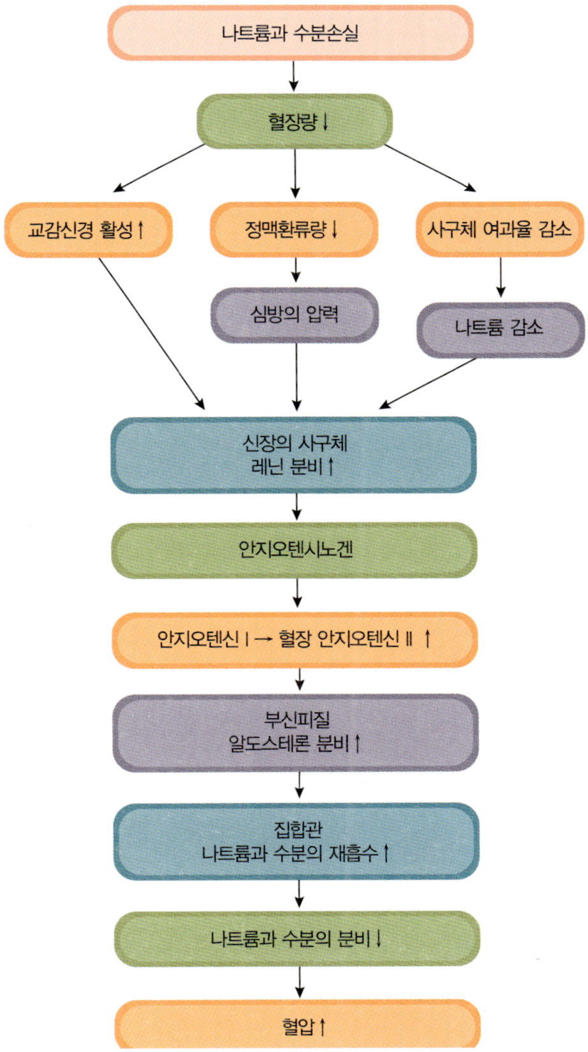

(2) 혈압 조절

혈액량이나 혈압이 저하되면 신동맥압이 떨어지고 이 때문에 신장에서 레닌 분비가 증가하여, 간에서 분비된 안지오텐시노겐 을 안지오텐신으로 전환을 촉진하고 부신피질에서 알도스테론의 분비를 증가시킨다 그림 9-10 . 안지오텐신Ⅱ는 혈압을 상승시키고 알도스테론은 세뇨관에서 나트륨과 수분의 재흡수를 촉진해 혈액량이 증가하여 혈압을 조절하게 된다.

3 수소이온 조절

(1) 수소이온 조절

신장은 혈액의 수소이온 농도를 pH 7.4 정도로 일정하게 유지하는 데에 호흡기와 함께 중요한 역할을 한다. 신장은 체내 대사 시 생성된 중탄산염을 배출하거나 중탄산염을 분비하여 조절함으로써 수소이온 농도를 적정하게 유지한다. 혈중 수소이온 농도가 낮아지면 신장은 중탄산염을 배출하며 혈액 수소이온 농

그림 9-11 세뇨관에서의 글루타민 대사 및 중탄산이온 생성과 수소이온 분비

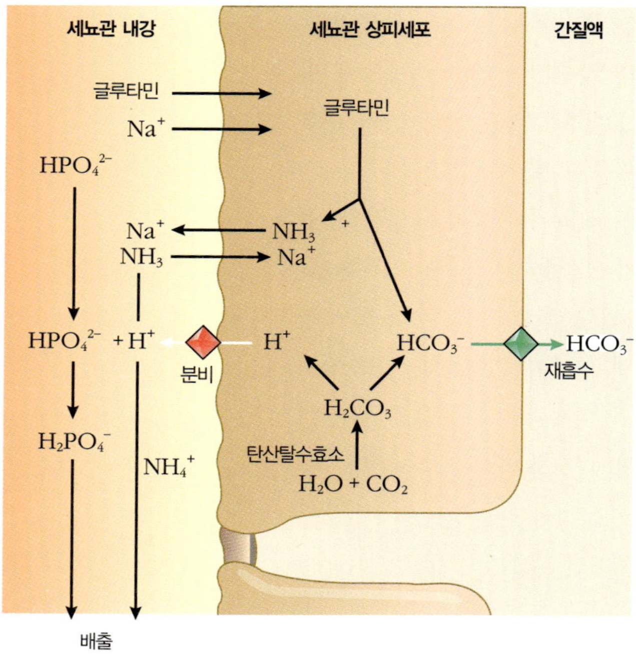

도는 정상으로 회복된다. 반대로 혈액 수소이온 농도가 증가하면, 신장은 요로 중탄산염을 배출하지 않으며 신세뇨관 상피에서 새로운 중탄산이온을 생성하여 혈액으로 들어간다. 또한 신장이 암모늄을 생성하여 분비하게 된다. 신세뇨관에서 글루타민이 대사될 때 암모늄이온과 중탄산이온이 생성되어, 암모늄염은 배설되고 중탄산이온은 혈액으로 들어간다 그림 9-11. 신장의 이러한 과정을 통하여 산 · 염기 평형이 이루어지게 된다.

알아두기 산혈증과 알칼리혈증에 대한 신장의 반응

산혈증 acidosis

여과된 중탄산염이 재흡수되기 위해서 수소이온은 충분히 분비한다.
수소이온이 분비되어 새로운 중탄산염이 혈장으로 이동되게 한다. 수소이온은 인산 완충제에 결합하여 배설된다.
세뇨관의 글루타민 대사와 암모늄 배설이 증가하며 새로운 중탄산염을 혈장으로 이동시킨다.
⇒ 더 많은 중탄산염 이온이 혈액으로 첨가되고 혈장 중탄산염은 증가하며, 이로 말미암아 산증을 중성화하며 요는 높은 산성이 된다.

알칼리혈증 alkalosis

수소이온의 분비속도는 여과된 중탄산염을 재흡수하지 못하여 상당한 양의 중탄산염이 요로 배설된다.
세뇨관의 글루타민 대사와 암모늄 배설은 감소하여 새로운 중탄산염의 혈장 이동량이 감소한다.
⇒ 혈장 중탄산염 농도가 감소하여, 이로써 정상화되며 요는 알칼리성이 된다.

(2) 혈중 칼슘 조절

부갑상선호르몬 parathyroid hormone은 부갑상선에서 분비되는 호르몬으로 신장의 근위세뇨관과 원위세뇨관의 특정 부위에 작용하여 칼슘의 재흡수를 촉진하고 인산과 나트륨, 중탄산 및 물의 재흡수를 억제한다. 또한 간에서 생성된 25-하이드록시 콜레칼시페롤은 신장에서 1,25-다이하이드록시 콜레칼시페롤(비타민 D_3)로 전환된다. 이 활성된 비타민 D_3는 원위세뇨관에서 칼슘 재흡수를 촉진하며 소장에서 칼슘 흡수를 촉진한다. 따라서 신장은 칼슘과 비타민D 대사에 중요한 작용을 한다.

(3) 조혈작용

신장에서는 앞에서의 작용 외에도 조혈작용이 일어난다. 신피질과 신수질의 간질세포 및 세뇨관주위 모세혈관 내피 세포에서는 적혈구의 분화, 증식 그리고 성숙에 관여하는 **에리트로포이에틴** erythropoietin이 생성된다. 신장 기능이 떨어지면 에리트로포이에틴의 감소로 빈혈이 생기기 쉽다.

5. 신장 질환과 투석

1 사구체신염과 신부전

신장 방사선 검사
신장의 초음파, 요도 및 방광촬영 등이 포함되며 신장의 크기, 형태, 병소와 병변, 요도계의 결석 등의 진단에 이용됨

신장은 예비능력이 커서 개인에 따라서는 60% 정도의 네프론이 손상된다고 하더라도 아무 이상 없이 제 기능을 충분히 수행한다. 신장 기능의 이상 증상을 느끼게 될 때는 정상적 네프론이 30% 이하로 알려져 있다. 만성 사구체신염이나 신부전과 같은 신장기능 이상은 신체기능 이상을 초래하게 되고 심하면 사망에 이른다.

(1) 사구체신염

사구체신염 glomerulonephritis은 신조직 중 사구체 이상에서 유래된 경우로 급·만성 사구체신염과 소변 이상 등을 들 수 있다. 급성 사구체신염 환자의 70%에서 부종이 나타나며 요량과 그 함유성분이 변화한다. 요량은 초기에 감소하고 혈뇨가 나타난다. 만성 사구체신염의 경우 요 배설량이 많으며 비중이 낮고 알부민과 적혈구 등이 소량 섞여 나온다. 야뇨가 생기며 병이 악화되면 다뇨가 심하고 혈압이 상승하며, 혈액 중에 요소 질소가 많이 생겨 요독증 uremia이 발생한다. 소변에 알부민 배설이 증가하면서 혈청 단백질이 낮아 부종이 나타난다.

알아두기 요독증

만성사구체신염 말기나 신부전 시에 신장의 기능 저하가 장기간 계속되면 혈액 내 요소와 요산염 등의 농도가 현저히 높아져서 혈액이 알칼리화되면서 요독증 uremia이 발생한다. 요독증은 식욕감퇴, 구토, 욕지기, 설사 등의 증세가 나타나고 호흡 시 암모니아 냄새가 나며 머리가 무겁고 심하면 혼수상태까지 된다.

(2) 신부전

급성 신부전 acute renal failure은 갑작스런 세뇨관 손상과 더불어 사구체 여과율이 감소하고 대사성 노폐물을 배설하는 요생성이 이루어지지 않으며 혈장성분이 변하게 된다. 몇 주 안에 소변량이 현저히 감소하여 핍뇨 hypouresis나 무뇨 anuria 상태가 나타난다. 무뇨기와 핍뇨기 동안에는 사구체 여과율 감소로 하루 소변 배

설량이 400~500mL 이하로 나타나며 갈증이 계속되고 고질소혈증, 산혈증, 고칼륨혈증, 고인산혈증, 고혈압이나 식욕부진, 부종 등이 나타난다. 이 기간이 1주 이상 계속될 때에는 투석이 필요하다. 이런 상태가 지속되면 혈액에 질소 노폐물이 축적되어 요독증이 나타나게 된다.

2 투석

신기능 부전 시 인공신장이나 투석기는 신장을 대신하여 혈액 중에 증가된 과잉 이온과 노폐물을 제거하기 위한 장치이다. 투석은 신장기능의 많은 부분을 수행할 수 있지만, 정상적인 신장만큼 융통성을 가지지 못한다.

인공투석
신장을 대신하여 혈액 내 과잉 이온과 노폐물을 제거하는 과정

신부전 환자는 인공신장을 이용한 혈액투석 hemodialysis과 복막투석 peritoneal dialysis으로 신장의 배설기능을 대신할 수 있다. 투석으로도 치료될 수 없는 경우에는 신장이식 kidney transplantation이 필요하다.

(1) 혈액투석

혈액투석 hemodiaysis의 기본원리는 확산이다. 인공 신장은 혈액투석에 이용하는 장치로서, 튜브를 통해서 흐르는 동안 혈압과 투석액이 동등해지려는 성질 때

혈액 투석
환자의 혈액을 투석기에 통과시켜 혈액을 걸러낸 다음, 그 혈액을 다시 환자의 혈관에 넣어주는 방법

그림 9-12 혈액 투석

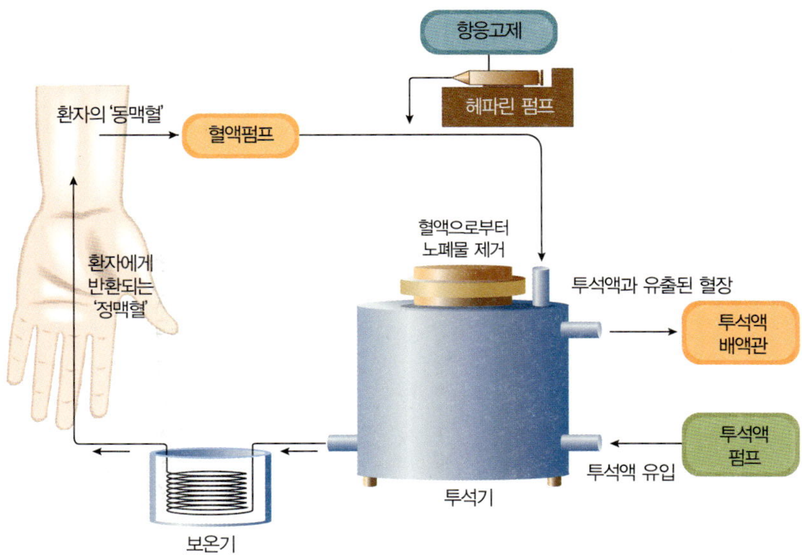

문에 환자의 혈액 내 노폐물과 과잉 이온이 투과되어 나와 용기 투석액으로 흘러간다. 만약 환자의 혈장의 칼륨 농도가 정상보다 높으면, 칼륨은 혈액에서 투석액으로 확산된다. 이와 비슷하게 요소 노폐물과 다른 과다한 물질들도 투과하여 확산되어, 혈액으로부터 제거된다. 영구적 신부전 환자는 1주당 5~7회 정도 이용함으로써 계속 살아갈 수 있게 되었다.

(2) 복막투석

복막투석 peritoneal dialysis은 혈액 투석과는 달리 기계를 필요로 하지 않으며 복강복막을 투석막처럼 이용하며 복강 내로 투석액을 주사로 투여한다. 이 용액으로 혈액 대사산물이 확산되어 최종대사산물, 삼투질, 수분 등이 일정한 상태로 조정될 수 있다. 환자에게 하루 3~4회 정도 시행한다. 복막투석은 혈액투석에 비해 혈당 조절이 잘되고, 저혈당의 발생 빈도가 낮은 장점이 있어 당뇨환자에게 자주 시행된다.

CHAPTER 10

감각

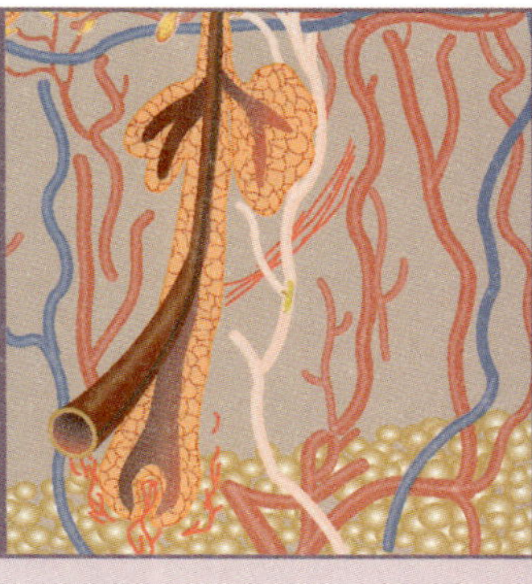

1. 감각기의 일반적 특성
2. 특수 감각
3. 일반 감각

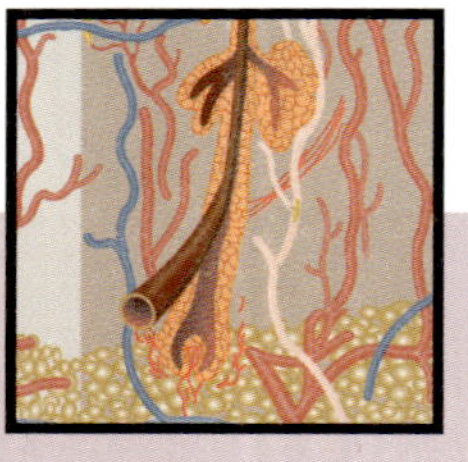

감각기는 인체 내외에서 일어나는 환경변화의 정보인 자극을 직접 받아들이는 수용기를 말한다. 자극에는 물리적 자극과 화학적 자극이 있다. 각 감각기에 가해진 자극이 감각으로서 인식되기 위해서는 감각기가 수용한 흥분에 의해 활동전위가 발생하고, 그 활동전위가 감각신경을 통해 대뇌피질이나 척수 등의 중추신경계에 도달해야 한다. 대뇌피질에 도달한 감각정보는 대뇌피질이 인지하고 분석하여 그에 대한 반응 정보를 운동신경을 통해 효과기로 보내어 신체가 적절하게 반응하도록 한다. 척수 등에 도달한 감각 정보는 대뇌피질로 전달하거나, 척수에서 반사궁을 형성하여 반사를 일으키기도 한다.

Key words

내장감각 **visceral sense**
미각 **taste sense**
시각 **visual sense**
역치 **threshold**
일반 감각 **general sensation**
적합자극 **adequate stimulus**
청각 **hearing sense**
체성감각 **somatic sense**
특수 감각 **special sensation**
평형감각 **static sense**
피부감각 **cutaneous sense**
후각 **olfactory sense**

1. 감각기의 일반적 특성

감각은 감각을 일으키는 최소자극 강도인 역치 threshold 이상의 **자극**이 감각기에 가해져 활동전위가 발생했을 때 감지할 수 있다. 감각은 종류마다 서로 다른 경로를 지나 시상 thalamus을 거쳐 대뇌피질 cerebral cortex의 각 감각영역에 전달되고, 연합영역 association area에서 통합되어 지각된다.

자극
생물에 작용하여 특정한 반응을 일으키는 요인이 되는 외부 환경의 변화

Ⅰ 감각기의 특수성과 감각의 분류

한 감각기가 자극되어 흥분할 때는 자극의 종류에는 관계없이 각 감각기에 따라 특정한 종류의 감각만을 받아들이는 특수성을 가지고 있다. 각 감각기관이 받아들일 수 있는 특정 자극을 **적합자극** adequate stimulus이라 하는데, 이는 각 감각기관이 특정한 자극만을 받아들이도록 분화되어 있기 때문이다. 눈은 빛을 자극으로 받아들이지만, 소리나 냄새는 감각하지 못한다. 한편, 감각기로부터 전달된 자극은 대뇌피질의 각 감각영역에서 특수한 감각으로 변환되어 인지된다.

감각에는 시각·미각·후각·청각·평형감각과 같이 특수한 감각수용기를 통해서 감지하는 **특수감각** special sensation과, 신체 조직들을 통해서 느낄 수 있는 **일반감각** general sensation이 있다 표 10-1 . 일반 감각 중에서 촉각·통각·온각·냉각 같은 피부 감각과 근육과 관절에서 느끼는 감각인 고유 감각을 **체성감각** somatic sensation이라 하고, 혈압이나 혈액의 기체분압 등과 같은 것은 **내장감각** visceral sensation이라 한다. 특수감각은 뇌신경에 의해 정보가 전달되고, 체성감각은 체성신경에 의해 전달되며, 내장감각은 자율신경계의 구심성 신경에 의해 정보가 전달된다.

표 10-1 감각의 분류

분 류			감각의 종류	감각기(수용기)
특수 감각			시각	눈(망막의 간상세포와 원추세포)
			청각	귀(달팽이관의 유모세포)
			후각	코(후각 상피)
			미각	혀(미뢰)
			평형감각	귀
			• 회전 감각	• 반고리관(내이)
			• 몸의 기울기	• 전정기관(내이)
일반 감각	체성감각	피부감각 (표면감각)	촉각-압각	파치니소체, 마이스너소체
			온각	루피니소체
			냉각	크라우스소체
			통각	자유신경종말
		심부감각 (고유감각)	관절의 위치와 운동	관절의 루피니소체
			근의 신장	근방추의 신경종말
			건의 장력	건방추의 신경종말
	내장감각		혈압	경동맥동과 대동맥궁의 압력수용기
			혈액 O_2 분압	경동맥소체, 대동맥소체의 화학수용기
			혈액 CO_2 분압	연수 흡식중추
			혈액삼투압	시상하부
			혈당 농도	췌장 β세포, 시상하부
			체온	시상하부
			혈액의 pH	연수

2 감각기 자극과 반응의 특성

감각기관의 뉴런도 다른 뉴런과 마찬가지로 신경세포 고유의 특성을 나타내며 반응을 한다.

> **역치**
> 생물이 외부환경의 변화인 자극에 대해 감각하고 반응을 일으키는 데 필요한 최소한의 자극 강도

(1) 실무율과 순응

감각기의 뉴런도 **역치** threshold 이상의 자극이 가해졌을 때에만 반응을 일으킬 수 있다. 역치는 감각세포나 감각수용기의 종류에 따라 다른데, 역치가 작을수록 예민한 감각기관이다. 감각기의 단일 뉴런에서는 역치 미만의 자극에는 반응하지 않고 역치 이상의 자극에만 일정한 크기로 반응하는 **실무율** all-or-none을 따르

지만, 실제로 여러 세포가 모여 있는 감각기에서는 실무율이 성립하지 않는다. 감각기에 가해지는 자극의 빈도와 크기가 강해지면, 활동전위가 발생하는 빈도와 자극받는 감각신경의 수가 증가하기 때문에 감각기에 가해지는 자극 강도가 비례하여 커지게 되므로 강한 자극을 느끼게 된다. 그러나 일정한 강도의 자극을 한 종류의 감각수용기에 반복하여 가하면 시간이 경과함에 따라 감각신경의 활동전위 발생 빈도가 저하하고 감각의 크기가 점차 작아지는데, 이러한 현상을 **순응** adaptation이라 한다.

> **순응**
> 지속적인 변화를 줄 때, 감각기관의 작용이 외부환경의 상황에 익숙해지는 과정

(2) 베버의 법칙

감각기가 처음 자극을 느낀 다음에는 일정 비율 이상으로 변화된 자극을 받아야만 감각의 변화를 느낄 수 있는 현상을 **베버의 법칙** Weber's law이라 한다. 이는 일정한 강도의 자극을 지속적으로 주었을 때 발생하는 감각의 순응과는 구분되는 현상이다.

즉, 감각기에 처음 가해진 자극이 약한 경우에는 자극의 세기가 조금만 달라져도 일정한 반응이 나타나지만, 처음 가해진 자극이 강한 경우에는 두 번째 가해지는 자극의 세기의 변화가 훨씬 커야만 동일한 반응 크기의 변화가 나타난다는 것이다. 밝은 곳에서보다 어두운 곳에서 촛불을 켰을 때 촛불이 더 환하게 느껴지는 현상이나, 시끄러운 경기장에서는 평소보다 더 큰소리로 말해야 알아들을 수 있는 현상 등이 베버의 법칙이 적용되는 예이다. 처음 자극에 대한 자극변화를 느낄 수 있는 자극의 세기의 차이의 비율을 **베버상수**(K)라고 하는데, 베버 상수가 작을수록 예민한 감각기이다.

$$\text{베버상수(K)} = \frac{\text{나중 자극의 세기(S2)} - \text{처음 자극의 세기(S1)}}{\text{처음 자극의 세기(S1)}}$$

- 후각의 베버상수 : $\frac{1}{200}$
- 시각의 베버상수 : $\frac{1}{100}$
- 청각의 베버상수 : $\frac{1}{17}$
- 미각의 베버상수 : $\frac{1}{16}$

후각이 가장 예민한 감각기이며 시각, 청각, 미각의 순서로 베버상수가 크다. 베버상수가 제일 큰 미각이 가장 둔감한 감각기관이다.

2. 특수 감각

특수 감각은 고유의 구조를 가진 특수한 감각수용기를 통해서 감지하는 감각으로 시각, 청각과 평형감각, 후각, 미각이 있다.

1 시각

가시광선
사람의 눈에 보이는 범위의 파장을 가지고 있는 빛

신체는 외부로부터 **눈**으로 들어오는 빛 중에서 가시광선 파장(visible spectrum, 400~700nm)을 감지한다. 빛은 파장에 따라 각기 다른 색으로 지각되는데, 빨강에서 보라로 갈수록 파장이 짧아진다. 파장이 700~610nm는 빨강, 610~590nm는 주황, 590~570nm는 노랑, 570~500nm는 초록, 500~450nm는 파랑, 450~400nm는 보라로 보인다.

빛이 수정체 lens를 통과하여 망막 retina에 상을 맺으면, 망막에 있는 시각수용기 visual receptor에서 일어난 시신경의 흥분이 대뇌피질의 시각영역에 전달되고, 여기에서 양쪽 눈에 맺힌 영상을 분석하여 물체를 인식하게 된다.

(1) 눈의 구조

시각 visual sensation을 느끼는 눈은 안구가 들어 있는 공간인 **안와** orbital cavity와 **안구** eyeball로 이루어져 있는데, 안구의 동공으로 광선이 들어와서 망막에 있는 **시신경** optic nerve을 자극하게 된다 그림 10-1.

① 안와

안구는 **안와** orbital cavity라는 눈을 보호하는 공간에 들어 있다. 안와에는 안구 외에도 눈물을 분비하는 누선 lacrimal gland, 혈관, 신경 등이 있으며 또한 안구를 움직이는 6개의 외안근 external ocular muscle이라는 근육이 있다.

누선(눈물샘)은 눈물을 분비하여 각막의 건조를 막아주고 이물질을 씻어 눈을

그림 10-1 눈의 구조

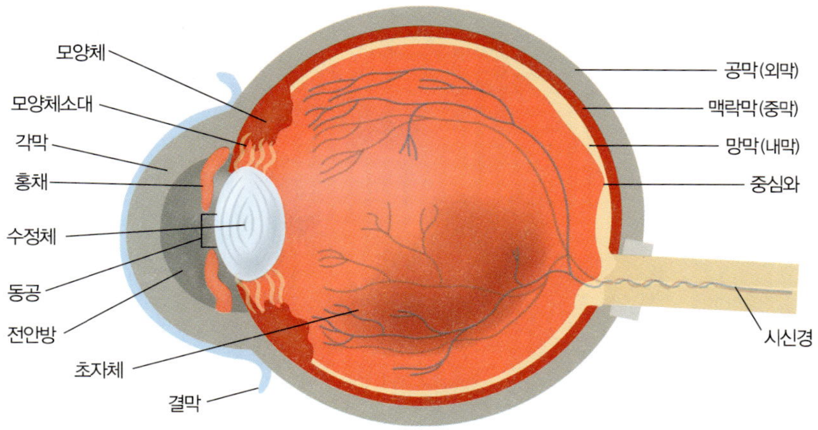

보호하며, 살균작용으로 미생물의 성장을 방지하는 역할을 한다. 눈물을 흘릴 때에 일부는 안와의 안쪽에 있는 비루관 nasolacrimal duct을 통해서 콧구멍 안으로 흘러들어 가기 때문에, 눈물을 많이 흘리면 콧물도 함께 흐르게 된다.

외안근은 눈을 여러 방향으로 움직일 수 있게 하는데, 근육 운동이 세밀하고 정확하게 이루어져 양쪽 눈을 같은 방향으로 같은 정도로 움직일 수 있게 조정한다. 조정을 위해서는 한쪽 눈의 근육이 수축하는 동안 그 반대작용을 하는 근육은 이완하여야 하는데, 양쪽 눈이 협동적으로 움직이지 않는 경우를 사시 strabismus라고 한다.

> **사시**
> 한쪽 눈의 시선이 똑바로 목표 물체를 향하는데, 다른 쪽 눈의 시선은 목표를 향하지 않아서 양쪽 눈의 시선이 평행하게 되지 않는 상태

안와 바깥쪽에 있는 **안검** eyelid은 눈꺼풀이라고 불리는데, 눈을 보호하며 빛을 차단하는 역할을 한다. 어떤 물체가 갑자기 안구에 가까이에 오면, 연수의 반사작용에 의해 안검이 닫혀 안구를 보호한다.

② 안구

안구 eyeball는 앞부분이 약간 둥글게 튀어나온 공 모양으로 직경 2.5cm, 무게 6~8g 정도인 시각 감각기이다. 안구는 바깥층인 공막 sclera, 중간층인 맥락막 choroid, 내층인 망막 retina의 3층막으로 구성되어 있다.

■ **외막층** : 안구의 가장 바깥층을 싸고 있는 단단하고 불투명한 막은 **공막** sclera이다. 공막의 앞쪽 부분은 빛을 받아들이는 투명한 **각막** cornea으로 이루어져 있고, 흰색의 **결막** conjunctiva이 각막의 앞쪽을 둘러싸고 있다. 각막에는 혈관

표 10-2 안구의 구조와 기능

구조		위치	기능
외막	공막	안구의 바깥층	안구의 지지와 방어
	각막	안구의 앞 표면	빛의 전달과 굴절
	결막	각막의 앞쪽을 둘러싸는 막	각막 보호
중막 – 맥락막		안구의 중간층	암상자 역할
내막 – 망막		안구의 내층	상이 맺히는 곳, 신경자극 전달
모양체		맥락막의 앞부분, 조절근	수정체의 지지와 두께 조절
모양체소대		모양체와 수정체 사이	모양체근육에 따라 수축·이완하여 수정체의 두께 조절
홍채		모양체와 연속된 안구의 앞부분	동공의 크기 조절, 들어가는 빛의 양 조절
동공		홍채의 가운데 구멍	빛을 안구 내로 통과시키는 구멍
수정체		홍채 뒤쪽, 모양체에 의해 지지	렌즈 역할, 원근에 따른 빛의 굴절 조절
안방수		각막과 홍채, 홍채와 수정체 사이	각막과 홍채의 형태 유지
초자체		수정체와 망막 사이	안구의 형태 조절, 빛의 굴절

은 없고 감각신경이 분포되어 있다.

■**중막층** : 중막은 혈관이 많은 층으로서 맥락막 choroid, 모양체 ciliary body, 홍채 iris의 세 부분으로 이루어져 있다.

맥락막은 공막 안쪽에 붙어 있는 불투명한 막으로 혈관과 멜라닌 색소가 많아 진한 갈색을 나타낸다. 이 막은 사진기의 암상자 같은 역할과 망막에 영양을 공급하는 역할을 한다.

사진기의 암상자
사진기의 내부를 어둡게 하여 상을 정착시킬 수 있도록 하는 장치

맥락막 앞에 이어진 모양체는 수정체에 붙어 있다. **모양체**는 근육을 수축·이완함으로써 수정체의 모양을 변화시켜 물체에 초점이 정확하게 맺히도록 조절하는 역할을 한다. 모양체와 수정체 사이에는 이들을 연결하는 질긴 인대인 모양체소대 ciliary zonule가 있어서 수정체의 두께 조절에 관여한다. 볼록렌즈 모양인 **수정체** lens는 빛을 굴절시켜 망막에 상이 맺히도록 하는 역할, 즉 사진기의 렌즈와 같은 역할을 한다.

사진기의 렌즈
물체로부터 오는 빛을 모아서 상을 맺게 하는 도구

홍채는 모양체에서 이어져 나와서 수정체를 앞에서 둘러싸고 있으며, 사진기의 조리개와 같은 역할로 안구로 들어가는 빛의 양을 조절하는 작용을 한다. 홍채 중앙의 구멍인 **동공** pupil을 통해 안구 내로 빛이 들어가는데, 동공의 크기는 자율신경계의 지배를 받아 조절된다. 홍채에는 색소과립을 가진 색소가 있어 녹색·청색·갈색·검은색 등으로 여러 가지 눈동자 색이 나타나는데, 눈의 색깔은 유전적

사진기의 조리개
구멍의 크기를 조절하여 렌즈를 통과하는 빛의 양을 조절하는 장치

으로 결정된다.

■ **내막층** : 안구벽의 가장 안쪽 층은 **망막** retina으로 빛에 의하여 흥분되고 반응하는 시각신경세포 층이 모여 있어, 사진기의 필름에 해당한다. 망막에서 시세포 visual cell가 밀집되어 있어서 가장 선명하게 상이 맺히는 부분을 **황반** macular(황반의 중심부는 중심와 central fovea)이라 하고, 시신경이 지나가는 부분으로서 시세포가 없어서 상이 맺혀도 시각을 감지할 수 없는 부분을 **맹점** blind spot이라고 한다.

사진기의 필름
빛을 감지하여 물체의 형상을 드러나게 하는 얇은 막

망막에는 간상세포 rod와 원추세포 cone, 두 종류의 시세포가 있다 그림 10-2. **간상세포**는 어두운 곳에서 형태를 구별하는 역할을 하고, **원추세포**는 밝은 곳에서 형태와 색을 감지한다. 간상세포에는 **로돕신** rhodopsin이라고 하는 감광색소가 있는데, 비타민 A의 알데하이드 aldehyde 형태인 **레티날** retinal과 **옵신** opsin이라는 단백질이 결합하여 로돕신 rhodopsin을 형성하여 시세포를 흥분시킨다. 어두운 곳

로돕신
간상세포에서 약한 빛을 감지하는 감광색소로, 비타민A와 옵신 단백질이 결합한 것

그림 10-2 망막과 시세포

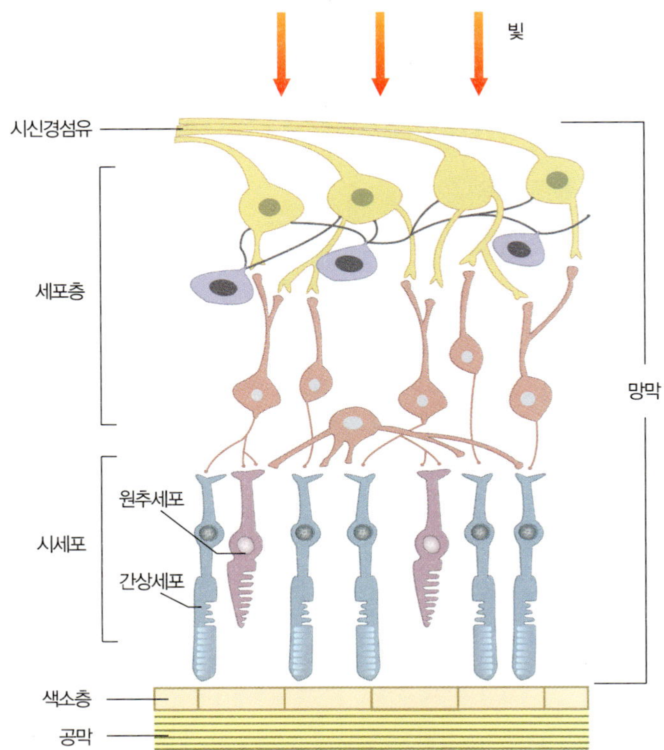

으로 들어가면 동공이 확대되고 로돕신이 생성되어 점차로 어두운 곳에서 감각이 높아지는데, 이를 **암순응** dark adaptation이라고 한다. 비타민 A의 결핍으로 생기는 **야맹증** night blindness은 로돕신의 형성이 불충분하여 어두운 곳에서 형체를 잘 분간하지 못하게 되는 것이다. 로돕신은 빛을 쬐면 다시 탈색되어 분해된다. 원추세포에는 아이오돕신 iodopsin이 들어 있어 밝은 빛이 있는 환경에서 색을 구별하여 선명한 시각을 갖도록 한다. 망막에서 자극된 시신경은 대뇌피질 후두엽의 시각영역으로 전달되어 그곳에서 물체의 형태와 색깔이 감지된다.

> **아이오돕신(요돕신)**
> 원추세포에서 색을 감지하는 감광색소로, 비타민A와 포톱신 단백질이 결합한 것

■ **안방수와 초자체** : 안구 안쪽은 액체로 채워져 있어 안구의 형태를 유지하고 광선의 굴절 기능을 담당하고 있다. 각막과 홍채 사이, 그리고 홍채와 수정체 사이에는 **안방수** aqueous humor라는 맑은 액체가 채워져 있어서 볼록한 형태를 유지시키고 있다. 수정체 뒤의 안구 안쪽 공간은 **초자체**(유리체, vitreous body)라는 반유동성 젤리 상태의 액체가 채워져 있어 안구형태와 투명도를 유지하고 광선의 굴절기능을 담당한다.

(2) 시각 생리

안구의 각 부분은 사진기의 각 부분과 대응하여 이해할 수 있는데, 홍채는 조리개에, 수정체는 렌즈에, 맥락막은 암상자에, 망막은 필름에 해당한다.

① 눈의 원근 조절작용

안구로 들어온 빛은 수정체에서 굴절하여 망막에 초점을 맺게 되는데, 먼 곳이나 가까운 곳을 보기 위해서 수정체의 두께를 조절함으로써 망막에 제대로 상이 맺히도록 한다. 가까운 곳을 볼 때에는 모양체근이 수축하여 맥락막 쪽의 모양체근이 모양돌기 쪽으로 당겨지기 때문에 모양체소대가 이완되어 느슨해진다 그림 10-3 표 10-3. 그 결과, 수정체는 자체의 탄력에 의해 모양이 공처럼 볼록해지며 굴절률이 커지게 된다. 반면에, 먼 곳을 볼 때에는 모양체근이 이완되어 모양체소대가 팽팽해져서 수정체를 끌어당기게 되어 납작한 모양이 된다. 이러한 눈의 **원근 조절작용**은 가까운 곳을 볼 때에만 일어나게 되며, 먼 곳을 볼 때에는 수정체의 모양이 원상으로 복구되는 것이다.

노화에 의하여 수정체의 탄력성이 저하되면 모양체근의 수축이 이루어져도 수정체가 볼록해지지 않으며, 따라서 원근 조절작용이 제대로 이루어지지 않게 된

다. 이러한 **노안** presbyopia 상태가 되면 가까운 곳(25~30cm)을 볼 때에는 볼록렌즈를 사용하여 원근 조절작용을 보완할 수 있다.

그림 10-3 안구의 원근 조절

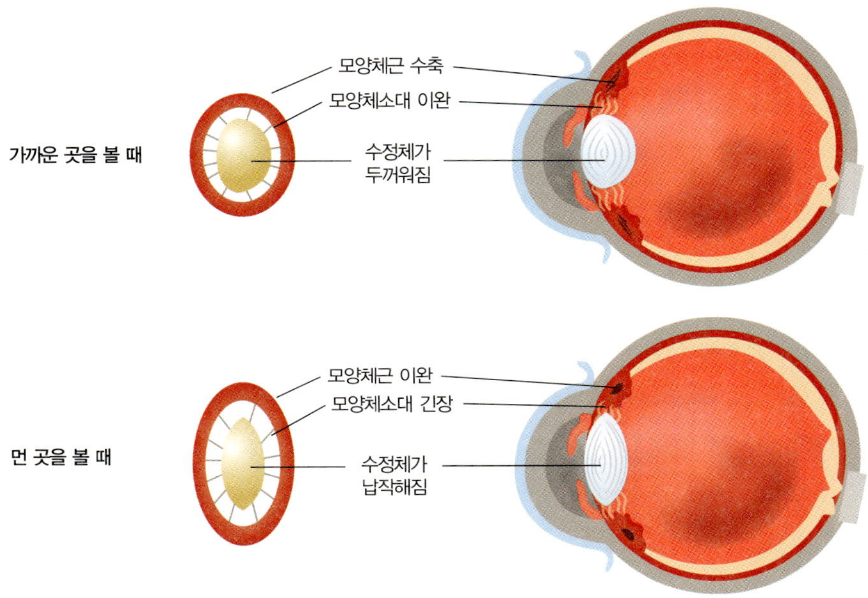

표 10-3 눈의 원근 조절작용

보는 거리	모양체근	모양체소대	수정체	빛의 굴절률
가까운 곳	수축	느슨해짐	두꺼워짐	커짐
먼 곳	이완	팽팽해짐	납작해짐	작아짐

알아두기 **수정체와 관련된 눈의 이상 증상**

노안 presbyopia: 나이가 들면서 수정체의 탄성이 줄어들어 가까운 물체를 보기가 어렵게 되는 현상이다. 볼록렌즈로 보정한다.

백내장 cataract: 노화가 진행되면서 수정체가 혼탁해지는 증상이다. 수정체 표면에 새로운 세포들이 형성되면서 오래된 세포들이 수정체 안쪽으로 들어가 중심부의 밀도가 높아지고 딱딱해지면서 색깔도 노란색에서 검은색으로 변해간다. 혼탁한 수정체는 수술로 제거하고 인공렌즈를 이식하거나 보정안경을 사용하여 시력을 보정한다.

녹내장 glaucoma: 안압의 증가에 의해 망막세포들이 죽는 질환으로 실명의 원인이 된다. 안방수는 특수 혈관 조직에서 지속적으로 생성되고 각막 모서리에 있는 관을 통해 빠져나가는데, 이 용액이 제거되는 속도보다 만들어지는 속도가 더 빨라 안구 내의 액체가 많아지면 안압이 높아지는 현상이 일어난다.

② 굴절과 시력

광선이 안구로 들어오면 수정체가 두께를 조절하여 물체의 상이 망막 위에 맺히게 된다. 일반적으로 6m 이후에 있는 물체로부터의 광선은 수정체의 두께를 조절하지 않아도 평행하게 들어와 망막에 상이 맺히지만, 6m 이내에 있는 물체로부터 들어오는 광선은 수정체의 두께를 볼록하게 하여 굴절력을 크게 함으로써 망막 위에 제대로 상이 맺히게 하는 조절과정이 필요하다.

그러나 안구 축의 길이가 너무 길거나 또는 수정체가 너무 볼록해져 굴절력이 큰 경우에는 먼 곳에 있는 물체의 상이 망막에 제대로 맺히지 않게 되어 먼 것이 잘 보이지 않는다. 이처럼 상이 망막보다 앞에서 맺혀 망막에는 다소 산란된 광선이 도달하게 되어 물체가 흐리게 보이는 상태를 **근시** myopia라 하며, 오목렌즈로 교정할 수 있다. 반대로, 안구 축의 길이가 너무 짧거나 수정체의 굴절력이 부족하기 때문에 물체의 상이 망막의 뒤쪽에 맺히는 경우를 **원시** hyperopia라고 한다. 이 경우에 가까운 물체를 볼 때는 볼록렌즈를 사용하여 교정을 하게 한다 그림 10-4. 유아는 약한 원시를 나타내나, 6살경이 되면 정시안이 된다,

> **원주렌즈**
> 원기둥을 축의 방향으로 자른 형을 굴절면으로 하는 렌즈로 난시 교정용

안구가 타원형으로 되어 있고 가로와 세로 방향에서 굴절력이 각각 다른 경우를 **정난시** regular astigmatism라 하며 원주렌즈(원기둥 모양의 렌즈)로 교정한다. 반면에, 각막이나 수정체의 표면이 매끄럽지 못하고 굴절면 표면에 굴곡이 있어 빛의 굴절이 불규칙해져서 물체의 상이 망막의 한 점에 바르게 맺히지 않고 초점이 2개 이상 맺혀 부분적으로 흐리게 보이는 경우를 **부정난시** irregular astigmatism라

그림 10-4 근시와 원시의 교정

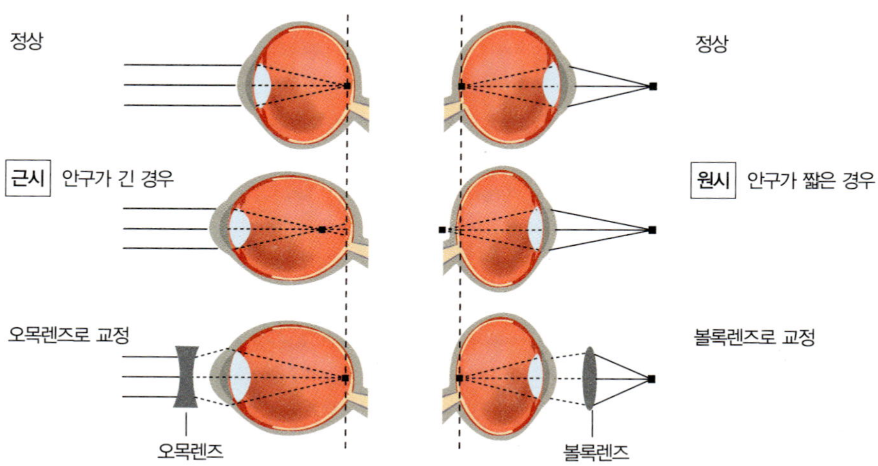

하며 **콘택트렌즈**로 교정할 수 있다.

콘택트렌즈
눈의 각막에 직접 접촉시켜 사용하는 원형의 렌즈

③ 명암 조절과 동공반사

어두운 곳에서 밝은 곳으로 나오거나, 반대로 밝은 곳에서 어두운 곳으로 들어가면 반사적으로 눈으로 들어오는 빛의 양이 조절되는데, 이는 **홍채**가 동공의 크기를 변화시켜 눈에 들어오는 빛의 양을 조절하기 때문이다. **동공**의 수축은 강한 빛에 의해 망막세포들이 상처받는 것을 막아주기 위해서이고, 희미한 빛에서 확대된 동공은 조명을 최대로 들어오게 하기 위해서이다. 홍채에는 교감신경이 지배하는 **동공확대근** iris dilator과 부교감신경이 지배하는 **동공괄약근** iris sphincter이 있어, 교감신경이 자극됐을 때에 동공이 커지게 되고 부교감신경이 자극됐을 때에는 반대로 동공이 작아지게 된다.

눈은 한쪽 눈에만 빛을 비추어도 두눈의 동공괄약근이 동시에 작용하여 양쪽 눈의 동공이 축소되는 **명반사** light reflex를 일으킨다.

또한 가까운 곳에 있는 물체를 보기위해 양쪽 눈의 초점을 가까이에 맞추면 동공이 축소되는 **근거리반사** near reflex가 일어나, 동공을 수축시켜 눈으로 들어오는 빛의 양을 줄이고 수정체의 중심 부위로만 빛을 제한하여 보다 선명한 시각을 얻을 수 있게 한다.

알아두기 암순응과 명순응

밝은 곳에서 어두운 곳으로 들어가면 처음에는 잘 볼 수 없다가 시간이 지나면(약 20분) 서서히 주위가 보이기 시작하는 것을 암순응 dark adaptation이라 한다. 간상세포에서 로돕신이 다시 합성되어 망막의 빛에 대한 감수성이 높아지기 때문에 일어나는 현상이다. 이와 반대로, 어두운 곳에서 갑자기 밝은 곳으로 나오면 눈이 부시다가 시간이 지나면(약 5분) 밝은 곳에 적응하게 되는 것을 명순응 light adaptation이라고 한다. 눈이 부신 것은 강한 빛에 의해 로돕신이 분해되기 때문에 일어나는 현상이며, 원추세포가 빛을 수용하여 시각을 되찾기 때문에 점차 잘 볼 수 있게 된다.

④ 시야와 시력

눈앞 정면의 한 점을 주시할 때 그 주위가 보이는 범위를 **시야** visual field라고 한다. 한쪽 눈으로만 보면 양쪽 눈으로 보는 것보다 시야가 좁게 나타난다. 양쪽 눈으로 볼 때, 시야의 범위는 코 쪽 65°, 귀 쪽 100~104°, 위쪽 방향 65°, 아래쪽 방향 75°이다. 시야의 넓이는 물체의 색깔에 의해서도 달라져서 녹색·적색·청색·황색·백색의 순서로 넓어진다. 한 개의 대상을 두 눈으로 보지만 대상이 둘로

그림 10-5 시야

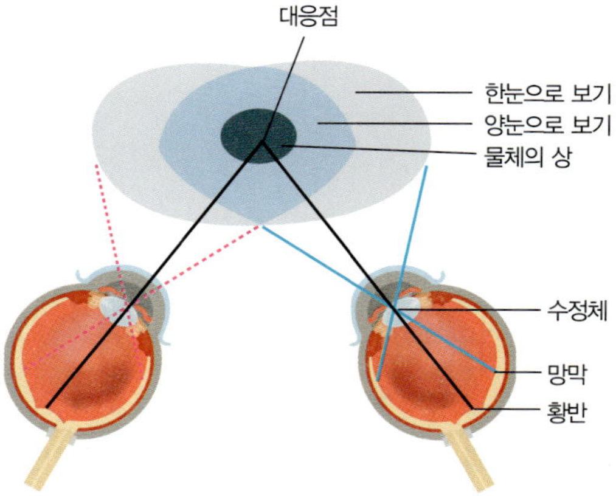

보이지 않고 하나로 보이는 것은 두 망막에 동시에 상이 맺혀서 그것이 시야 안에 있는 대상의 한 점에 도달되기 때문인데, 이같이 한 점으로 투사되는 좌우의 망막의 점을 **대응점**이라 한다. 외안근에 의한 안구운동은 두 눈의 대응점이 투사하는 상이 서로 겹쳐지도록 반사적으로 수행되는 것이다. 두 눈으로 한 점을 보면서 각각 눈의 시야를 측정하면 대부분이 서로 겹쳐지지만, 양쪽의 가장자리에는 각각 한쪽 눈만이 보이는 반달 모양의 겹쳐지지 않는 시야 부분이 있다 그림 10-5.

물체의 형태를 분별하는 능력을 **시력** visual acuity이라 한다. 시력은 2개의 선을 2개의 선으로 인지하여 구분하는 최단 간격을 6m 거리에서 측정함으로써 측정한다. 시력은 2개의 선을 2개의 선으로 판별할 수 있는 최소의 시각(입사각)을 분으로 나타내고, 이의 역수로 시력을 표시한다. 예를 들어, 두 광원이 두 광원으로 구분되는 최소의 입사각이 1인 경우 그 시력은 1이다. 만약 시각(입사각)이 2라면 시력은 1/2, 즉 0.5이다. 정상인의 시력은 1~2이다.

알아두기 **굴절력과 디옵터**

수정체와 주초점 사이의 거리를 주초점거리라고 하며 수정체의 굴절력은 디옵터 diopter, D로 측정하는데, 디옵터란 미터로 표시한 주초점거리의 역수이다. 그러므로 0.25m의 주초점거리의 수정체 굴절력은 1/0.25, 즉 4디옵터이다. 먼 곳을 보다가 가까운 곳의 물체에 초점을 맞추기 위해서는 수정체의 굴절률을 크게 해야 한다. 즉, 먼 곳을 보다가 20cm 앞에 있는 책을 읽으려면 수정체의 굴절률이 '1/0.2cm = 5D'로 커져야 한다. 이처럼 가까운 곳의 물체를 보기 위해 굴절률을 높이는 것을 근점 조절 near accommodation이라 하고, 먼 곳을 보기 위해 굴절률을 낮추는 것을 원점 조절 far accommodation이라고 한다. 나이가 들수록 수정체의 탄성이 줄어들므로 근점 조절에 대한 수정체의 조절력도 낮아진다. 10세 때의 조절력은 약 10D(근점거리가 약 7cm이므로)이지만, 60세가 되면 근점거리가 1m 정도로 멀어지므로 조절력은 1D 이하로 된다.

⑤ 색채 감각

망막의 중심부에는 **원추세포** cone가 밀집되어 있어서 이 부분에서 **색채감각** color sensation이 강하게 감지된다. 반면에 망막의 주변부에는 간상세포 rod가 많다. 원추세포에서 발견되는 감광색소 단백질의 종류는 세 종류가 있는데, 잘 흡수하는 빛의 파장이 달라서 각각 적색·녹색·청색의 3가지 색 중 한 가지 색에만 예민하다. 정상인에서는 이들 원추세포의 빛 흡수율에 따라 다양한 색을 구별할 수 있으며, 세 가지 원추세포 중 한 가지라도 이상이 생기면 색을 구별하는 데 어려움이 생기게 된다. 원추세포가 잘 발달되지 못하여 색 감각이 정상이 아닌 것을 **색맹** color blindness이라 하고, 정상보다 떨어지는 것을 **색약** color weakness이라 한다.

감광색소
시세포인 원추세포와 간상세포에 존재하며 빛과 색을 감지하는 물질

알아두기 색약과 색맹

- **색약:** 세 가지의 원추세포를 모두 지니고 있으나, 원추세포의 일부가 기능적으로 부실하여 해당되는 색깔이 다른 색깔과 섞여 있을 때에 그 색깔을 구별하지 못하는 증상이다.
- **색맹:** 한 가지 이상의 원추세포가 없어서 색을 구별하지 못하는 증상을 말한다. 색을 전혀 구별하지 못하는 것을 전색맹이라 하고, 빨강과 초록을 구별하지 못하는 적록색맹(가장 흔함), 파랑과 노랑을 구별하지 못하는 것을 황청색맹이라고 한다. 유전에 의해 생기며 주로 남자에게서 나타난다.

(3) 시신경 전달경로

외부의 물체를 반사한 광선이 망막의 한 점에 투사되면 망막의 원추세포와 간상세포로 이루어진 시세포층을 자극하고, 이것이 신경절세포 ganglion cell로 보내져서 시신경 optic nerve이 되어 대뇌피질의 시각영역에 도달된다.

2 청각과 평형감각

귀에서는 **청각** auditory sensation과 **평형감각** sense of equilibrium을 감지한다. 소리는 외이도를 통하여 고막을 진동시키고, 고막의 진동은 이소골을 거쳐 내이에 전달되어 전정기관의 난원창과 달팽이관(와우관)에 있는 림프액으로 전해진다. 이것이 청신경(와우신경)을 흥분시켜 대뇌로 흥분을 전달하여 소리가 감지되게 한다. 즉 외이, 중이, 내이의 달팽이관은 소리를 감지하는 기관이다. 반면에 내이의

그림 10-6 귀의 구조

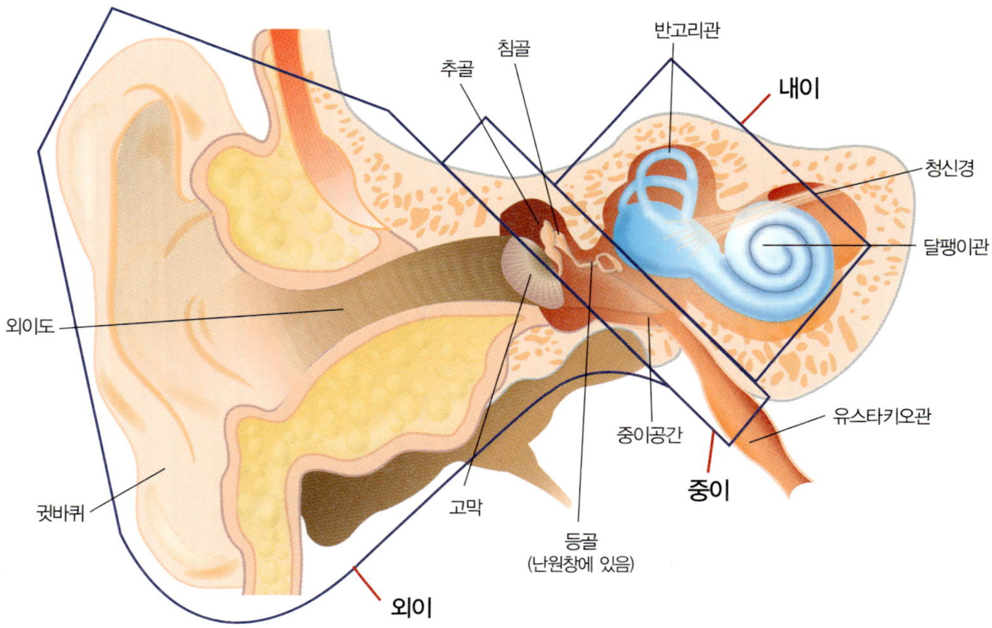

반고리관은 관성에 의한 림프의 움직임으로 회전감각을 감지하며, 전정기관은 몸의 기울어짐을 감지한다.

(1) 귀의 구조

귀는 외이 external ear, 중이 middle ear, 내이 internal ear로 구분된다 그림 10-6.

① 외이와 중이

외이는 귓바퀴 auricle와 외이도 external acoustic meatus로 이루어진다. **귓바퀴**는 소리를 모아 외이도로 전달하는 기관이다. **외이도**는 길이 3~5cm의 S자 형태로 구부러진 관이며, 소리를 고막으로 전달하는 역할을 하는 부분이다. 또한 외이도에는 이물질의 침입을 방지하는 가느다란 섬모들과 귀지를 분비하는 귀지선이 있다. 귀지는 외이도의 건조를 막고 먼지를 흡수하여 고막을 보호한다.

고막 tympanic membrane은 외이도의 가장 안쪽에 있는 두께 0.1mm, 지름 10mm 정도의 원에 가까운 타원형의 깔때기 모양의 막으로, 외이와 중이의 경계를 이루고 있다. 소리는 고막을 진동시키는데, 고막은 중이 쪽에 있는 이소골

알아두기 **비행기에서 귀가 멍멍할 때 하품을 하는 이유**

비행기가 이륙하면 귀가 멍멍해지는데, 이는 고도가 높아지면서 외이와 외이도의 압력은 변하지만 중이의 압력은 그대로 있으므로 중이와 외이 사이에 압력 차이가 발생하면서 고막이 늘어남으로써 느끼게 되는 현상이다. 이때 하품을 하거나 침을 삼키면 유스타키오 관이 열려 외부와의 공기 출입이 이루어져서 중이의 압력이 외부와 같아지면서 외이와 중이의 압력이 같아져 귀가 멍멍한 증상이 사라진다.

auditory ossicle 중 하나인 추골에 의하여 받쳐져 있고 비대칭성 구조를 하고 있어서 공기의 진동이 끝나면 고막의 진동도 곧바로 그치게 된다. 이것은 연달아 전달되는 여러 종류의 진동을 구별하기에 적절한 구조이다.

중이 middle ear는 고막의 진동을 증폭하여 내이로 전달하는 부분이며, 고막에 의하여 외이와 경계를 이루고 있다. **고실** tympanic cavity이라는 공간과 세 개의 이소골이 중이를 이루는 부분이다.

고실에는 추골 malleus, 침골 incus, 등골 stapes 등 세 개의 **이소골** auditory ossicle이 있다. 이들은 체내에서 가장 작은 쌀알만 한 뼈로, 그중 **추골**은 고막에 연결되어 있다. 추골 옆에는 **침골**이, 그 옆에는 **등골**이 순서대로 연결되어 있으며, 등골은 내이의 **난원창** oval window에 붙어 있다. 고막에 전해진 진동은 이소골을 차례로 거치면서 진동이 10~20배로 확대되어 전정의 난원창으로 전달된다. 진동이 난원창을 거쳐 **달팽이관**(와우관) 외림프에 진동을 일으키면, 이 진동이 증폭되어 **청신경** auditory nerve을 자극하여 소리를 감지하게 된다.

> **이소골**
> 중이 안의 고실에 고막과 난원창 사이에 위치하며 서로 연결되어 있어 소리를 증폭시키는 역할을 하는 3개의 작은 뼈

중이는 **유스타키오관** eustachian tube을 통해 중이와 목구멍을 연결하여 중이의 압력을 외부와 같게 조절한다. 평상시에는 닫혀 있으나, 하품이나 재채기를 할 때에는 유스타키오관이 열린다.

② 내이

내이 internal ear에는 여러 관들이 복잡한 구조를 이루고 있는데, 전달된 음파의 진동을 청신경의 흥분으로 전환하는 청각수용기와 **평형감각**을 담당하는 수용기가 있다.

내이는 기능적으로는 두 부분으로 구분되지만 서로 연결되어 있으며, 내이를 이루는 구조 안에는 림프액이 가득 차 있다. 내이는 전정기관 vestibular organ, 달팽이관 cochlear duct, 반고리관 semicircular canal으로 되어 있다. 전정에는 난원창 oral window이 있는데, 난원창은 등골 stapes의 진동으로 받은 신호를 전정의

그림 10-7 내이의 구조

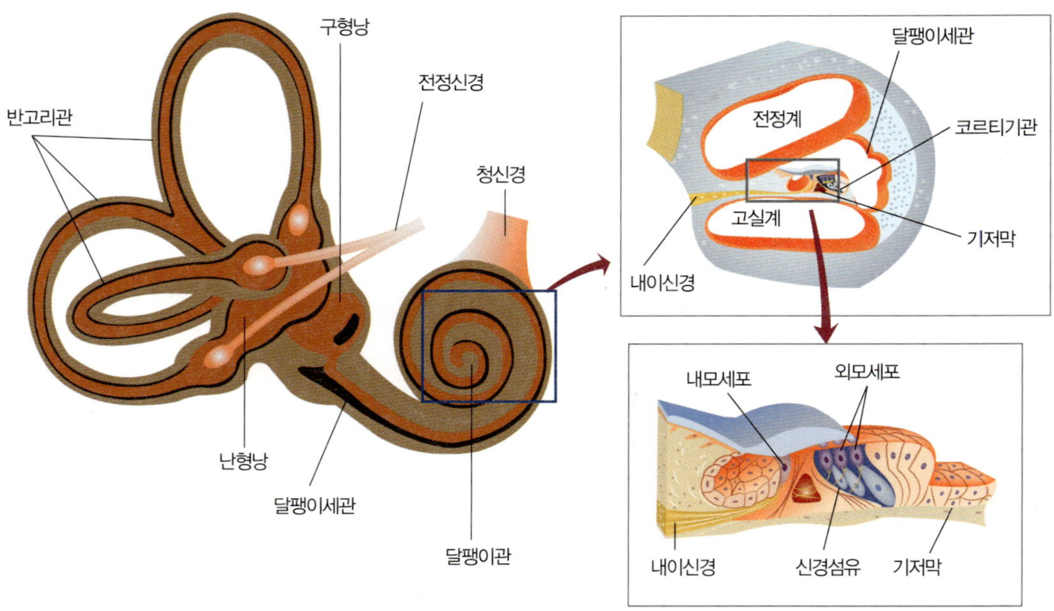

림프액에 전달한다. 이 신호들은 계속하여 청각수용기가 있는 달팽이관으로, 또는 평형감각 수용기가 있는 반고리관으로 전달된다.

■ **달팽이관** : 청각수용기인 **달팽이관**(와우관)은 달팽이껍질 모양으로 된 나선형의 긴 관으로 길이 35mm 정도로 두세 바퀴 말려 있다. **전정계**와 **고실계**, 그리고 그 사이에 있는 나선상의 가느다란 관인 **달팽이세관**으로 이루어져 있다 그림 10-7 . 전정계 scala vestibuli와 고실계 scala tympani의 내부에는 림프액이 가득 차 있고, 달팽이세관에는 청세포인 **유모세포** hair cell와 청신경이 분포되어 있는 **코르티기관** organ of Corti이 있어서 음파를 신경 흥분으로 전달한다.

유모세포
달팽이관과 전정기관에 있는 털이 나와 있는 감각세포

■ **전정기관과 반고리관** : 내이에는 머리의 위치를 알아내는 전정기관 vestibular organ과 운동 및 회전 감각을 알아내는 반고리관 semicircular canal 등이 있다 그림 10-7 . **전정기관**은 중력 자극에 대하여 반응하여 몸의 기울어짐을 감지한다. 전정기관 vestibular organ은 구형낭과 난형낭 두 부분으로 되어 있으며, 그 속에 감각모 sensory hair를 가진 유모세포로 이루어진 감각세포층이 있다. 감각세포층 위에 **이석** otolith이라는 석회질의 작은 결정들이 있는데, 몸이 기울어지

면 이석이 따라서 움직여서 감각모를 누르게 되어 기울어짐을 감지하게 된다. **반고리관**은 전정기관에 연결되어 있으며 림프가 들어 있는 세 개의 반원형의 관으로, 림프의 움직임을 통해 몸의 운동방향과 회전방향을 감각한다. 세 개의 반고리관은 서로 직각을 이루고 있어서 몸이 어느 쪽으로 회전을 해도 그 방향을 알 수 있다.

(2) 소리의 감각

사람이 느낄 수 있는 소리의 진동수는 20~20,000Hz의 범위이며, 이보다 진동수가 낮은 공기의 진동이나 너무 높은 초음파는 인체가 감지하지 못한다. 지나치게 높거나 낮은 진동수를 가진 공기의 떨림은 소리의 감각이 아닌, 피부의 촉각이나 압각에 의해 느껴지는 경우도 있다. 동물이 들을 수 있는 진동수는 차이가 있어 개구리는 진동수가 매우 낮은 소리도 감지하고, 개와 고양이 그리고 박쥐는 초음파까지도 들을 수 있다고 한다.

외이도에서 들어온 소리가 고막을 진동시키면, 이 진동이 이소골에서 증폭된 후 계속해서 난원창을 지나서 달팽이관으로 전달된다. 이 진동이 달팽이관의 전정계와 고실계의 림프액을 진동시킴으로써 달팽이세관의 기저판 위에 있는 코르티기관을 진동시키면 청세포인 유모세포 hair cell가 흥분하고, 이 흥분이 청신경세포를 통해 대뇌피질의 청각영역에 전달되어 소리를 감지하게 된다.

> **난원창**
> 중이와 내이 사이에 있는 달걀 모양의 구멍으로, 여기에 등골이 붙어있어 고막에서 받아들인 소리의 진동을 내이로 전달함

소리는 공기 진동이 외이와 중이를 거쳐 내이로 전해지는 공기전도 aeroconduction에 의하여 청신경으로 전달되지만, 소리를 내는 물체를 두개골에 직접 접촉한 경우에도 뼈를 거쳐서 소리(음파)가 직접 내이로 전해지기도 한다. 이를 **골전도** osteoconduction라고 한다. 자신의 말소리는 공기전도와 골전도, 두 경로를 통해서 내이에 도달하게 된다. 그러므로 자기의 목소리를 녹음해서 듣는 경우에 평소와 매우 다르게 들리는 것은 녹음된 소리는 자신의 목소리가 공기전도만으로 내이에 도달된 것만을 듣기 때문이다.

> **알아두기 보청기와 인공 달팽이관**
>
> 보청기 hearing aids는 들어오는 소리의 음파를 증폭시켜 외이도로 큰소리를 전달하는 장치이다. 청각기의 심각한 손상에 의해 보청기가 난청을 해결할 수 없을 때 인공 달팽이관(와우관) 이식을 통해 청각을 기능적으로 회복할 수 있다. 소리에 반응하여 인공 달팽이관이 약한 전류로 직접 청신경을 자극하여 음향 신호가 대뇌로 전달하게 해준다.

(3) 평형감각

내이의 평형감각은 중력의 변화와 관성을 감지하여, 내부 환경을 일정하게 유지하기 위한 자세를 취하여 신체를 안정되게 하는 역할을 한다. 이를 제대로 수행하기 위해서는 시각 감각기와, 근육, 인대, 관절 등에 의한 심부감각 deep sensation, 그리고 피부감각 cutaneous sensation 등이 함께 관여하고 있다.

> **심부감각**
> 신체의 내부로부터 오는 자극에 의해 생기는 감각

내이에서 두 개의 주머니로 이루어진 전정기관과 세 개의 반원형 관으로 이루어진 반고리관이 평형 및 회전 감각에 관계하는 기관이다. 평형감각의 수용기 세포는 유모세포이며 평형과 관련된 자극을 전정신경의 활동전위로 변환하는 역할을 한다.

① 전정기관

몸이 기울어지면 이를 감지하여 자세를 다시 바르게 하는 역할을 하는 것이 전정기관이다. 전정기관에 있는 두 개의 주머니 모양의 난형낭과 구형낭 안에 있는 유모세포의 섬모 움직임을 감각수용기 세포가 감지하여 상하 또는 전후와 같은 직선상의 가속운동과 머리 위치 변화에 대한 정보를 제공하는 것이다.

> **전정신경**
> 내이의 반고리관과 난형낭, 구형낭 등에 분포하여 평형감각을 담당하는 신경

유모세포의 감각모 위에는 이석이라는 작은 젤라틴-탄산칼슘 결정 물질이 있어, 머리의 위치 변화에 반응하여 중력에 따라 움직이며 유모세포를 밀어 섬모가 구부러지나 잡아당겨지게 한다 그림 10-8. 이러한 자극이 신경세포를 흥분시키고, 이 흥분이 전정신경을 거쳐 자세중추인 소뇌와 중뇌로 전도된다. 이들 중추신경계는 중력 방향에 대한 머리의 상대적인 위치를 감지하고, 이 감각을 기초로

그림 10-8 평형기관의 작용

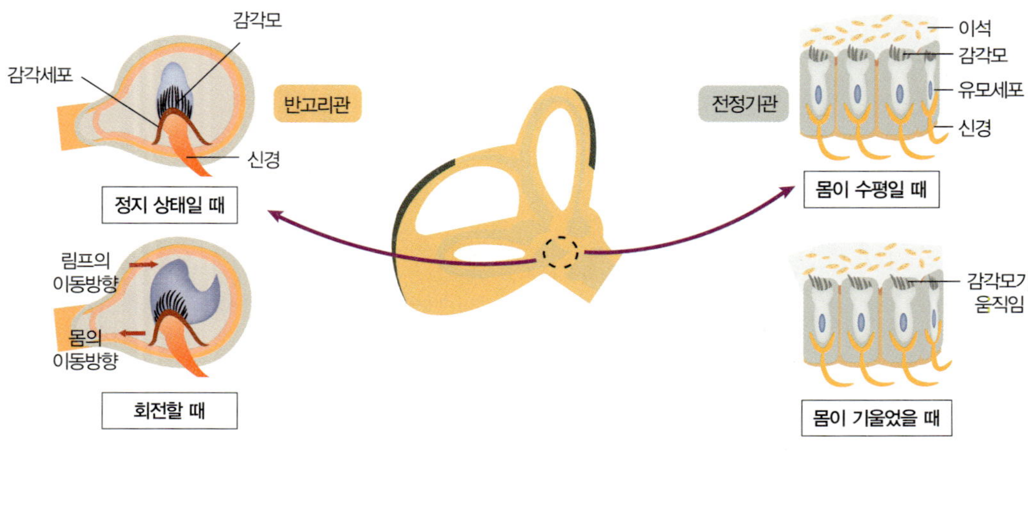

하여 머리의 위치를 반사적으로 바로잡게 하여 자세를 바르게 한다.

② 반고리관

반고리관은 서로 수직방향으로 세워져 있는 굵기 0.3~0.5mm의 세 개의 반원형 고리모양의 관으로 전정기관에 연결되어 있고, 그 속은 림프액으로 가득 차 있다. 반고리관의 기저부 안에 섬모를 가진 감각세포가 있어서 운동 방향이나 속력이 갑자기 변하면 회전가속을 감지하게 된다. 예를 들어, 몸을 돌리는 움직임에 의해 머리가 움직였다고 하면, 반고리관은 머리와 함께 움직였으나 관에 들어 있는 림프액은 관성에 의해 곧바로 움직이지는 않으므로, 섬모를 가진 감각세포는 머리의 운동방향과 반대방향으로 기울게 된다 그림 10-8. 이를 통해 회전감각수용기는 몸의 회전을 감지하게 되는 것이다. 갑자기 몸을 빠른 속도로 회전하면 어지러움을 느끼며 비틀거리는 현상이나 배멀미를 하는 것은, 반고리관을 강하게 자극한 결과이다. 그러나 발레리나나 선원들은 되풀이하여 같은 자극을 받아 반고리관이 이러한 자극에 익숙해져서 일반인보다 자극에 잘 대처할 수 있다.

알아두기 **메니에르 질환: 청각과 평형감각을 동시에 소실하는 증상**

메니에르병 Menieres disease에 걸리면 현기증과 귀울림(이명) 현상이 장기간 자주 반복되며 몸의 균형을 잃거나 구토까지 보이는 증세가 지속적으로 나타난다. 달팽이관과 반고리관이 있는 내이의 압력이 증가하면서 생기는 청각과 전정기관의 질환으로 관에 차 있는 림프액의 흡수와 재충전 과정에 이상이 생겨 구조물들이 비정상적으로 확대되기 때문에 발생한다. 결국 청각과 전정 기능의 이상이 생기고 영구적으로 청력의 소실이 발생하게 된다. 경우에 따라서는 치료하지 않고서도 일정 기간이 지난 후에 사라지기도 하지만, 많은 경우 영구적으로 진행된다.

3 후각과 미각

맛과 냄새의 감각은 모두 화학적 자극이 감각기의 상피세포에 접촉됨으로써 생기는 것이며, 이들을 **화학감각** chemical sense이라 한다.

해마와 편도체
뇌의 변연계 안에 있는 기억의 저장과 상기에 중요한 역할을 하는 소기관으로, 해마는 언어적 기억과 의식적 기억을 담당하고, 편도체는 감정적 기억과 무의식적 기억을 담당함

(1) 후각

코에서 감지되는 **후각** olfaction은 대뇌피질의 후각중추로 전달되는데, 후각세포 olfactory cell의 전달경로는 정서와 기억을 포함하는 대뇌 변연계의 일부인 편도체와 해마에도 이어지므로 냄새와 관련된 기억과 정서가 서로 연결되어 감지되기도 한다.

① 냄새의 감각과 후각의 전달

후각을 느끼는 감각수용기는 비강 내의 **후각상피** olfactory epithelium이다 그림 10-9. 후각수용기는 후각상피의 좁은 부분에 집중되어 있는데, 한쪽은 후각상피의 표면에 닿아 있고 다른 한쪽은 후구 olfactory bulb에 닿아 있다. 후각상피에 있는 **후각세포** olfactory cell는 긴 후각섬유를 가지고 있으며 점액으로 덮여 있고, 수명은 세 달 정도이다.

냄새가 감각되려면 기체 상태로 공기 중에 녹아 있는 화학물질 분자들이 확산되어 코로 들어와야 한다. 화학물질이 후각상피조직을 덮고 있는 점액층 표면에 있는 후각섬유의 단백질수용체와 결합하면 특정 G단백질 G protein, Golf이 활성화된다. 그 결과, 후각세포가 흥분되어 이 정보를 대뇌피질의 후각영역 olfactory area으로 전달하게 된다.

일반적으로 냄새는 한 가지 이상의 향기가 복합되어 형성된다. 기본 후각감각은 정확하게 분류되지 않지만, 후각 검사에서 사용하는 기준 향은 10가지 냄새(꽃, 과일, 땀, 똥, 장뇌, 사향, 석탄산, 초산, 마늘, 타는 냄새)가 있다.

② 후각 역치와 순응

후각의 역치는 미각에 비하여 현저히 낮아서 낮은 농도로도 냄새를 감지할 수 있다. 하지만 피로현상이 매우 빨라 시간이 지남에 따라 냄새에 순응하게 되어 자극에 둔감해진다. 그러나 한 가지 냄새에 대하여 순응되어도 다른 종류의 냄새

그림 10-9 코의 구조

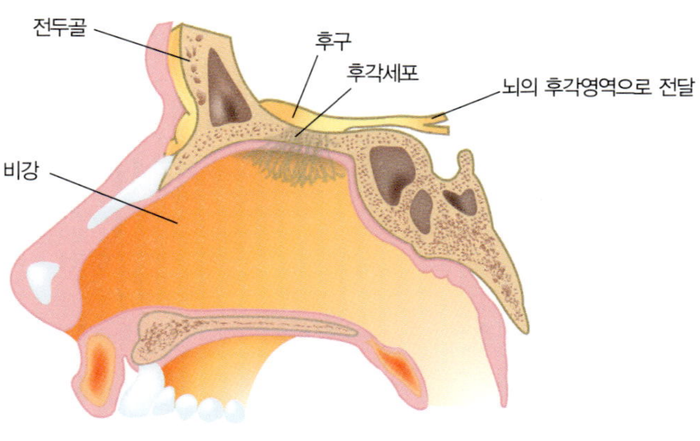

는 쉽게 구분하여 감지하는데, 이를 **선택적 순응**이라고 한다. 후각은 미각보다 개인 차이가 크고 건강상태에 의한 변화도 심하며, 한 개인에서도 월경이나 임신 시에는 특히 감각의 차이가 심하게 나타난다.

(2) 미각

미각 taste은 단맛, 신맛, 짠맛, 쓴맛의 네 가지 기본 맛이 혼합되어 느껴지는 감각이다. 미각을 느끼는 수용기는 혀에 있는 **유두**의 **미뢰** taste bud로, 미뢰의 종류에 따라 느끼는 맛이 다르다 그림 10-10.

우리가 일상에서 느끼는 맛은 네 가지 맛 이외에 후각이나 구강점막, 혀의 촉각이 혼합되어 다양하게 나타난다. 고추와 생강 같은 식품에 들어 있는 화학물질은 통각수용기를 자극하여 맛을 느끼게 하므로, 이러한 매운맛은 기본적인 맛이 아니라 통감각 pain sense에 해당한다.

매운맛
화학성분이 통각과 온도감각을 복합적으로 자극할 때 느끼는 피부감각

그림 10-10 혀의 구조와 미각의 감지

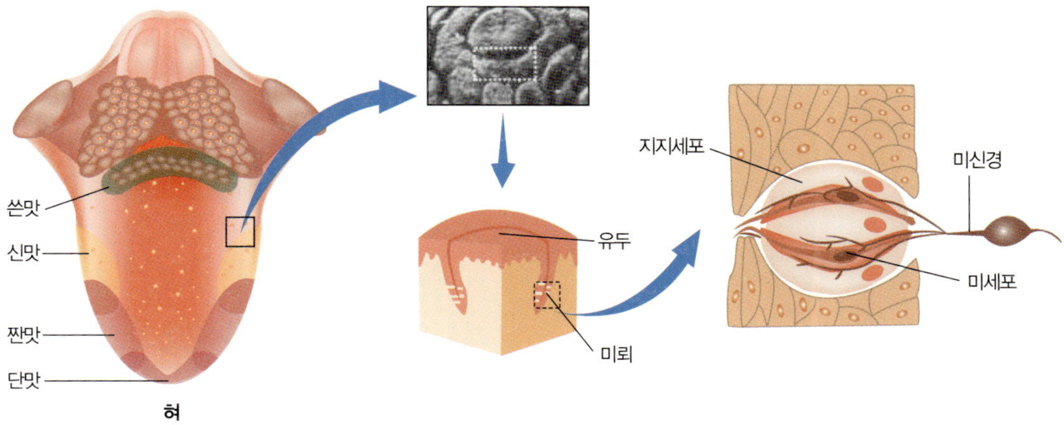

알아두기 다섯 번째 기본 맛 : 우마미(umami)

우마미란 글루탐산과 일부 아미노산이 내는 복잡한 맛으로 단맛, 신맛, 짠맛, 쓴맛과는 다른 맛이다. 최근에 혀의 미뢰와 위 점막에서 우마미에 대한 수용체가 발견됨에 따라 제5의 기본 맛으로 인지되고 있는 추세이다. 다시마를 끓인 물, 버섯, 된장이나 간장, 멸치, 쇠고기 등에서 감지되는 맛이며, 핵산에 의해 강화된다. 화학조미료인 MSG monosodium glutamate는 음식의 우마미를 증진시키기 위해 사용된다. 우마미는 감칠맛과 비슷하다.

① 미각수용기와 미각의 전달

미뢰의 미세포 taste cell의 흥분은 대뇌의 미각중추에 전달되어 맛을 감지하게 된다. 맛을 느끼기 위해서는 물질이 먼저 침과 입 안의 점액에 녹아 수용성 상태가 되어야 한다. 이 과정을 촉진시키는 물질로 후각결합단백질과 비슷한 **미각결합단백질** taste binding protein이 존재한다.

혀의 표면에는 **유두** papilla라는 작은 돌기가 있고, 이 유두의 옆 부분에 미뢰 taste bud라는 미각수용기가 있다. 미뢰는 맛을 느끼는 수용기세포인 미세포와 지지세포로 이루어진 50~70μm의 타원형 기관이다. 미뢰는 종류에 따라 혀의 표면의 특정 부위에 무리지어 존재하며, 구개와 인두 및 후두에도 분포되어 있다.

단맛수용기인 단맛을 느끼는 미뢰는 주로 혀끝에 있다. 그러므로 사탕은 혀끝으로 핥아먹게 된다. 신맛의 수용기는 주로 혀의 양쪽 모서리에, 쓴맛의 수용기는 혀의 안쪽에, 짠맛의 수용기는 혀 전체에 퍼져서 위치하고 있다. 그러나 이들 네 가지 맛은 특정 부위에서만 감지되는 것이 아니고, 맛의 세기가 강하면 혀의 어느 부위에서나 느낄 수 있다.

알아두기 맛을 느끼게 하는 성분들

단맛: 물에 잘 녹는 당류와 그 유도체, 글리세롤에 의해 단맛의 자극을 받는다.
신맛: 주로 산(수소이온)에 의해 자극받으며, 신맛의 강도는 물질에 들어 있는 수소이온의 농도에 비례한다.
짠맛: 주로 물에 녹은 이온화된 무기염류에 의해 자극을 받으며, 소금의 Na^+와 같이 양전하를 띤 이온들과 관계가 있다.
쓴맛: 대부분은 유기화합물이고 마그네슘과 칼슘의 무기염도 쓴맛을 만들어낸다.

② 미각에 영향을 주는 조건

미각은 개인차가 크고 여러 조건에 의해 영향을 받는다. 온도에 의한 영향을 보면, 짠맛에 대한 역치는 17~42℃에서 직선적으로 증가하다가 그 이상의 온도에서는 감소한다. 그러므로 음식의 간을 볼 때는 너무 차거나 뜨거운 온도보다는 미지근한 온도에서 간을 보는 것이 가장 적절하다. 또한 맛 사이에는 **대비현상**이 있어서 단맛을 맛본 다음에 신 음식을 먹으면 산미가 강하게 느껴지고, 설탕에 소량의 소금을 섞으면 더욱 달게 느껴진다.

3. 일반 감각

일반 감각 general sensation은 특수한 수용기를 통해서 감각을 느끼는 특수감각과 달리, 피부·관절·장기와 같은 신체 조직들을 통해서 느끼는 감각이다. 신체 조직에는 전신에 감각점이 점 모양으로 분포되어 있으므로, 이들이 자극받으면 여러 감각이 발생한다. 일반 감각 중에서 피부감각과 근육과 관절에서 시작되는 감각을 체성감각 somatic sensation이라 하고, 각 장기에서 시작되는 감각을 내장감각 visceral sensation이라 한다.

1 체성감각

체성감각은 온도 변화, 접촉, 압력, 화학물질 등의 자극이 피부에 가해졌을 때 느끼는 **피부감각** cutaneous sensation과 관절의 위치와 운동에 대해 감지하는 **심부감각** deep sensation으로 나눌 수 있다. 이들 자극을 감각하는 감각점은 신경 말단이 특수하게 분화하여 만들어진 것으로 피부나 근육에서 위치하는 곳이 다르게 분포되어 있고, 생김새도 각기 다르며, 수용하는 자극의 종류도 다르다.

피부, 근육, 관절의 체성감각수용기에서 자극을 받아 흥분된 신경세포들은 몇 단계를 거쳐 대뇌의 체성감각피질과 소뇌로 전달되며, 이 두 중추신경기관이 통합한 정보를 통해 신체의 각 부위의 움직임이 균형을 이룰 수 있도록 한다.

(1) 피부감각

피부는 표피 epidermis와 진피 corium로 이루어져 있다. 피부의 가장 바깥부분을 덮는 두께 0.1mm가량의 피부층을 **표피**라 한다. 털, 손톱, 발톱, 피지선 등은 표피가 변형된 것이다. **진피**는 표피층 아래의 교원섬유와 탄력성 섬유가 많은 질긴 결합조직이며, 이 부분에 땀샘, 피지선, 모낭, 혈관, 신경 등이 분포되어 있다. 피부의 진피에는 외부 자극을 감지하는 **감각점** sense spot이 있어 여러 감각을 감지한다. 피부를 뾰족한 막대기로 자극하면 감각이 생기는 곳과 전혀 감각이 없는 곳이 존재하는데, 이는 감각점이 분포된 곳에서만 감각이 감지되기 때문이다. 피부의 감각점은 몸의 각 부위에 따라 분포 밀도가 다르다. 촉각·통각·온각·냉각 4종류의 감각점의 분포 수는 '통점 〉 촉점 〉 냉점 〉 온점' 순서이다. 피부감각의

감각점

피부와 점막에 분포되어 촉각, 통각, 온각, 냉각을 느끼는 부위로 통점이 표면 $1cm^2$에 90~150개로 가장 많이 분포되어 있음

표 10-4 피부수용기

수용기	감각	위치	구조
자유신경종말	통각, 촉각-압각	모낭주위, 피부전체	무수신경 종말
메르켈 수용기	압각	진피층	수상돌기 종말
루피니소체	온각, 압각	진피하층	수상돌기 종말
마이스너소체	촉각, 느린 진동	진피상층, 표피하층	결체조직에 둘러싸인 수상돌기
파치니소체	촉각, 빠른 진동	진피하층	결체조직에 둘러싸인 수상돌기
크라우스소체	냉각	표피하층	수상돌기 종말

수용기는 자유신경종말, 루피니소체, 메르켈 수용기, 파치니소체, 마이스너소체 등 다양한 형을 가진 감각종말이다 그림 10-11.

① 촉각-압각

촉각 touch sensation은 피부에 물리적 자극이 가해졌을 때 유발되는 감각이고, **압각** pressure sensation은 피부가 일그러졌을 때 발생하는 감각인데, 촉각은 압각의 약한 형태로 생각된다. 촉각-압각 수용기는 **마이스너소체** Meissner corpuscle와 **파치니소체** Pacinian corpuscle, 그리고 모근을 둘러싼 신경관 등이다. 이 수용기는

그림 10-11 피부 감각수용기의 위치

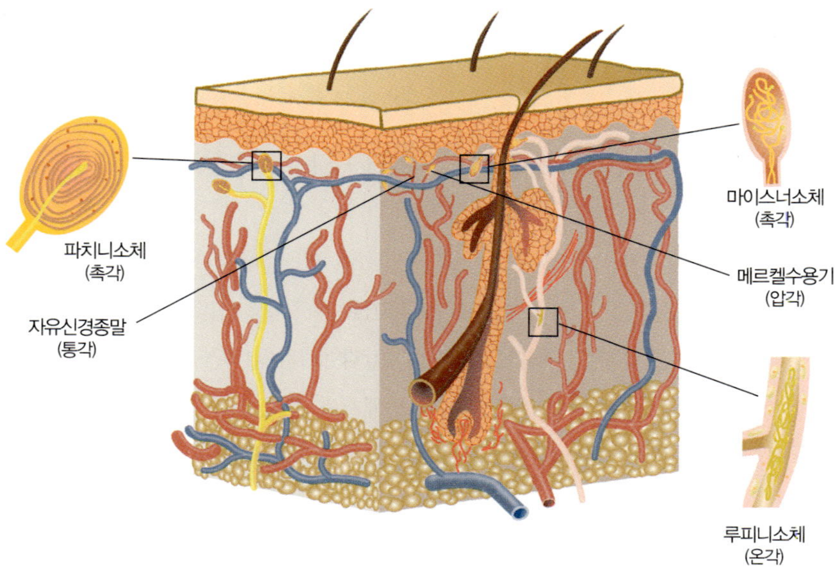

신체에서 가장 흔한 수용기의 하나이며 피부의 최상층, 근육, 관절 및 내장 등에 모두 존재한다. 촉각-압각의 역치는 코와 입술에서는 작고 팔과 다리 등에서는 크다. 감각점의 분포는 코와 손가락에서는 조밀하게 분포되어 있고 다리에는 비교적 적게 분포되어 있다.

② 통각

통각 pain sensation수용기는 역치가 높다. 따라서 조직을 손상시킬 수 있을 만큼 강한 전기적·화학적·물리적 자극과 열 자극에 대한 적응 및 방어 반응과 관련한 큰 자극이 가해졌을 때 통각이 일어난다. 통각수용기는 감각신경의 **신경종말**로 여겨지며, 피부나 관절, 심부 및 내장 등 신체의 거의 모든 곳에 분포되어 있고 전신에 약 300만 개 정도로 밀도가 높다. 통각이 민감한 곳은 각막, 고막, 치아신경, 손끝, 손, 안면 등이다. 가려움은 통각수용기가 장시간 약하게 자극되어 생기는 것으로 여겨진다.

> **가려움**
> 가려움을 느끼는 수용기는 특별히 없으며 피부의 통각을 느끼는 신경종말에 가벼운 자극을 가할 때 일어나는 감각

③ 온도감각

온감과 냉감을 합쳐서 **온도감각** temperature sensation이라 한다. **루피니소체** Ruffini's corpuscles가 온각수용기로 알려져 있다. 온감각은 체온보다 높은 온도에서 느껴지는데, 30~40℃에서 최고로 느낄 수 있고 45℃ 이상은 통증으로 느껴진다. 한편 모순냉각 paradoxial cold sensation이라고 하여, 뜨거운 국을 마시면서 '시원하다' 고 하는 경우처럼 고온의 자극이 오히려 냉감을 일으키기도 한다. **크라우스소체** Krause's corpuscles는 냉각수용기로서, 체온보다 낮은 온도에서 감각을 느끼고 10~20℃에서 최고로 느낄 수 있다. 루피니소체는 진피와 진피 바로 위 피하조직에 있으며, 크라우스소체는 표피와 표피 바로 아래에 있다. 냉점의 밀도는 온점의 밀도보다 4~10배 높다.

(2) 심부감각

팔, 다리 등의 근육과 관절의 위치나 움직이는 방향 및 속도 등을 감지하는 감각을 **심부감각** deep sensation이라 한다. 심부감각은 근육, 인대 및 관절에 있는 수용기에서 일어나는 흥분이 중추신경계로 전달됨으로써 감지된다. 이러한 감각을 감지하는 수용기들을 **고유수용기** proprioceptor라고 한다. 심부감각에는 근육, 인대 및 관절의 손상에서 발생하는 통증을 느끼는 **심부통각**이 있는데, 이의 수용기

는 피부의 통각과 마찬가지로 자유신경종말 free nerve terminal이다. 심부통각의 한 예로, 강한 운동을 한 후에 근육에서 느끼는 통증을 들 수 있다.

심부통각의 중추는 시상하부의 자율신경중추이다. 다른 경우의 심부감각에는 운동감각이 있는데, 신체의 위치와 관절의 운동에 관한 감각을 운동감각이라 한다. 이 감각은 근육 등에 위치한 감각기에서 시작된다.

2 내장감각

내장에는 일부 통각과 압각을 감지하는 감각점은 있으나, 촉각·온도감각·운동감각을 감지하는 수용기는 없다. 따라서 위나 심장의 운동을 감각할 수 없는 것이다. 그러나 내장에도 구심성 신경이 분포되어 있어 일부는 대뇌피질까지 도달하고, 나머지는 척수와 뇌간에서 원심성 신경으로 전환되어 자율반사의 경로를 이루기 때문에 심장반사, 혈관반사, 호흡반사, 구토반사, 배뇨반사, 배변반사 등이 일어난다. 이처럼 자율신경계의 구심성 신경에 의해 장기에서 발생하는 현상을 감지하여 내장기관들의 작용을 감각하는 것은 **내장감각** visceral sensation이라 한다.

내장감각
신체 내의 내장에서 느껴지는 감각으로 뚜렷하지 않은 일종의 통감각

배고픔이나 갈증, 변의와 요의, 성욕 등은 기관의 활동이나 작용을 필요로 할 때 생기는 신호이며, 배뇨·배변 시의 감각이나 성감은 기관이 작용할 때 생기는 내장감각이다.

알아두기 연관통

어떤 내장에 이상이 생기면 그 주변이나 또는 연관된 부분에서 아픔을 느끼는 수가 있는데, 이를 연관통 referred pain이라 한다. 협심증이 있을 때 왼쪽 가슴의 윗부분이 아프거나 왼쪽 어깨에서 팔 쪽으로 통증이 느껴지는 것은 연관통에 의한 것이다

CHAPTER 11

근 육

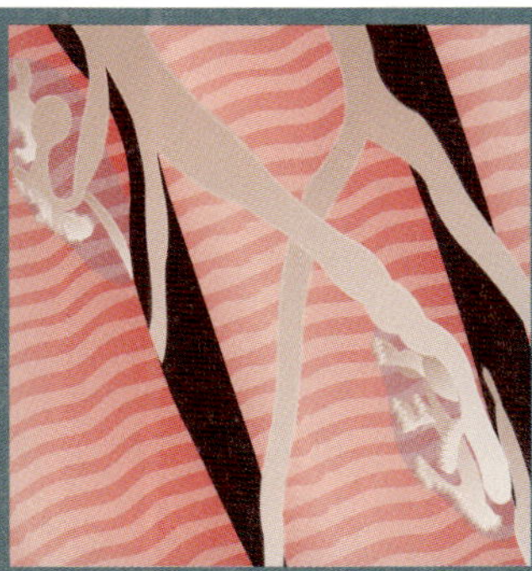

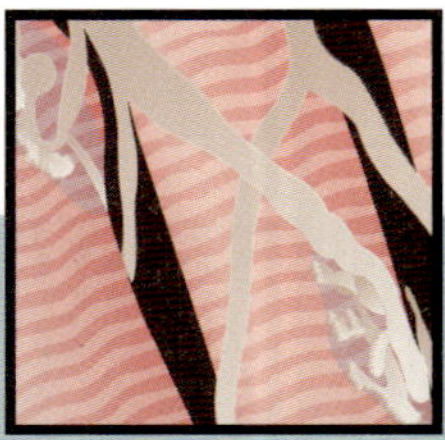

근육은 체중의 절반 정도를 차지하는 가장 큰 조직으로 수축활동을 통해 인체의 항상성 유지에 기여한다. 즉 골격근의 수축은 모든 신체 동작을 가능하게 하고, 평활근의 수축은 음식물의 섭취, 호흡, 배뇨와 배변 등 생리기능을 수행하게 하며, 심근의 수축은 혈액을 순환시킨다. 또한 근육이 수축할 때 생산되는 열은 체온 유지에 기여한다.

Key words

골격근 **skeletal muscle**
미오신 **myosin**
미오신 교차다리 **myosin cross-bridge**
신경-근 연접부 **neuromotor junction**
심근 **cardiac muscle**
액틴 **actin**
평활근 **smooth muscle**
필라멘트 활주기전 **sliding filament mechanism**
흥분-수축 연관 **excitation-contraction coupling**

1. 근육의 종류와 구조

근육조직은 구조와 기능이 다른 세 종류의 근육, 즉 **골격근** skeletal muscle, **평활근** smooth muscle 및 **심근** cardiac muscle으로 구성되어 있다. 골격근은 골격에 접속되어 있는 다양한 근육을 이른다. 평활근은 속이 비어 있는 내장기관의 벽을 이루고 있으며, 심근은 오직 심장 벽에서만 발견된다.

골격근과 심근을 현미경으로 보면 어두운 띠와 밝은 띠가 교차되는 줄무늬가 보인다. 그러나 평활근에는 줄무늬가 없다. 이러한 이유로 골격근과 심근을 줄무늬근 또는 횡문근이라 하고, 평활근을 비줄무늬근 또는 비횡문근이라고 한다. 골격근은 체성신경의 지배 하에 있어 수의적 운동을 수행하는 반면에, 평활근과 심근은 자율신경의 지배를 받아 불수의적 운동을 수행한다 그림 11-1. 심근은 골격근과 평활근의 특성을 공유한다.

그림 11-1 근육의 분류

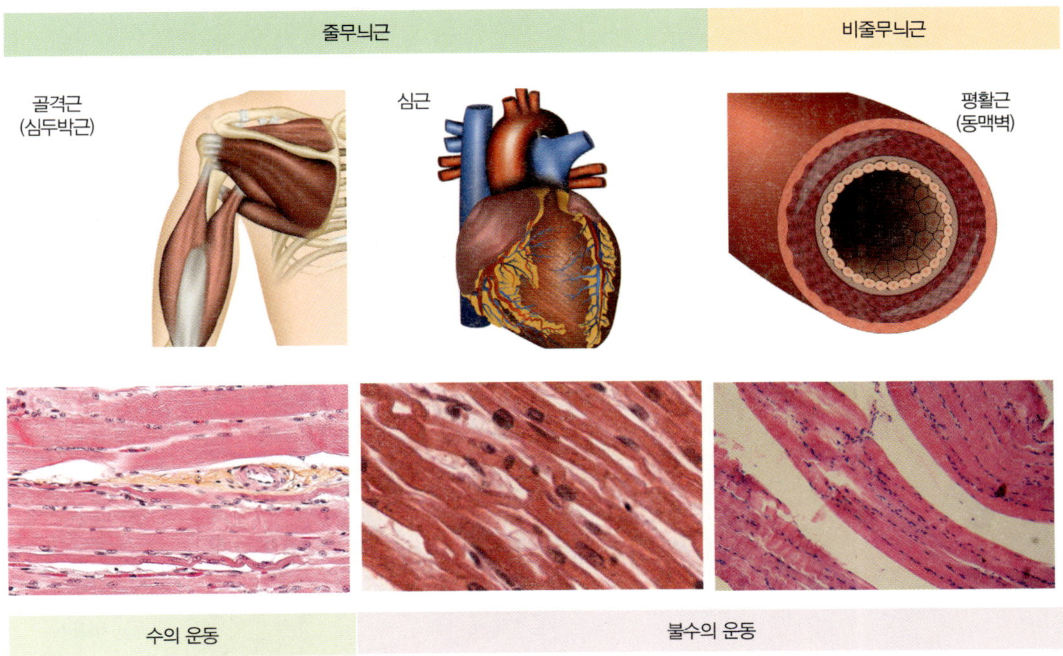

Ⅰ 골격근

골격근 skeletal muscle은 수많은 근섬유 muscle fiber, myofiber로 구성되어 있으며, 이름 그대로 골격에 부착되어 있다. 따라서 골격근의 수축은 뼈를 움직여 말하기, 글쓰기, 걷기나 뛰기, 컴퓨터 작동 등 모든 신체 동작을 가능하게 한다.

우리 몸에는 아주 작은 외양근(눈)에서부터 매우 큰 사두박근(다리)에 이르기까지 650여 개의 골격근이 있다. 각 골격근은 근막 fascia이라고 하는 결체조직의 막으로 덮여 있다. 근육의 양쪽 끝부분은 **건**(힘줄 tendon)이라고 하는 콜라겐 섬유 뭉치에 의해 골막에 붙어 있다.

근섬유
긴 원통형 모양을 하고 있는 하나의 근육세포

(1) 근섬유의 형태

하나의 근육세포를 **근섬유** muscle fiber라고 한다. 근섬유는 근세포막 sarcolemma으로 싸여 있으며, 가느다란 원통형이고 직경은 10~100μm이며 길이는 0.75~7.5cm로 다양하다. 어떤 근육에서는 근섬유의 길이가 근육의 길이와 같기도 하나, 대부분은 짧으며 근육의 종단 축으로 배열되어 있다.

그림 11-2 골격근의 구조

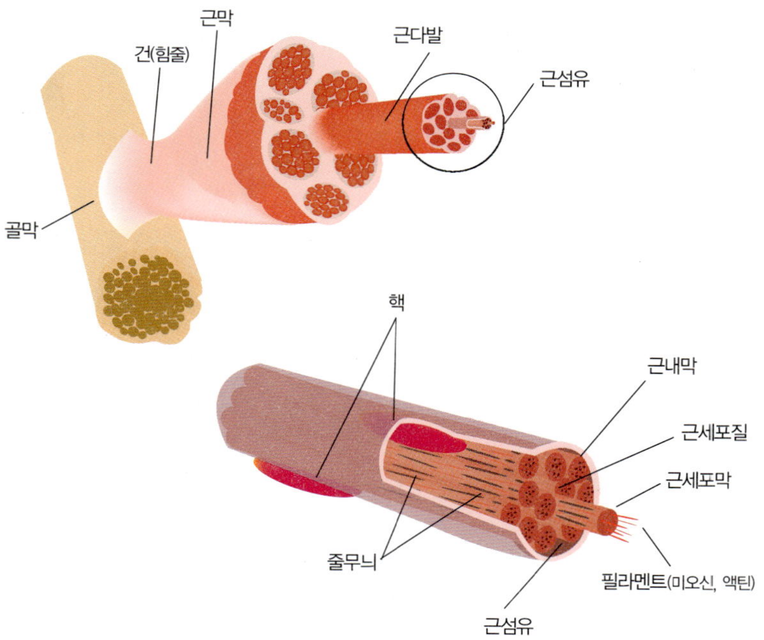

수많은 근섬유는 평행으로 배열되어 근다발을 이루고, 여러 개의 근다발이 모여 하나의 골격근을 형성한다 그림 11-2. 즉 근육이란 결합조직에 의해 함께 묶여 있는 수많은 근섬유로 이루어진 조직이다.

골격근의 근섬유는 분화될 때 여러 개의 근원세포가 융합되어 형성되었기 때문에 다핵세포이며 더 이상 세포분열 능력이 없다. 따라서 근육이 상해를 입어 파괴되면 복구되지 않는다. 다만 인접한 미분화 세포의 분화로 부분적인 대체는 일어날 수 있다.

(2) 근세사: 미오신과 액틴

그림 11-3 골격근의 근섬유

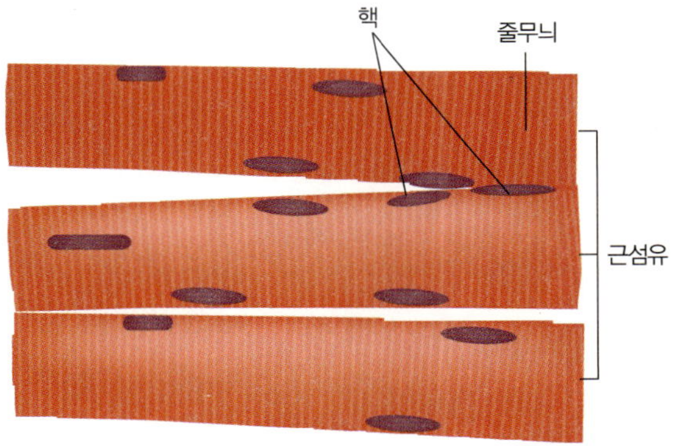

근섬유의 세포질에는 여러 개의 핵이 있고 미토콘드리아가 많으며, 수많은 **근세사** myofibril로 채워져 있다. 근세사는 직경이 1μm 정도이며, 길이는 근섬유와 같고, 굵은 필라멘트 thick filament와 가는 필라멘트 thin filament가 규칙적으로 배열되어 묶음을 형성하고 있다 그림 11-3.

굵은 필라멘트는 **미오신** myosin이라 불리는 단백질이며, 둥그런 머리 두 개와 두 개의 긴 꼬리가 서로 감겨 있는 형태를 하고 있다. 가는 필라멘트는 **액틴** actin이라는 단백질이다. 액틴은 단일 폴리펩티드이고 구형이며, 수많은 액틴이 중합체를 이루어 두 가닥이 나선형으로 꼬인 구조를 하고 있다. 이들 단백질의 반복적인 배열에 의해 현미경 상에 어둡고 밝은 띠가 교차되는 줄무늬를 나타낸다.

근세사
근육세포 내에서 수축활동을 수행하는 섬유상의 단백질(미오신, 액틴)

굵은 필라멘트에서 미세한 돌기가 나와 가는 필라멘트 주위로 뻗쳐 있는데, 이 돌기를 **미오신 교차다리** myosin cross-bridge 또는 가교라고 한다 그림 11-4. 교차다리는 미오신 분자의 머리에 해당하는 부분으로, 근육이 수축할 때 액틴과 결합함으로써 장력(힘)을 생성한다. 액틴에는 교차다리, 즉 미오신의 머리와 결합하는 부위가 있다.

미오신 교차다리
액틴과 결합하는 미오신 분자의 머리 부위

(3) 근절: 골격근의 기능 단위

근세사에서 반복되는 한 단위를 **근절** sarcomere이라고 한다. 근절은 골격근의 기능적 단위이다.

그림 11-4 액틴과 미오신 분자

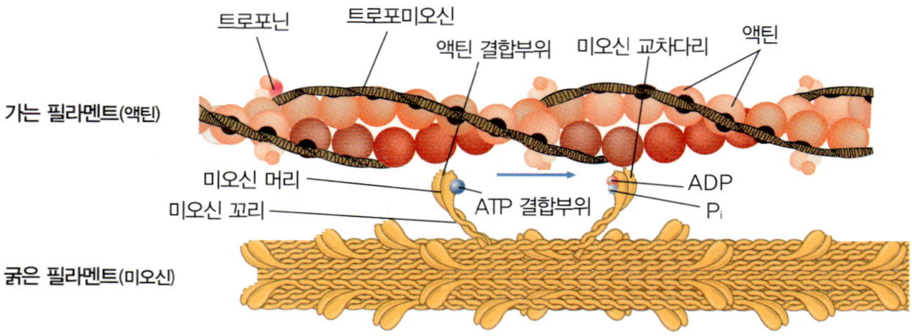

근절
근원섬유에 존재하는 Z선과 Z선 사이, 골격근의 기능적 단위

굵은 필라멘트는 근절의 중앙에 위치하여 **암대** A band라고 하는 넓고 어두운 띠를 형성한다. 한편 가는 필라멘트는 근절의 양끝에 위치하는데 있는 두 부분을 한 단위로 본다. 가는 필라멘트의 한 끝은 **Z선** Z line에 연결되어 있고 좁고 밝은 띠를 형성하며, 다른 끝은 굵은 필라멘트의 일부와 겹쳐 있다. **명대** I band라고 하는 밝은 띠는 가는 필라멘트만으로 이루어진 부분으로, Z선에 의해 반으로 나뉘

그림 11-5 근절 내 필라멘트의 배열

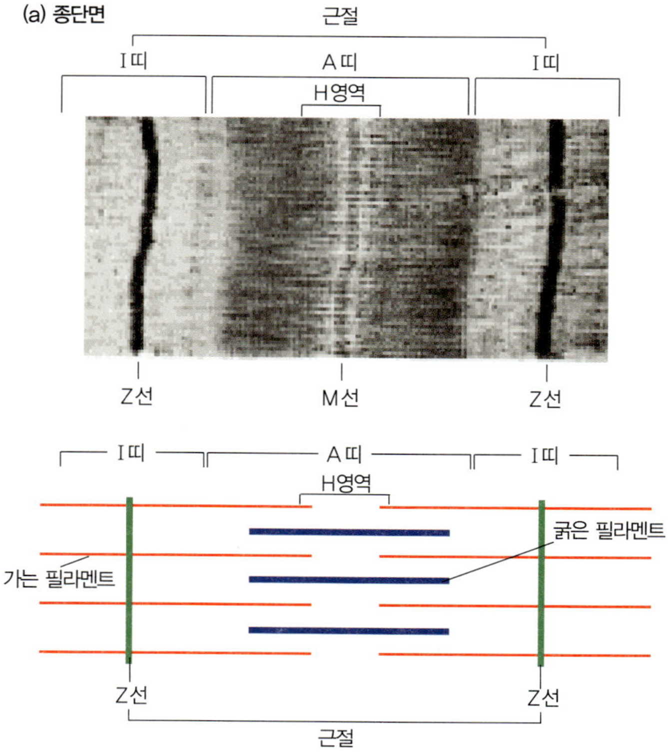

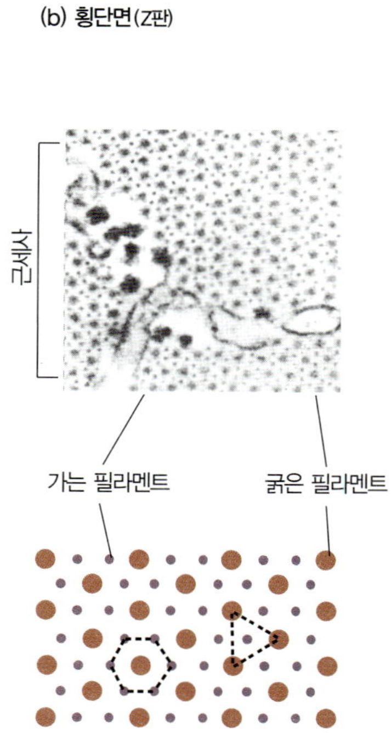

어 있다. 암대 부위를 자세히 보면, 중간에 조금 더 밝은 좁은 **명역** H zone이 있는데, 이는 굵은 필라멘트만 있는 부위다. 명역의 가운데에는 어두운 **M선** M line이 있다. M선은 근절의 중앙선이며 인접한 굵은 필라멘트를 연결하는 단백질이다. 하나의 근절은 Z선과 Z선 사이를 말한다 그림 11-5 (a), (b).

근세사의 횡단면을 보면, Z선은 원판 모양을 하고 있어 이를 **Z판** Z disk이라고도 한다. Z판은 벌집처럼 육각형 모양인데, 가는 필라멘트가 굵은 필라멘트를 육각형 배열로 둘러싸고 있어 그렇게 보인다. 굵은 필라멘트가 가는 필라멘트를 삼각형 배열로 싸고 있다고 표현할 수도 있다.

2 평활근

평활근 smooth muscle은 속이 비어 있는 내장기관의 벽, 즉 소화관이나 방광, 혈관 등을 구성하는데 역시 수많은 근섬유로 이루어져 있다. 내장기관의 벽에서 평활근은 **환(상)근층** 또는 **종(주)근층**을 이룬다. 소화관과 요관은 환근층과 종근층의 두 층으로 구성되어 있는 데 비해, 혈관이나 기관세지의 벽은 단일 환근층으로 되어 있다.

환근층이 수축하면 직경이 줄어들고, 종근층이 수축하면 길이가 짧아진다. 그러므로 평활근의 수축은 소화관 내 음식물의 이동이나 혈관 내 혈액의 흐름, 기관지에서의 공기의 흐름, 요도에서의 요의 이동, 나팔관에서 난자의 이동 등을 가능하게 한다.

(1) 근섬유의 형태

평활근의 근섬유는 지름이 2~10μm이고 길이는 50~400μm 정도이며, 방추형 모양을 하고 있다. 지름이 10~100μm, 길이가 수 cm에 달하는 원통형 모양의 골격근 근섬유와는 크기와 형태가 상당히 다르다. 골격근의 근섬유에는 핵이 많은 데 비해 평활근의 경우는 하나의 핵을 갖는다. 골격근의 근섬유는 더 이상 세포분열을 할 수 없는 반면에 평활근은 일생 동안 세포분열을 하므로 상해 시에 복구가 가능하다 그림 11-6.

그림 11-6 평활근의 근섬유

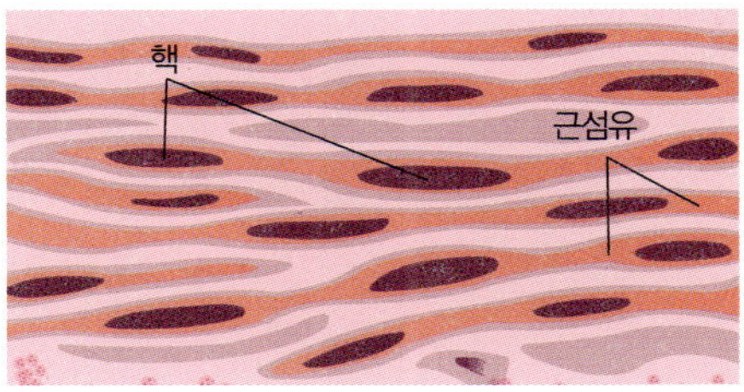

(2) 근세사: 미오신과 액틴

평활근의 근섬유에도 굵은 필라멘트인 미오신과 가는 필라멘트인 액틴이 있다. 하지만 골격근처럼 규칙적인 평행 배열을 하고 있지 않아 줄무늬를 보이지 않는다.

이 외에도 평활근의 근섬유에는 굵은 필라멘트의 함량이 많고 가는 필라멘트의 함량은 적으며, 가는 필라멘트가 더 길고, 이들 필라멘트가 대각선으로 자리 잡아 격자형 다이아몬드 배열을 하고 있는 등 골격근의 근세사와 차이를 보인다. 또한 세포질에 트로포미오신은 있는데 트로포닌이 없는 것도 차이점이며, 중간 굵기의 한 가지 필라멘트가 더 있는 점도 다르다. 이 **중간 필라멘트**는 수축활동에 참여하기보다는 세포의 형태를 유지하는 세포골격의 역할을 한다. 이러한 특성을 지닌 평활근의 근섬유가 수축하면 전체적으로 근육의 길이가 짧아지면서 울퉁불퉁해진다 그림 11-7.

그림 11-7 평활근의 근섬유의 구조와 수축상태

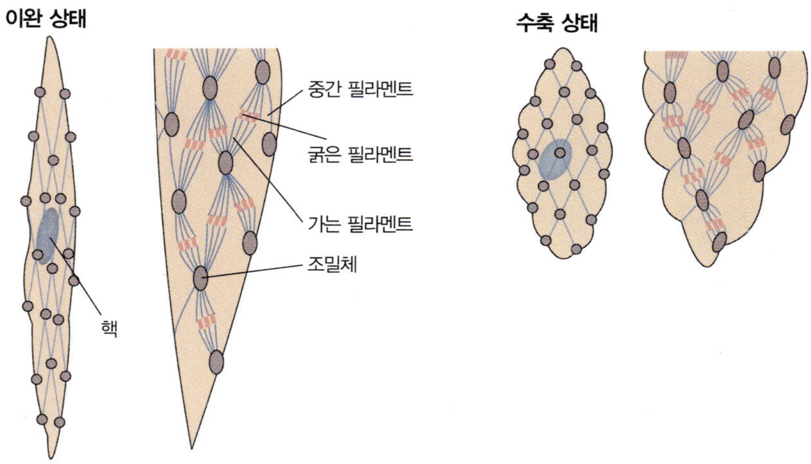

(3) 조밀체

평활근 근섬유의 또 다른 특징으로 세포질 전반과 세포막 안쪽에 존재하는 여러 개의 **조밀체** dense body를 들 수 있다. 조밀체는 치밀체 또는 농염체라고도 하며, 액틴과 연결되어 있다.

조밀체는 마치 골격근의 근절에서 Z선의 기능을 수행한다고 할 수 있다. Z선을 구성하는 동일한 단백질이 조밀체에 함유되어 있다. 이들 조밀체는 중간 필라멘트에 의해 서로 연결되어 있다.

3 심근

심근은 심장벽을 구성하며 수축 시 심실과 심방을 좁게 만들어 대동맥이나 폐동맥으로 혈액을 송출한다. 심근의 근섬유는 골격근과 같이 줄무늬근의 특성을 지니지만 평활근처럼 자율신경에 의해 조절되는 불수의근이다.

(1) 근섬유와 근세사

심근의 근섬유는 마치 골격근처럼 근세사를 가지며 굵은 필라멘트인 미오신과 가는 필라멘트인 액틴이 근절 형태로 잘 배열되어 있어 규칙적인 줄무늬를 보인다. 세포질에는 골격근처럼 조절 단백질인 트로포닌과 트로포미오신이 있다.

그러나 골격근의 근섬유는 길고 가지가 없으며 각 근섬유가 구조적·기능적으로 분리되어 있는 반면에, 심근의 근섬유는 짧으며 가지가 발달되어 있고 인접한 원통 형태의 근섬유들이 서로 연결되어 있다.

(2) 틈새연접

심근의 근섬유들은 물리적으로 연결되어 있을 뿐만 아니라 **사이원판** intercalated disk에 의해 **틈새연접** gap junction으로 전기적으로도 연결되어 있다. 심근을 염색하면 인접한 근섬유 사이의 접합 부위가 검은 판 disk으로 보이는데, 이를 사이원판 또는 개재판이라고 한다 그림 11-8.

사이원판은 **콘넥신** connexin이란 단백질로 구성되어 있으며, 인접한 근섬유 간에 원형질막을 통해 채널을 이룬다. 그러므로 한 근섬유의 전기적 충격이 다음 근섬유로 직접 전달되며, 따라서 심근은 마치 평활근처럼 단일 기능단위로 수축한다.

틈새연접
이온이 통과하고 전기적 활성이 전파되는 인접한 세포의 세포막 간 융합 부위

그림 11-8 심근의 근섬유

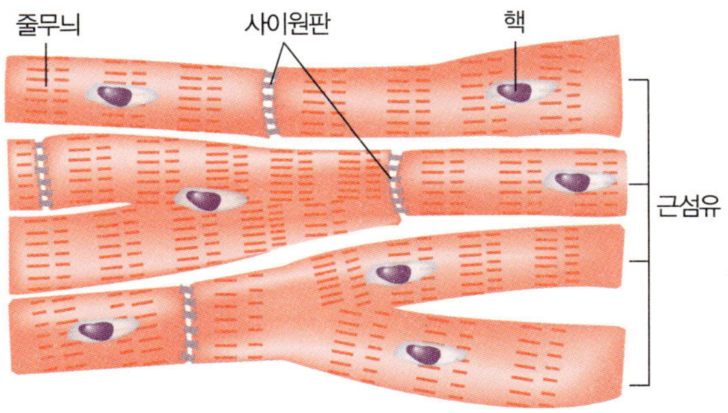

2. 골격근의 수축

근육의 수축은 기능적 단위인 근섬유가 짧아짐으로써 일어나며, 이때 장력(힘)이 발생한다. 근섬유가 짧아지는 것은 근절의 길이, 즉 Z선과 Z선 사이의 거리가 단축되어 나타난다.

그러나 근육의 수축이 반드시 '길이의 단축'을 의미하지는 않는다. 수축이란 기본적으로 근섬유 내에서 미오신 교차다리가 활성화되어 액틴과 결합함으로써 장력(힘)이 생성되는 것을 의미한다. 예를 들면, 일정한 자세를 유지하며 아령을 잡는 경우에도 근육의 수축에 의한 힘의 생성이 필요하다. 그러나 이때 근육의 길이는 짧아지지 않는다.

근육은 수많은 근섬유로 구성되어 있으므로 단일 근섬유에서 일어나는 수축, 즉 연축보다 강하고 다양한 힘을 생산한다.

I 수축 기전: 필라멘트 활주

필라멘트 활주 기전
미오신과 액틴이 결합해 이들 각각의 필라멘트는 길이는 그대로 유지되면서 서로 미끄러져 지나가 근절이 짧아져 근육이 수축하는 기전

근섬유의 수축은 근절의 길이가 단축되어 일어난다. 굵은 필라멘트인 미오신의 교차다리가 가는 필라멘트인 액틴과 결합함으로써 발생한 장력이 두 필라멘트 간에 미끄러짐을 일으켜 나타나는 현상이다. 이를 **필라멘트 활주기전** sliding-filament mechanism이라고 한다. 즉 가는 필라멘트가 굵은 필라멘트 위로 미끄러져 들어가 I띠(명대)가 A띠(암대)와 겹쳐지므로 명대와 H영역이 줄어들어 근절의 길이가 단축된다. A띠는 변화가 없다. 필라멘트가 활주하는 동안 굵은 필라멘트나 가는 필라멘트의 길이가 짧아지는 것은 아니다 그림 11-9.

(1) 미오신 교차다리와 액틴의 결합

필라멘트의 활주는 굵은 필라멘트인 미오신과 가는 필라멘트인 액틴을 연결시키는 수많은 **미오신 교차다리**의 작용에 의해 가능하다. 미오신 필라멘트로부터 뻗어 나온 둥근 모양의 머리 형태를 하고 있는 교차다리는 근절의 중앙인 M선을 중심으로 머리 위치가 서로 반대방향을 취하고 있다.

가는 필라멘트가 근절의 양 가장자리에서 근절의 중앙을 향해 활주하는 것은 교차다리가 이렇듯 M선을 중심으로 반대 방향으로 자리 잡고 있기 때문이다.

근육이 이완되어 있을 때 미오신 교차다리는 액틴과 결합하지 않은 상태로 있

그림 11-9 필라멘트 활주 상태

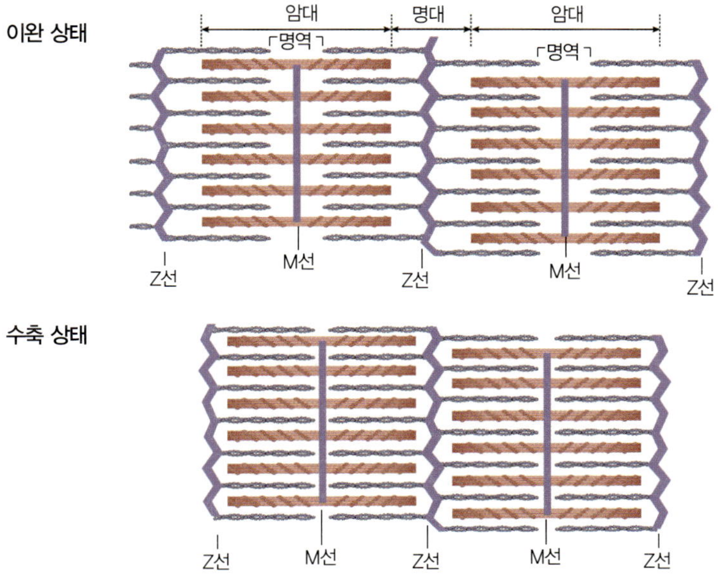

다가 운동신경의 자극을 받으면 활성화되면서 액틴과 결합한다. 미오신 교차다리가 액틴과 결합하면 강력한 힘이 발생하며, 이 힘에 의해 가는 필라멘트가 근절의 중앙으로 잡아당겨진다. 그러므로 근절의 길이가 짧아지는데, 앞서 설명한 것처럼 I띠와 H영역이 좁아지기 때문이다. A띠의 너비는 변하지 않는다.

이후 미오신 교차다리와 액틴과의 결합이 해지되려면 미오신 교차다리의 ATP 결합부위에 새로운 ATP가 결합해야 한다. 새로운 ATP가 결합하면 미오신 교차다리와 액틴의 결합력이 약해지며 두 필라멘트 간의 결합이 해지된다. 미오신 교차다리와 액틴의 결합이 형성되었다가 해지되는 주기를 **교차다리 주기** cross-bridge cycling라고 한다.

알아두기 미오신 교차다리의 기능 및 주기

미오신 교차다리, 즉 미오신의 머리 부위에는 액틴 결합부위와 ATP 결합부위가 있다. ATP 결합부위는 ATPase로 작용한다. ATPase의 작용으로 ATP가 분해되면서 ADP와 무기인(P_i)이 방출되면 미오신 분자의 구조가 바뀌어 액틴과 결합할 수 있게 된다.

미오신 교차다리와 액틴이 결합하는 미오신 교차다리 주기마다 이완 시 근육 길이의 1% 정도씩 단축된다. 그러므로 보다 강력한 수축을 위해서는 미오신 교차다리의 결합이 여러 차례 반복되어야 한다. 각각의 미오신 교차다리는 각기 다른 독립된 결합주기를 가지고 있다. 이는 근 수축의 어떤 단계에도 미오신 교차다리의 일부는 항상 액틴과 결합한 상태로 있다는 것을 의미한다.

(2) 트로포닌과 트로포미오신의 작용

근섬유의 세포질에는 수축 단백질인 미오신과 액틴 이외에 수축을 조절하는 단백질인 트로포미오신 tropomyosin과 트로포닌 troponin이 있다. 트로포미오신은 막대 모양으로, 그 길이가 구형의 액틴 7개의 길이와 같다. 이들 트로포미오신 분자들은 계속 연결되어 가는 필라멘트를 휘감으면서 개개의 액틴 분자에 있는 미오신 결합부위를 덮고 있다.

한편 트로포닌은 여러 개의 단백질로 구성된 복합체이며 트로포미오신과 액틴, 두 단백질 모두와 결합하고 있다. 근섬유가 이완된 상태에서는 트로포미오신과 트로포닌이 미오신 교차다리가 액틴과 결합하지 못하도록 협동적으로 차단하고 있는 셈이다 그림 11-10.

그림 11-10 근섬유의 이완과 수축에 따른 트로포닌과 트로포미오신의 구조변화

이완(차단) 상태

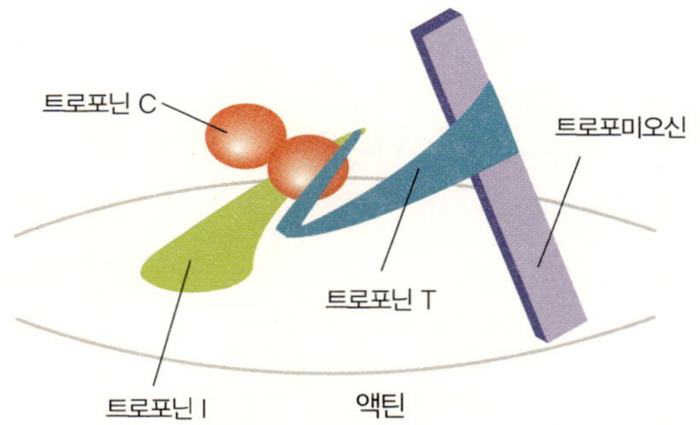

수축(결합) 상태

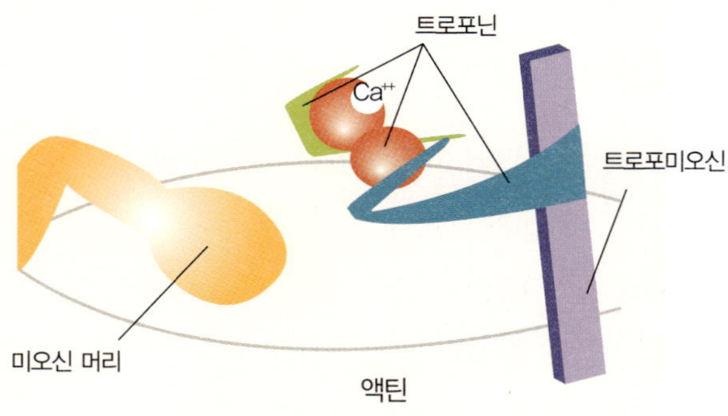

그림 11-11 근섬유의 이완과 수축에 따른 Ca^{++}의 역할

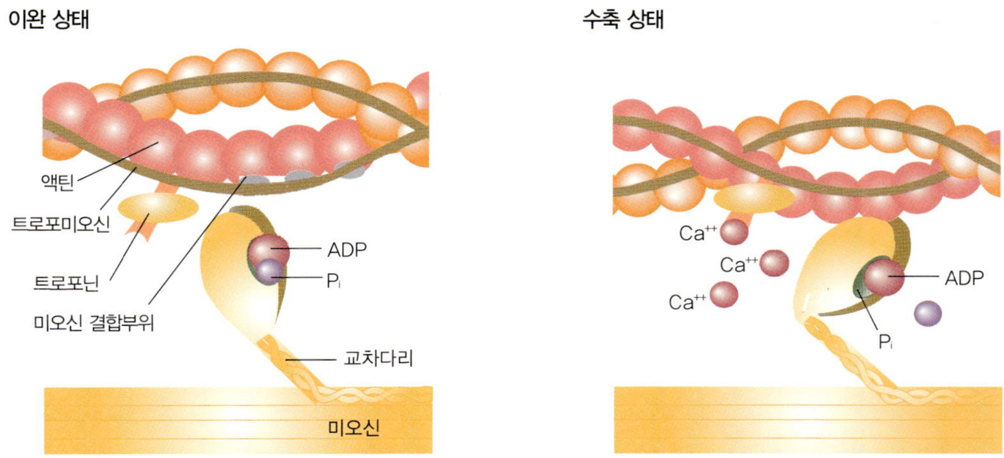

(3) 세포질 칼슘의 역할

미오신 교차다리가 액틴과 결합하기 위해서는 미오신 결합부위를 덮고 있는 트로포미오신 분자가 액틴으로부터 떨어져 나가야 한다. 이를 가능하게 하는 것이 칼슘이온 Ca^{++}이다. 트로포닌은 Ca^{++}과 결합하는 부위를 가지고 있다. 이 부위에 Ca^{++}이 결합하면 트로포닌 분자의 모양이 변하고, 이로 인해 트로포미오신 분자의 형태도 바뀌게 된다 그림 11-11. 이러한 결과, 트로포미오신이 액틴에서 떨어져 나오면서 미오신 결합부위가 노출되어 수축활동이 진행된다 그림 11-12.

그림 11-12 세포질 내 칼슘이온 작용에 의한 골격근 근섬유의 수축

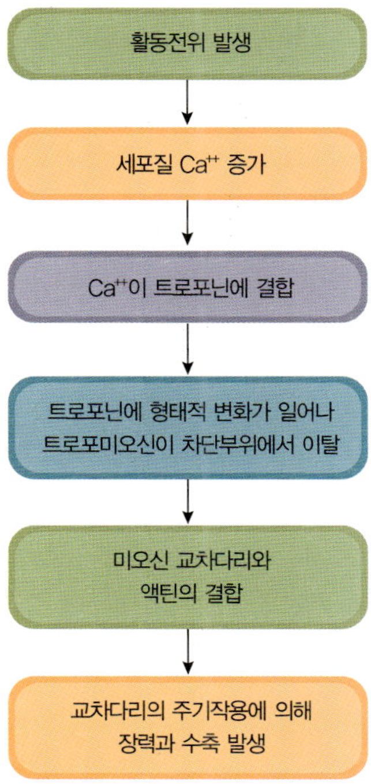

2 흥분과 수축의 연관

근섬유의 세포막은 신경세포와 마찬가지로 흥분성 막이며, 따라서 활동전위를 생성하고 전파한다. Ca^{++}은 근섬유의 흥분과 수축의 연결고리로 작용한다.

근섬유막에서 활동전위가 발생하면 근섬유의 세포질 내 **근소포체** sarcoplasmic reticulum에 있는 종말수조 terminal cisternae에 저장되어 있던 Ca^{++}이 세포질로 방출된다. 이를 **흥분-수축 연관** excitation-contraction coupling이라고 한다.

근소포체
근세포 내에서 근원섬유를 둘러싸고 있는 세밀한 그물망이며, 칼슘이온을 저장하고 방출하는 구조물

운동신경
중추신경계로부터 효과기(근육이나 분비선)로 활동전위를 전달하는 원심성 뉴런

운동종판
운동신경의 말단과 거의 닿아 있는 아세틸콜린 수용체를 지닌 골격근 근섬유의 부분

근섬유 세포질 내 Ca^{++}이 근소포체로 능동수송 되어 Ca^{++} 농도가 다시 이전 상태로 낮아지면 트로포닌으로부터 Ca^{++}이 제거된다. 이러한 결과, 수축은 종결된다. ATP는 세포질 내 Ca^{++}을 근소포체의 종말수조로 회수하는 칼슘 펌프의 에너지원으로 사용된다.

(1) 운동신경과 근육의 접합

근섬유막에서 발생하는 활동전위는 근육의 수축을 촉발하는 신호로 작용한다. 골격근을 지배하는 **운동신경** motor neuron의 자극이 근섬유막에 활동전위를 발생시킨다.

운동신경은 수의적 조절이 가능한 체성신경계 somatic nervous system에 속한다. 운동신경의 세포체는 척수의 회백질에 위치하며 축삭돌기가 수많은 가지를 만들어 여러 개의 근섬유에 팽배된 **축삭말단**을 두고 있다. 축삭말단 바로 밑의 근섬유막 부위를 **운동종판** motor end plate이라고 한다. 축삭말단과 운동종판은 작은 틈을 사이로 맞닿아 있는데 이 부위를 **신경-근 접합부** neuromuscular junction라고 부른다 그림 11-13.

그림 11-13 신경-근 접합부

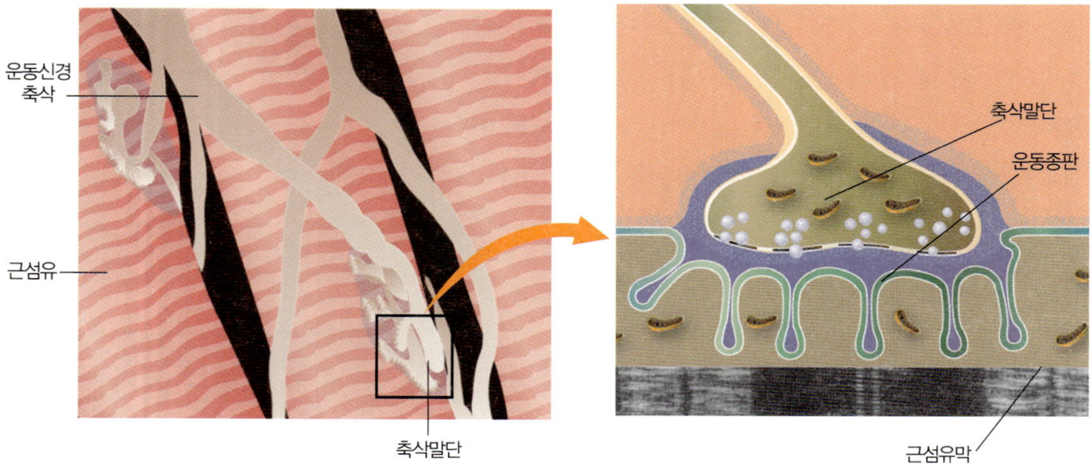

(2) 막 흥분

운동신경의 활동전위가 축삭말단에 도달하면 신경세포의 세포막이 탈분극되면서 칼슘 채널이 열린다. 이를 통해 세포외액에 있던 칼슘이온이 축삭말단 내로

들어온다. 축삭말단 안에서 칼슘이온은 특정 단백질과 결합해 신경전달물질 neurotransmitter인 **아세틸콜린** acetylcholine을 함유하고 있는 소낭의 막을 신경세포막과 융합시킨다. 그러면 신경전달물질인 아세틸콜린이 축삭말단과 운동종판 사이의 틈, 즉 신경-근 접합부로 방출된다.

아세틸콜린이 근섬유막에 있는 아세틸콜린 수용체와 결합하면, 근섬유막의 이온 채널이 열리면서 세포외액의 나트륨이온 Na^+이 근섬유의 세포질 내로 대거 유입된다. 이로 인해 근섬유막에 탈분극이 일어난다. 이때 세포 내에서 세포 밖으로 포타슘이온 K^+이 유출되나 탈분극을 막지 못하는 소량이다. 근섬유막의 탈분극으로 발생한 **활동전위** action potential는 근섬유의 표면을 따라 양 방향으로 전파된다.

운동종판의 표면에는 **아세틸콜린에스터라아제** acethycholinesterase가 있어 아세틸콜린을 분해한다. 축삭말단과 운동종판 사이의 틈에 아세틸콜린 농도가 낮아지면 근섬유막의 이온채널이 닫히고, 근섬유막은 **안정막전위** resting potential로 돌아간다.

아세틸콜린
자율신경의 절전섬유와 부교감신경의 절후섬유 및 운동신경에서 분비되는 신경전달물질

활동전위
흥분성 세포에 자극이 가해져 신속히 역전된 막전위

안정막전위
흥분성 세포가 자극을 받지 않은 휴지기 상태에 세포막 내외 간에 형성되는 전위차

3 에너지 대사

골격근의 수축에서 살펴본 것처럼, 미오신 교차다리가 액틴과 결합할 때에는 물론 해리될 때에도 ATP가 필요하고, 또한 근소포체에서 방출됐던 Ca^{++}의 회수에도 ATP가 필요하다. 이는 근섬유의 수축은 물론 이완에도 에너지가 필요하다는 것을 의미한다.

근섬유 특히 골격근의 근섬유는 ATP를 많이 요구하며 필요량이 순간적으로 증가하는 특성을 보인다. 그러나 골격근 근섬유에 함유되어 있는 ATP 함량은 그리 많지 않다. 다행스럽게 골격근의 근섬유는 많은 양의 인산크레아틴 phosphocreatine을 저장할 수 있다. 강도 높은 운동을 할 때 인산크레아틴의 인산기가 ADP에 제공되어 ATP를 만든다 그림 11-14.

그림 11-14 운동 시 인산크레아틴으로부터 ATP 생성

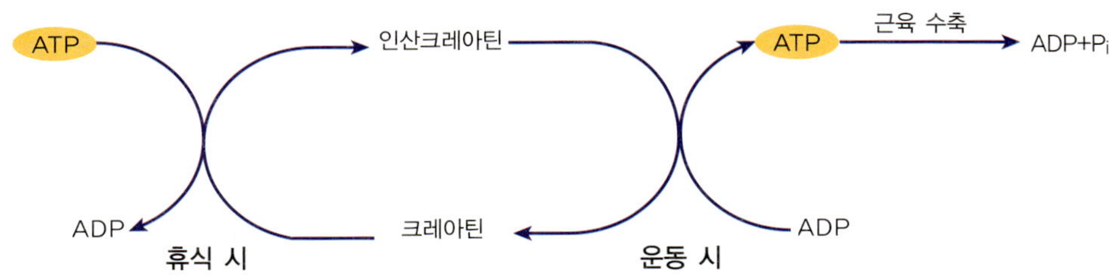

(1) 근섬유의 유형

근섬유의 유형은 산화력과 ATPase의 활성에 따라 느린-연축 근섬유 slow fiber; type I와 빠른-연축 근섬유 fast fiber; type II로 구분된다. 빠른-연축 근섬유는 다시 두 종류(type IIa과 type IIb)로 나누어진다. 그러므로 세 가지 유형으로 분류되는 셈이다.

산화력은 미토콘드리아의 수와 모세혈관의 발달 정도 및 미오글로빈 myoglobin 함량에 따라 다르다. ATPase 활성은 ATPase의 여러 종류 중에 활성이 높은 ATPase의 비율이 얼마나 높으냐에 따라 결정된다.

이들 세 유형의 근섬유는 모든 골격근에 혼재하는데, 근육에 따라 또는 개인에 따라 함유 비율이 다르다. 일반인은 느린-연축 근섬유의 비율이 50% 정도인데, 강한 순발력이 요구되는 운동으로 단련된 사람들은 빠른-연축 근섬유가 상대적으로 많고, 지구력 운동으로 단련된 사람들은 느린-연축 근섬유가 상대적으로 많다.

(2) 근섬유의 유형별 에너지 대사

① 느린-연축 근섬유

느린-연축 근섬유는 미토콘드리아가 많고 모세혈관이 발달되어 있으며 미오글로빈 함량이 높아 호기적 대사를 수행하는 능력이 크다. 활성이 높은 ATPase 함량이 낮아 발휘되는 장력은 작으나 피로를 쉽게 느끼지 않는다. 또한 에너지 효율이 높아 단위 근육활동당 에너지 소비량이 가장 적다.

② 빠른-연축 근섬유

빠른-연축 근섬유는 해당과정을 촉매하는 효소가 많아 혐기적 대사의 용량이 크다. 활성이 높은 ATPase 비율이 높아 큰 장력을 발휘하나 쉽게 피로를 느끼며 에너지 효율이 낮다. 특히 type IIb는 ATPase 활성이 가장 높아 빠른-연축 근섬유의 특징을 뚜렷하게 나타낸다. Type IIa는 type I과 type IIb의 중간 특성을 갖는다.

4 근피로와 산소부채

골격근의 근섬유가 반복적으로 자극되면 근섬유는 피로하게 된다. 결과적으로 근섬유에 의해 발생하는 장력이 줄어들어 수축 속도가 떨어지고 이완 속도도 저하된다. 또한 수축을 요하는 다른 자극에 반응하지 못하게 된다.

운동이 끝나도, 근육은 휴식기에 비해 산소 필요량이 증가된 상태를 한동안 유지한다. 이는 운동 중 발생한 **산소부채** oxygen debt를 갚는 현상이다.

산소부채
운동으로 증가된 골격근의 대사와 운동 후 축적된 젖산의 대사에 요구되는 여분의 산소

(1) 근피로

피로의 발생과 회복은 근섬유의 형태는 물론 수축활동의 강도와 시간 또는 개인의 건강상태 등에 따라 다르다. 어떤 근섬유는 피로를 빨리 느끼고 회복도 빠른 반면에, 어떤 근섬유는 피로에 상당히 저항적이나 회복 속도는 느리다.

역도처럼 짧은 시간에 고강도 근육활동에 사용되는 빠른-연축 근섬유는 피로를 빨리 느끼나 회복은 빠르다. 인산크레아틴이 충전되고 산소부채가 해결되면 바로 회복된다. 반면에, 장시간에 걸쳐 낮은 강도의 운동에 사용되는 느린-연축 근섬유는 피로의 발생이 느리며 회복 또한 천천히 이루어진다. 마라톤 같은 운동으로 발생한 피로의 회복에는 24시간에 가까운 휴식을 필요로 한다. 심하게 고갈된 글리코겐의 보충에 많은 시간이 소요되기 때문이다.

알아두기 중추피로

중추신경계가 골격근을 지배하는 운동신경을 적절하게 활성화하지 못하면 마치 근피로와 같은 현상이 일어난다. 종종 중추피로는 정신적인 상태와 관련이 있다. 일반적으로 중추피로는 지루함, 단조로움 또는 피곤함과 같은 느낌과 연계해 신체의 활동력을 저하시킨다. 운동선수가 시합 중에 경쟁력을 상실하면, 말초운동신경이나 근육에 아무 이상이 없어도, 수축 활동이 저하되어 운동능력이 감소한다.

(2) 근피로의 원인

골격근의 피로에 영향을 미치는 요인은 다양하다. 우선 ATP의 고갈은 근피로의 한 요인이다. 그러나 피로한 근섬유의 ATP 농도는 수축과 이완 활동을 저해할 정도로 낮지는 않다. 근육 내 글리코겐의 고갈이나 저혈당증으로 인한 포도당 공급량의 감소는 피로의 발생과 밀접하게 관련된다. 이 외에 탈수도 피로를 가중시킨다.

에너지 급원이나 수분의 고갈 이외에 활동전위 전도의 실패나 젖산의 축적 또는 교차다리 회로의 억제 등도 근피로를 일으키는 원인이다. 근피로는 과다한 근육활동으로 인한 근육 손상을 방지하는 장치이다.

(3) 산소부채

근육활동을 하고 난 후 근섬유에는 인산크레아틴과 글리코겐 함량이 감소된다. 이를 원래 상태로 되돌리기 위해서는 산화적 인산화 경로를 통해 ATP를 생산해내야 하므로 산소가 요구된다. 또한 축적된 젖산을 대사하고, 혈액과 체액의 산소 농도를 운동하기 전 상태로 돌려놓는 데에도 산소가 필요하다. 이러한 이유로 수축활동이 끝난 후에도 근섬유는 얼마 동안 산소를 더 소모한다.

이렇듯 근육활동 이후에 증가되는 산소 소모량을 산소부채라고 한다. 격렬한 운동을 한 경우 운동이 끝난 후에도 한동안 숨을 빠르고 깊게 몰아쉬는 것은 산소부채를 갚는 현상이다. 산소부채를 갚는 일은 근피로를 회복하는 데 필수적이다.

알아두기 운동 후 젖산의 제거

운동 중에 근섬유에 생성된 젖산은 간으로 수송되어 포도당으로 전변되며, 이로 인해 운동 후 산소부채가 발생한다는 설이 있었다. 그러나 최근에는 포도당으로 전변되는 젖산은 20% 정도이며, 10%는 아미노산으로 전변되고, 나머지 대부분인 70%는 다시 피루브산으로 전변된 후 골격근이나 심근에서 산화되는 것으로 밝혀졌다. 이는 젖산이 운동 중에 에너지원으로 사용된다는 것을 알려준다. 그러므로 최근에 산소부채 대신에 운동후산소과다소비 excess post-exercise oxygen consumption, EPOC란 용어가 널리 쓰이고 있다.

5 골격근 수축의 기계적인 일

빠르고 힘차거나 느리고 섬세한 다양한 신체 동작과 일을 수행하기 위해서는 각기 다른 유형의 근 수축과 근 장력이 요구된다. 근육의 수축으로 발생하는 힘을 **장력** tension이라고 하고, 어떤 물체에 의해 근육에 부과되는 힘 weight을 **하중** load이라고 한다. 하중은 근 수축에 저항하는 힘이라고 할 수 있다. 그러므로 근 장력과 하중은 서로 반대되는 힘이며 이들 두 힘의 상대적인 값은 근섬유, 즉 근육의 단축 여부와 단축되는 정도를 결정한다.

그림 11-15 연축, 연축의 중첩 및 강축

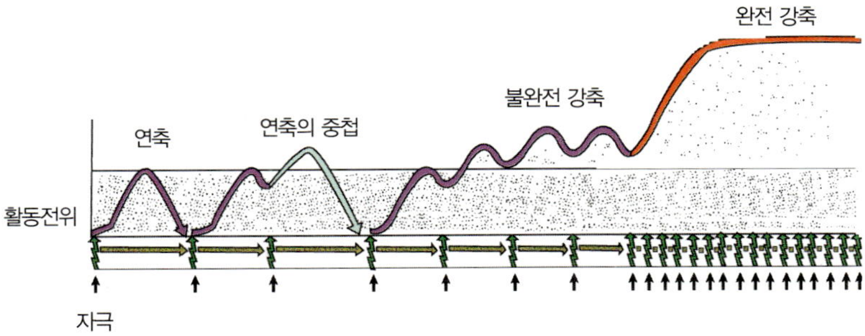

(1) 연축, 연축의 중첩 및 강축

한 번의 근 수축으로 발생하는 장력은 아주 약하지만 근 수축의 잠재력은 대단하다. 1회의 근 수축에서 발생하는 장력을 중첩시키거나 운동단위의 수를 늘리는 등의 방법으로 근장력을 증가시킬 수 있다 그림 11-15.

① 연축

근육에 단일 활동전위가 발생하면 근육은 빠르게 수축했다가 바로 이완된다. 이를 하나의 **연축** switch이라고 한다. 수축했던 근섬유가 완전히 원래의 위치로 돌아간 후에 다른 활동전위가 발생하면 전형적인 연축이 또 일어난다. 하나의 연축으로 발생하는 근 장력은 아주 약하다. 첫 자극과 다음 자극 사이에 근섬유의 세포질에 증가되었던 Ca^{++}이 근소포체로 회수되는 데 충분한 시간 간격이 있는 경우에는 연축이 일어난다.

> **연축**
> 단일 근섬유에서 단일 활동전위에 의해 일어나는 짧고 약한 수축

② 연축의 중첩

근육이 첫 번째 연축에서 완전히 이완되기 전에 다시 두 번째 또는 세 번째 등 연속적으로 활동전위가 발생하면, 여러 개의 연축이 더해져 하나의 연축 때보다 좀 더 큰 근 장력이 생긴다. 이를 **연축의 중첩** switch summation이라고 한다. 흥분의 빈도를 증가시켜서 연축의 중첩을 이용하면 근 장력을 증대할 수 있다. 첫 자극으로 근섬유의 세포질에 증가되었던 Ca^{++}이 모두 근소포체로 회수되지 못한 상태에서 또 Ca^{++}이 방출되므로 세포질 내 Ca^{++}이 증가하여 연축의 중첩이 일어난다.

> **연축의 중첩**
> 섬유에 빠른 반복성 자극에 의해 두 개 이상의 연축이 합해져 더 큰 장력을 발생하는 현상

③ 강축

강축
근섬유에 빠른 자극이 반복되어 전혀 이완의 기회를 갖지 못해 발생하는 최대의 수축 현상

근육이 매우 빠른 빈도로 자극을 받게 되면, 근섬유는 전혀 이완의 기회를 갖지 못하고 중첩되면서 최대 강도의 수축에 달하게 된다. 이를 **강축** tetanus이라고 한다. 강축의 근 장력은 일 연축에 비해 3~4배 정도 강하다. 강축은 물론 생리적인 현상이나, 실제 우리 몸에서 강축을 일으킬 정도로 빠른 빈도의 자극이 발생하는 일은 드물다. 세균 독소에 의해 발생하는 강직 disease tetanus과는 다르다. 근섬유의 세포질 내 증가된 Ca^{++}이 근소포체로 전혀 회수되지 못한 상태에서 Ca^{++}이 지속적으로 증가함으로써 강축이 일어난다.

알아두기 완전 강축과 불완전 강축

연축이 연속적으로 일어나지만 짧으나마 근섬유가 이완되는 경우에는 불완전 강축 incomplete tetanus이 일어나는 데 비해, 연속되는 연축 사이에 근섬유가 전혀 이완되지 못하는 상태에서는 수축이 매끄럽게 유지되는 완전 강축 complete tetanus이 일어난다.

(2) 수축의 형태

그림 11-16 하중과 단축 또는 신장 속도와의 관계

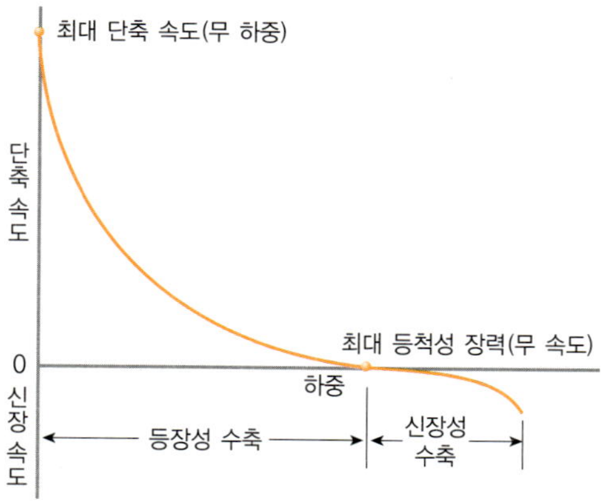

근 장력과 하중의 상대적인 값에 따라 세 가지 형태의 수축, 즉 **등장성** isotonic, **등척성** isometric 또는 **신장성** lengthening **수축** contraction이 일어날 수 있다. 하중이 없으면 근육은 최대 속도로 수축되며 짧아진다. 하중이 증가할수록 근육의 단축 속도가 감소하는데 단축은 하중이 근 장력과 같아질 때까지만 일어난다. 하중이 근 장력보다 크면 근육은 오히려 늘어난다 그림 11-16.

① 등장성 수축

근육의 수축으로 근 장력이 발생하면서 근육이 단축되는 경우를 **등장성 수축**이라고 한다. 일반적으로 미오신과 액틴 간에 가교가 형성되고 근육이 수축하면서 발생하는 근 장력은 근육을 짧아지게 한다. 그러나 근육의 단축은 근 장력이 근육에 부과된 하중을 극복할 수 있을 정도로 클 때만 일어난다. 예를 들면, 팔꿈치

를 구부려 어떤 물체를 들어올릴 때 상완의 이두박근이 수축하면서 발생한 근 장력이 들어올리려는 물체의 무게, 즉 하중보다 클 때 일어난다.

② 등척성 수축

근육의 수축으로 근 장력이 발생해도 근육이 단축되지 않는 경우를 **등척성 수축**이라고 한다. 하중이 커질수록 근육의 단축 속도가 감소하다가 하중이 근 장력과 같아지면 단축 속도가 0이 되는데 이때 근육은 짧아지지 않는다. 또는 하중이 근 장력보다 크지 않더라도 근육이 일정한 위치를 유지하면서 어떤 물체를 지지하려고 할 때에도 해당 근육은 짧아지지 않는다.

③ 신장성 수축

근육의 수축으로 근 장력이 발생하는데도 오히려 근육이 신장되는 경우를 **신장성 수축**이라고 한다. 하중이 근 장력보다 크면 근 수축이 일어나도 근육이 늘어난다. 근육이 늘어나는 것은 근육에 부과된 외부의 힘, 즉 하중에 의해 일어나는 것이다. 예를 들면, 서 있다가 의자에 앉을 때 무릎 신근이 늘어나며, 높은 곳에서 뛰어내려 다리를 구부린 자세로 착지할 때에는 사두박근의 신근이 늘어난다.

6 전체 근육의 수축

근섬유에서 발생하는 단일 활동전위가 일으키는 수축인 연축은 아주 짧고 약해서 근육 활동으로서의 의미가 거의 없다. 따라서 근육은 연축보다 강하거나 다양한 단계의 힘을 생산하기 위해 협동한다.

근육을 구성하고 있는 수많은 근섬유는 여러 **운동단위** motor unit로 나뉘어 있다. 이들 운동단위는 근육 내에 산재되어 있으며, 앞서 근섬유의 유형에서 살펴본 세 종류의 근섬유를 모두 포함한다. 이들 근섬유 종류의 함량 비율은 근육의 종류에 따라 각각 다르며, 따라서 근육마다 다른 특성을 보인다.

운동단위
하나의 운동신경에 의해 지배받는 모든 근섬유

(1) 운동단위

운동단위는 하나의 운동뉴런 motor neuron과 이들이 지배하는 근섬유를 말한다 그림 11-17. 일 운동뉴런이 활성화되면 이 운동단위에 속한 모든 근섬유가 수축한다.

그림 11-17 운동단위

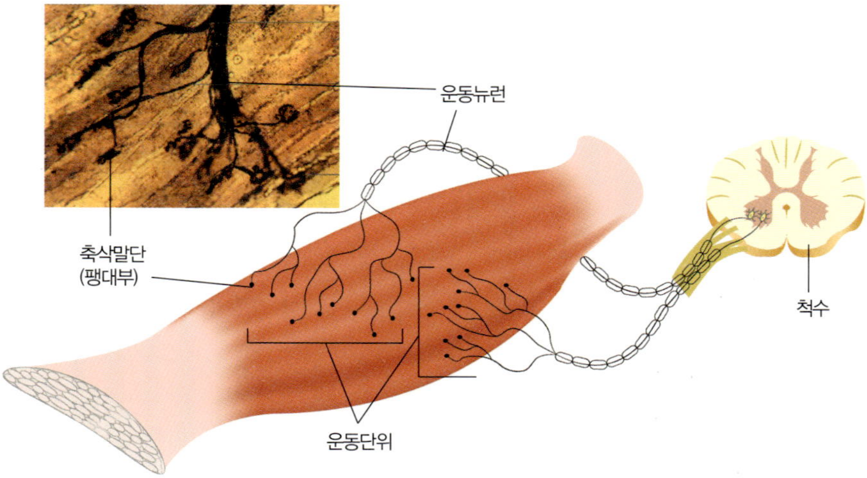

하나의 운동뉴런이 지배하는 근섬유의 수를 운동단위의 크기라고 하는데, 근육에 따라 다양하다. 이를 **지배비율** innovation rate이라고도 한다. 수축의 세기가 정교하게 통제되어야 하는 근육의 운동단위는 작은 반면에 강한 수축이 필요한 근육의 경우는 크다. 예를 들면, 안구를 움직이는 외안근의 경우는 지배비율이 1:13 정도인 데 비해, 비복근의 경우는 1:수백~수천이다.

전체 근육에서 하나의 운동단위가 만들어내는 수축력은 약한 편이다. 따라서 보다 강한 수축력이 필요할 때는 여러 개의 운동단위가 동원되어 함께 수축한다.

(2) 운동단위의 동원

주어진 시간에 활동적인 운동단위의 수를 늘려나가는 과정을 운동단위의 동원 motor unit recruitment이라고 한다. 강한 수축을 위해서는, 즉 근육의 총 장력을 증대하기 위해서는, 활동적인 운동단위의 수가 많아야 한다.

활동적인 운동단위의 수는 활동전위를 유발하는 운동신경이 얼마나 많으냐에 의해 결정된다. 활동전위를 유발하는 운동신경이 많을수록 운동단위의 수가 늘어나며, 이는 수축에 참여하는 근섬유의 수를 증가시키므로, 이로 인해 근육의 장력이 커진다. 이때 운동신경의 크기가 결정적인 역할을 한다. 운동신경의 크기는 신경세포체 nerve cell body와 축삭 axon의 직경으로 결정된다.

(3) 근육 장력의 조절

근육이 만들어내는 총 장력은 각각의 근섬유에 의해 발생된 장력과 특정 시간에 수축한 근섬유의 수에 의해 결정된다. 하나의 근섬유에 의해 생성되는 힘은 근섬유의 직경이 클수록 크며, 특정 시간에 수축하는 근섬유의 수는 운동단위가 클수록 많다.

알아두기 **우주여행과 근질량 감소**

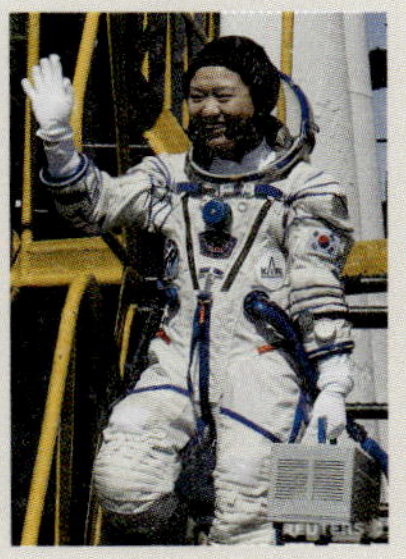

이소연 씨가 한국인으로서는 최초로 우주를 여행하는 기회를 가졌다. 지구의 중력을 벗어난 우주에서의 체류는 이소연 씨의 신체에 여러 변화를 가져왔는데, 골격근에 나타난 변화도 뚜렷했다. 골격근은 신체를 움직이게 할 뿐만 아니라 중력상태에서 직립자세를 유지하게 하는데, 우주의 무중력상태에서는 중력에 대항하여 작용하는 근력이 필요하지 않고, 신체의 움직임 또한 좁은 우주선 캡슐 안에서 극히 제한적이고 사용하는 근육도 지구상에서와 다르다. 이러한 이유로 우주여행은 골격근 질량의 감소를 초래한다. 실제로 9일간 우주여행을 한 승무원에서 근질량이 25% 감소했다. 특히 하지, 둔부, 목과 등 부위의 신근 등 항중력 지지작용을 하는 근육에서 용적과 질량이 줄어드는 근위축 amyotrophy 현상이 나타났으며 장력도 감소했다.

7 근육과 뼈의 지렛대 작용

대부분의 골격근은 관절을 통해 **지렛대 체계** lever system를 이루며 뼈에 접속하고 있다. 뼈는 지렛대의 기능을 하고, 관절은 지렛목으로 작용하며, 근육은 뼈를 움직이기 위한 힘을 생산한다. 골격근이 수축하면 연결된 힘줄에 의해 뼈에 힘이 가해진다.

근육은 수축 중에 잡아당기는 힘, 즉 인력을 발생하므로 근육의 양끝에 붙어 있는 뼈는 서로 당겨진다. 굴곡 flexion은 관절의 안쪽으로 구부러지는 양상을 말하고, 신전 extension은 바깥으로 펴지는 경우를 말한다.

굴곡과 신전의 상반된 동작이 이루어지려면 적어도 두 개의 근육이 필요하다. 이들 두 개의 근육을 서로 **길항근** antagonist이라고 한다. 예를 들면, 이두박근이 수축하면 팔꿈치에서 팔이 구부

그림 11-18 골격근의 지렛대 체계

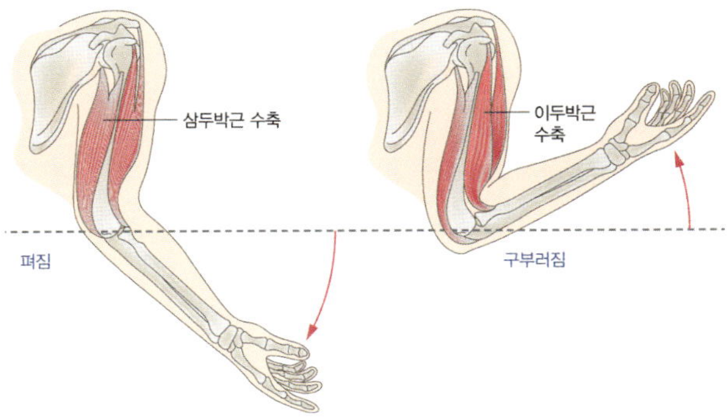

알아두기 **근육경련**

골격근이 불수의적으로 강축하는 현상을 근육경련 cramp이라고 한다. 이때 운동신경의 활동전위가 비정상적으로 높은데, 근섬유와 운동신경을 둘러싸고 있는 세포외액의 전해질 불균형이 운동신경의 활동전위를 높이는 원인이라고 알려져 있다. 세포외액의 Ca^{++} 농도가 낮으면 운동신경 세포막의 Na^{+} 채널이 많이 열려 활동전위가 커지기 때문에 근수축이 증가하는데, 이를 저칼슘 강축이라고 하며, 저칼슘 강축은 근육경련의 한 형태이다. 이 외에 과도한 운동이나 탈수에 의해서도 근육경련이 일어날 수 있고, 근육에 있는 감각수용체가 근섬유 내 화학적 불균형으로 자극을 받아 이 신호를 척수에 보내면 그 부위의 운동신경이 반사적으로 활성화되어 근육경련이 일어날 수도 있다.

러지고, 삼두박근이 수축하면 팔이 펴진다. 이들 두 근육에 의한 팔의 구부러짐과 펴짐은 지렛대 체계의 가장 대표적인 예이다 그림 11-18.

3. 평활근의 수축

평활근의 구조는, 골격근과 다소 상이하나, 힘을 발생하기 위한 수축활동의 기본원리는 동일하다. 다만 수축을 조절하는 작용과 흥분-수축 연관 기전은 다르다.

Ⅰ 수축 기전

평활근의 수축도 세포질 내 Ca^{++}농도의 증가에 반응하여 일어난다. 수축은 미오신이 인산화되면서 필라멘트 활주기전으로 일어나고 탈인산화되면 정지된다. 미오신을 인산화하는 단계와 교차다리의 주기 작용마다 ATP가 사용된다. 이와 같이 평활근의 수축 기전과 에너지 사용은 골격근과 같다. 다만 트로포닌 대신에 **칼모듈린** calmodulin이 수축을 조절하는 작용을 한다.

칼모듈린
Ca^{++}으로 활성화되어 평활근의 수축과 이완 등 세포 기능을 조절하는 세포 내 Ca^{++} 결합 단백질

그림 11-19 칼슘이온의 작용에 의한 평활근 근섬유의 수축

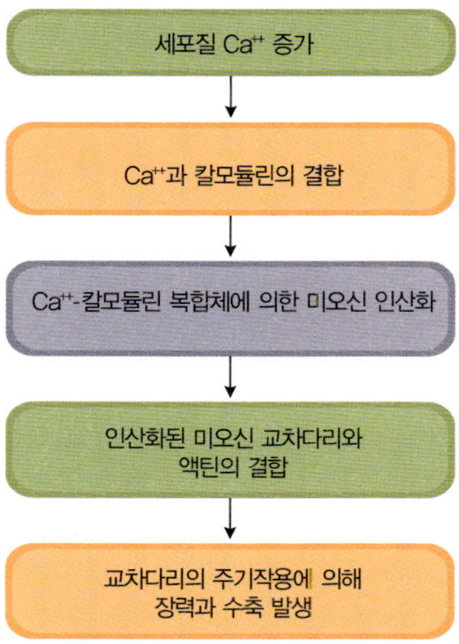

(1) 미오신의 인산화와 칼모듈린

평활근의 근섬유에는 트로포닌이 없는 대신에 트로포닌과 유사한 구조를 갖는 칼모듈린이 있어 Ca^{++}과 결합한다. 칼모듈린-Ca^{++} 복합체는 미오신을 인산화시키고 인산화된 미오신 교차다리는 액틴과 결합한다. 평활근 근섬유에 활동전위가 발생해 세포질 내에 Ca^{++} 농도가 증가하면, 다음과 같은 일련의 반응에 의해 수축한다 그림 11-19.

(2) 미오신의 탈인산화

수축한 평활근이 이완되려면 미오신의 탈인산화가 필요한데, 이는 액틴과 미오신 교차다리의 결합을 해지하기 위해서이다. 탈인산화 반응은 인산가수분해효소 myosin light-chain phosphatase에 의해 일어난다.

평활근 근섬유의 세포질 내 Ca^{++} 농도가 높은 상태에서는 인산화되는 미오신의 비율이 탈인산화되는 미오신의 비율보다 높으므로 수축이 발생한다.

(3) 미오신의 ATPase 작용

평활근 근섬유의 미오신에 있는 ATPase 활성은 골격근에 비해 10~100배 정도로 낮다. 그러므로 단일 수축에 의해 발생하는 힘은 같아도 ATPase 활성이 낮으므로 수축 빈도가 낮다. 이러한 이유로 평활근의 수축 속도는 골격근에 비해 매우 느리다. 그러나 평활근의 수축은 지속적이며 계속 수축활동을 해도 피로해지지 않는다.

(4) 세포질 칼슘의 역할

평활근 근섬유의 세포질 내 Ca^{++} 농도의 변화는, 골격근에서와 마찬가지로, 수축활동을 시작하게 한다. 평활근 근섬유의 세포질에 Ca^{++}을 공급하는 원천은 두 가지가 있다. 하나는 골격근 근섬유에서처럼 근소포체의 종말수조에 저장되었다가 활동전위가 발생하면서 방출되는 Ca^{++}이다. 평활근의 근소포체는 골격근보다 덜 발달되어 있어 방출되는 Ca^{++}이 많지 않으나 수축의 초기단계에 작용한다. 다른 하나는 세포외액에 존재하다가 세포막의 전압-조절 Ca^{++} 채널 voltage-regulated Ca^{++}channel이 열리면서 세포질 내로 들어오는 Ca^{++}이다.

평활근에는 많은 자극이 가해져야 일부의 교차다리가 형성될 수 있는 정도의 Ca^{++}이 확보된다. 그러므로 평활근 근섬유에서 발생하는 힘은 약하다.

수축활동이 일어난 이후 세포질에 증가됐던 Ca^{++}의 제거도 역시 두 가지 경로로 이루어진다. 일부는 세포막을 통해 세포외액으로 다시 나가고, 일부는 근소포체로 능동수송 되어 들어간다.

2 흥분과 수축의 연관

체성 운동신경의 단일 신호에 반응해 활동전위가 발생하는 골격근 근섬유와는 달리, 평활근 근섬유의 흥분은 자율신경의 지배를 받으며, 이 외에도 다양한 국소인자의 영향을 받는다. 또한 일부 평활근에는 **박동원 세포** pacemaker cell가 있어 **조율기전위** pacemaker potential를 발생해 스스로 흥분하기도 한다.

(1) 자율신경과 근육의 접합

골격근 근섬유에는 운동신경의 종판이 잘 발달되어 있는 데 반해 평활근의 근섬유에는 전문화된 운동종판이 없다. 다만 자율신경의 절후 축삭이 평활근으로 들어와 많은 가지를 치며, 각 가지에는 여러 개의 팽대부가 있는데, 이를 **축삭류** varicosity라고 한다 그림 11-20. 이들 축삭류에서는 신경전달물질이 분비된다.

축삭류
신경 축삭가지의 말단에 발달한 신경전달물질을 분비하는 팽대된 부분

그러므로 한 개의 축삭이 여러 근섬유를 지배하는 셈이다. 또한 교감신경과 부교감신경의 절후섬유의 축삭류가 동일한 근섬유에 가까이 분포하기도 한다. 이

그림 11-20 자율신경 절후섬유의 평활근 지배와 축삭 말단의 팽대부

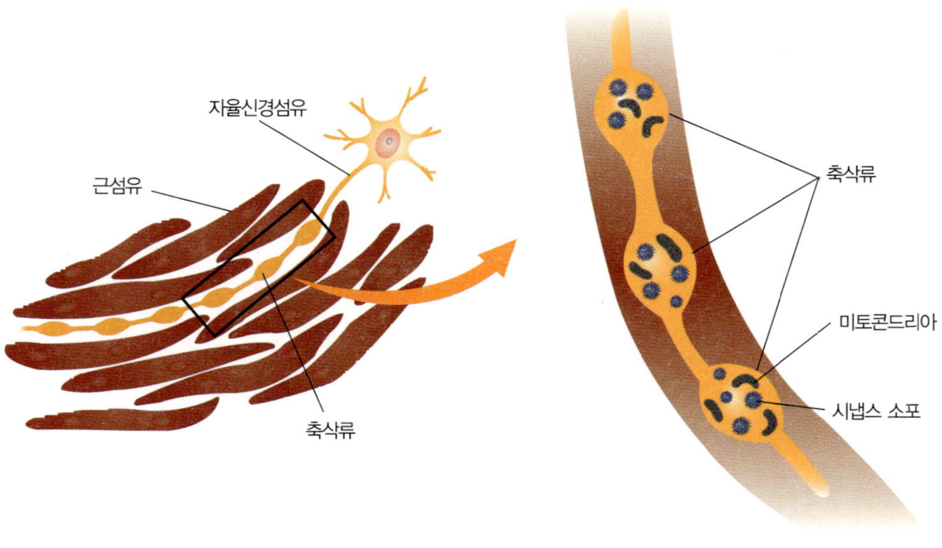

는 여러 근섬유가 단일 신경섬유에서 분비되는 신경전달물질의 영향을 동시에 받기도 하고, 단일 근섬유가 다른 여러 신경에서 분비되는 신경전달물질의 영향을 받기도 한다는 점을 의미한다.

(2) 축삭류와 신경전달물질의 작용

각 팽대부에는 신경전달물질을 함유하는 소포가 많으며, 활동전위가 이 팽대부에 전달되면 신경전달물질이 분비된다. 어떤 신경전달물질은 수축활동을 증대시키고 어떤 것은 감소시킨다. 이러한 점은 운동신경으로부터 흥분성 신호만을 받는 골격근과 다르다. 평활근은 자율신경의 활성에 따라 평활근의 장력이 증가되기도 하고 저하되기도 한다. 더구나 동일한 신경전달물질이 평활근 조직에 따라 반대되는 효과를 발휘하기도 한다.

예를 들면, **노르에피네프린** norepinephrine은 교감신경의 절후 섬유에서 분비되는 신경전달물질로서, 혈관 벽을 이루는 평활근을 수축시키는 반면, 세기관지 벽의 평활근을 이완시킨다. 이는 노르에피네프린이 작용하는 수용체가 다르기 때문인데, 혈관 벽에서는 알파-아드레날린 수용체에 결합하는 반면에 세기관지 벽에서는 베타-아드레날린 수용체에 결합한다.

노르에피네프린
교감신경의 절후 섬유에서 분비되는 신경전달물질

(3) 국소인자

자율신경에서 분비되는 신경전달물질 외에도 평활근의 수축활동에 영향을 끼치는 많은 인자가 있다. 이들을 **국소인자** local factor라고 부른다. 근섬유의 기계적 신전과 일부 호르몬, pH, 산소, 산화질소 NO 등 다양한 인자들이 평활근의 장력을 변화시킨다. 이들 요인은 궁극적으로 근소포체 또는 근섬유막의 Ca^{++} 투과성에 영향을 끼친다. 그러므로 평활근은 골격근에 비해 외부적인 영향을 더 받는다고 할 수 있다.

(4) 조율기전위

어떤 평활근 근섬유에서는, 마치 심근의 박동원세포와 같이, 신경이나 호르몬의 자극이 없어도 자동적으로 활동전위가 유발된다. 이러한 **조율기전위** pacemaker potential를 발생하는 세포는 위장관의 전역에서 발견된다. 그러므로 위장관의 평활근은 신경이나 호르몬의 개입이 없어도 규칙적으로 수축하는 경향을 보인다.

(5) 막 흥분

평활근 근섬유는 많은 자극을 받아야 활동전위가 일어나고 수축 활동이 개시된다. 또한 수축 중에도 언제든지 여러 자극을 받아들인다. 이들 자극 중에는 수축 활동을 증가시키는 것도 있고, 감소시키는 것도 있다.

이 외에도 평활근 근섬유는 근섬유막의 탈분극이 수축 활동에 반드시 요구되지 않는다. 즉 어떤 평활근은 막전위 membrane potential의 변화가 없어도 수축한다.

3 에너지 대사

평활근의 수축은 골격근에 비해 느리고 경제적이다. 수축이 느리게 진행되고 또한 한 번의 수축으로 상당히 오랫동안 수축상태가 유지되기 때문이다. 미오신 ATPase가 ATP를 분해하는 속도가 느리다.

그러므로 평활근은 수축 활동의 초기에 많은 에너지를 제공하는 인산크레아틴이 필요하지 않다. 수축에 필요한 대부분의 ATP가 산화적 인산화 과정을 통해 공급되며 이때 필요한 산소는 통상 충분히 공급된다. 만약 산소 공급이 불충분한 경우에는 해당과정을 통해 ATP를 생산한다.

4. 심근의 수축

심근은 물리적으로 뿐만 아니라 전기적으로 틈새연접 gap junction을 통해 서로 연결되어 있다. 틈새연접은 사이원판에 밀집되어 있다 그림 11-8 . 또한 심근에는 맥박발생기 pace maker 역할을 하는 세포가 결절조직을 포함한 전도계를 형성하고 있다. 그러므로 심근의 수축은 자동적인 탈분극에 의해 수행되며, 단일 기능단위로 행동하므로 모든 근섬유가 동시에 수축에 참여하며 최대한도로 수축한다.

심근의 수축은 자율신경에 의해 조절받는다. 그러나 자율신경이 탈분극을 일으키거나 활동전위를 발생하지는 못한다.

1 수축 기전

심근 근섬유의 수축 기전은 골격근 근섬유와 같다. 휴지기에는 트로포닌과 트로포미오신이 미오신과 액틴의 결합을 저지하고 있다. 세포질의 Ca^{++} 농도가 증가하면 액틴의 미오신 결합 부위가 노출되고, 활성화된 미오신 교차다리가 액틴과 결합해, 필라멘트의 활주가 일어나 근섬유가 수축하게 된다.

심근 근섬유에는, 마치 산화적 골격근 근섬유처럼 미토콘드리아와 미오글로빈 함량이 풍부하며 근소포체도 발달되어 있다. 이는 심근 수축에 사용되는 에너지가 주로 미토콘드리아에서 산화적 인산화를 통해 공급된다는 점을 의미한다.

2 흥분과 수축의 연관

심근 근섬유에 흥분전위가 발생하면 근소포체의 종말수조에서 Ca^{++}이 방출되어 수축이 일어나는 점은 골격근 근섬유와 같다. 그러나 골격근 근섬유에서는 흥분전위가 바로 근소포체 막의 Ca^{++} 채널을 여는 데 비해 심근의 근섬유에서는 먼저 세포외액에서 Ca^{++}이 유입되어 세포질 내 Ca^{++} 농도가 약간 높아진 다음에 이들 Ca^{++}이 근소포체 막의 칼슘 수용체에 결합함으로써 드디어 근소포체로부터 Ca^{++}이 방출된다.

방출됐던 Ca^{++}이 능동수송에 의해 근소포체의 종말수조로 회수되고 또한 세포외액에서 유입됐던 Ca^{++}이 세포외액으로 나가 심근섬유 세포질 내 Ca^{++} 농도가 낮아지면 수축은 끝난다.

3 흥분의 개시와 전도

심근에는 맥박발생기 세포가 있어 결절조직을 포함한 전도계를 이루고 있다. 탈분극은 우심방 부근에 자리 잡고 있는 동방결절 sinoatrial node에서 일어나 우심방을 거쳐 좌심방을 이루는 심근세포에 퍼지며, 전도계와 상관없이, 세포 간 틈새연접에 의해 거의 즉시 모든 세포가 탈분극되면서 좌·우심방이 동시에 수축한다.

심방의 탈분극을 심실의 탈분극으로 연결시키는 역할은 **방실결절** atrioventricular node을 포함한 나머지 전도계가 수행한다. 즉 우심방에 전파된 흥분전위가 먼저 방실결절을 탈분극시키며, 좌·우심실 중격에 있는 **방실속**(**히스속** his bundle)이라고 하는 전도계를 따라 신속하게 전달되어 심실의 모든 세포가 거의 동시에 탈분극되며 수축한다 그림 7-4.

4 심장박동의 조절

동방결절에서 발생하는 탈분극 빈도는 신경이나 호르몬 등 외부의 영향이 없을 때 분당 100회 정도이다. 그런데 동방결절은 자율신경과 호르몬의 조절을 받고 있어 심박수 heart rate는 분당 100회에 못 미치기도 하고 훨씬 넘기도 한다.

동방결절에 분포된 부교감(미주)신경은 동방결절의 조율기전위를 감소시켜 심박수를 낮추는 작용을 한다. 이와 반대로, 교감신경의 자극은 조율기전위를 증가시켜 심박수를 높인다. 안정상태에서는 부교감신경의 활성이 교감신경보다 강해 안정 시 정상 심박수는 분당 70회 정도이다. 이들 자율신경은 심박수 이외에 전도 속도와 수축력에도 영향을 끼치는데, 교감신경은 전도 속도를 빠르게 하고 수축력을 크게 한다.

CHAPTER 12

생 식

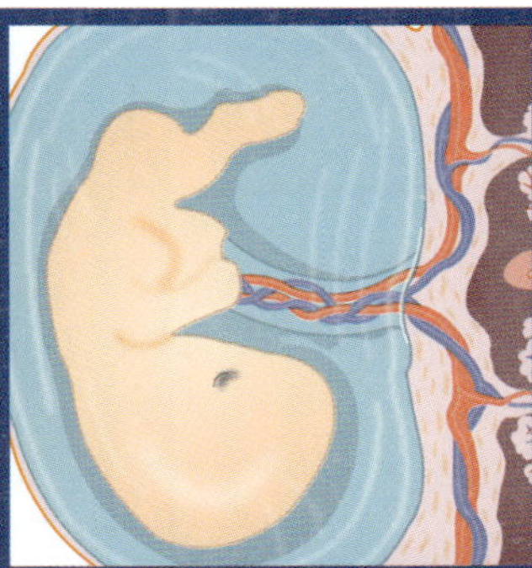

1. 생식기의 발달과 기능
2. 남성 생식기
3. 여성 생식기
4. 임신
5. 분만
6. 모유 분비

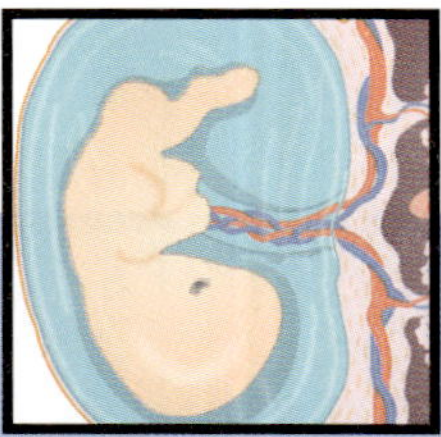

생식기계는 성에 따라 다른 기관으로 분화되어 성장하며, 사춘기 이후 급격히 성장 · 발달하여 2차성징이 나타난다. 남녀의 생식기관의 발달은 남자는 고환이 여자는 난소가 주도하며 성호르몬을 분비하고 정자와 난자를 생성하며 월경이 시작된다. 이러한 작용은 뇌하수체의 성선자극호르몬의 영향을 받는다.

성호르몬은 신체적 성장과 생식기관의 발달, 성적 성숙, 성적 욕구 등에 영향을 준다. 생식기관은 자녀 생산이 가장 중요한 목표이며, 사람의 경우는 애정 행동으로 이용된다. 여성의 경우 정자와 난자가 만나서 수정되어 임신이 되며, 임신과 분만, 모유 분비는 자녀 생산과 발육에 중요한 생식기의 기능에 속한다. 따라서 생식기의 구조와 기능, 관련되는 호르몬 요소 등과 메커니즘에 대하여 아는 것이 필요하다.

Key words

고환 **testis**
난소 **ovary**
난포호르몬 **estrogen**
발기 **erection**
배아 **embryo**
분만 **labor**
성선자극호르몬 **gonadotropic hormone**
수정 **fertilization**
월경 주기 **menstrual cycle**
옥시토신 **oxytocin**
자궁 **uterus**
정관 **deferent duct**
정자 생성 **spermatogenesis**
착상 **implantation**
태반 **placenta**
테스토스테론 **testosterone**
프로락틴 **prolactin**
황체호르몬 **progesterone**

1. 생식기의 발달과 기능

생식기계는 태어날 때부터 가지고 있으나 성기관별로 성장, 발달, 기능이 다르며 상호 연결되어 작용한다. 성적 성숙이 일어나는 사춘기 이후에 남성 생식기관인 고환과 전립선, 여성의 생식기관인 난소와 자궁이 발달하여 실질적으로 작용하는 기관이 된다. 이것은 태어나서부터 계속 작용하는 다른 기관과 크게 다르다 그림 12-1.

성기관의 발달
생식기계의 발달은 남성의 고환과 여성의 난소에 의해 사춘기 이후 이루어짐

생식기계의 기능은 사춘기 이후 시상하부에서 생성되는 성선자극호르몬방출호르몬 GnRH이 뇌하수체 전엽에서 뇌하수체 성선자극호르몬인 난포자극호르몬 FSH과 황체형성호르몬 LH의 분비가 급격히 증가하면서 생식기관이 발달하고 성호르몬이 분비되면서 활발하게 진행된다. 생식기계는 자녀를 생산하는 것이 주된 기능으로 남성은 생식선인 고환에서, 여성은 난소에서 각각 정자와 난자를 만들고 성호르몬을 분비한다 그림 12-2.

성호르몬은 남성의 **테스토스테론** testosterone과 여성의 난포호르몬인 **에스트로겐** estrogen, 황체호르몬인 **프로게스테론** progesterone 등이 있다. 성호르몬은 신체적 성장, 생식기관의 발달, 성적 성숙, 성적 욕구 및 행동에 영향을 준다. 그리고 성숙된 정자와 난자가 결합되어 수정과 착상 과정을 거치면 임신이 된다. 이러한

그림 12-1 생식기관의 발달

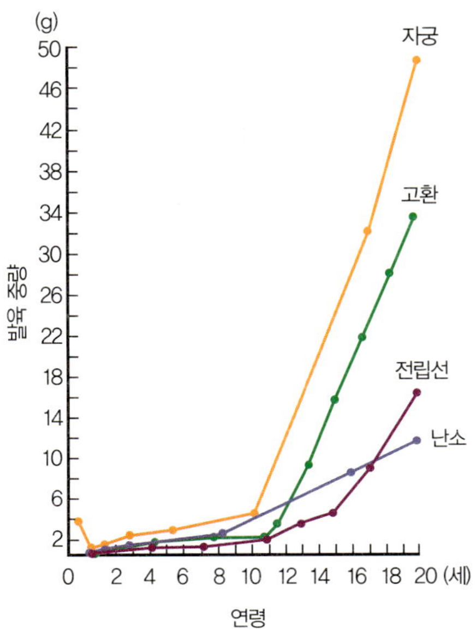

그림 12-2 여성과 남성의 성선자극호르몬의 분비

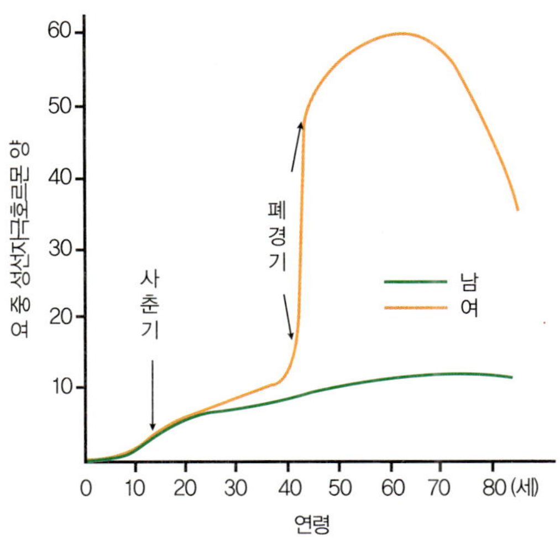

모든 생식기계의 발달과 작용은 많은 요인의 영향을 받는다.

2. 남성 생식기

남성 생식기관은 1차 생식기관인 고환과, 부수 생식기관인 부고환, 정관, 요도, 정낭, 전립선, 요도구선과 외부생식기인 음낭과 음경 등이 있다. 고환은 남성의 주생식기관으로 정자를 생성하며 남성호르몬을 분비한다.

I 남성 생식기의 구조

(1) 내생식기

남성의 **내생식기** internal genitalia는 정자를 생성하는 고환과, 정자를 이동시키는 작용을 하는 부고환, 정낭, 전립선, 요도구선과 요도가 있다.

① 고환

> **고환**
> 남성의 주 생식기관으로 정자를 생성하고 남성호르몬을 분비

고환 testis은 길이가 약 4cm이고 넓이가 2.5cm인 난원형 구조로 되어 있으며, 섬유결합조직막이 고환을 둘러싸고 있다. 고환은 여러 개의 엽으로 되어 있으며, 각 엽에는 정자를 생성하는 **정세관** seminiferous tubule이 들어 있다 그림 12-3. 정세관은 정자가 고환망으로 들어가도록 해준다. 정자는 고환을 통해 고환의 외측면에 있는 부고환으로 들어간다.

정세관 내의 간질세포는 부드러운 결합조직으로 **테스토스테론** testosterone을 분비한다.

② 부고환

부고환 epididymis은 약 6cm의 관이며 고환의 위쪽에 있다. 부고환은 고환으로부터 나온 미성숙 정자가 일시적으로 대기하는 장소이다. 정자가 미세한 관을 따라 이동하는 약 20일 동안 정자는 성숙하게 된다. 남성이 성적 자극을 받으면, 부고환 벽이 수축하여 정자가 정관으로 이동하게 된다.

그림 12-3 남성 생식기관의 구조

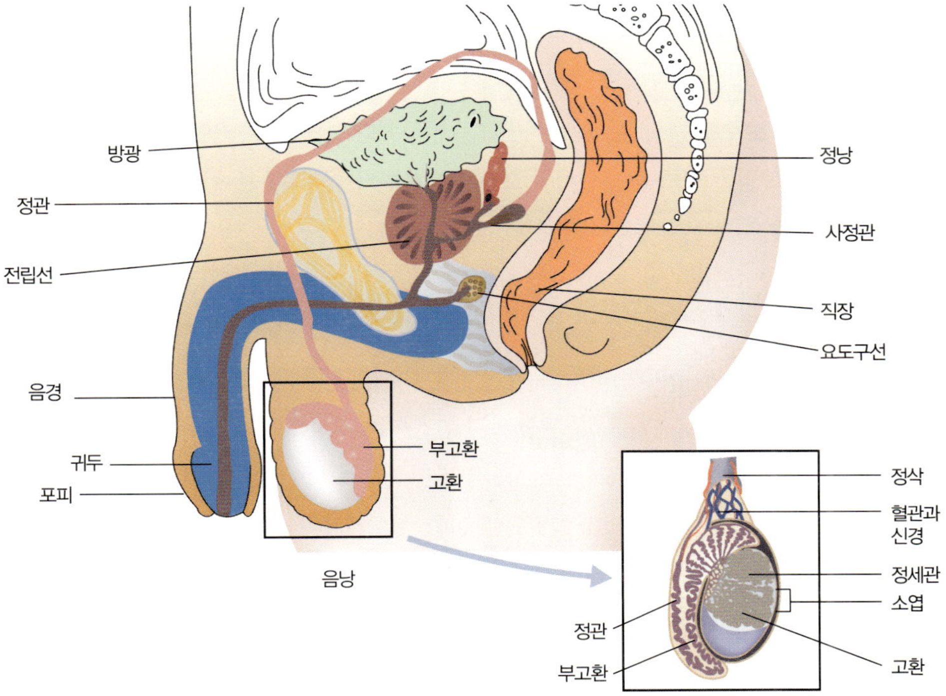

③ 정관과 정낭

정관 deferent duct은 부고환에서 시작되어 방광의 위로 구부러져 있고, 정관의 끝은 사정관과 연결되어 전립선을 통과하고 요도에 연결된다. 정관은 혈관, 신경과 함께 **정삭** spermatic cord이라고 하는 결합조직에 둘러싸여 있다 그림 12-3. 정관은 부고환에서 나온 정자를 요도로 배출시킨다. 사정하는 순간 정관 벽에 있는 두꺼운 평활근 층이 연동파를 만들어 정자를 앞쪽으로 이동시킨다.

정낭 seminal vesicles은 방광 밑에 위치하며 정액의 약 60%를 생산한다. 정액에는 당, 비타민 C, 프로스타글란딘 prostaglandin 등이 들어 있어서 정자의 영양 공급과 정자 운동을 활성화한다. 정낭과 정관은 사정관을 형성하여 정자와 정액은 사정 시 요도로 들어가게 된다.

알아두기 **정관절제술**

음낭을 약간 절개한 후 정관을 자르거나 묶어서 피임의 방법으로 이용된다. 정관절제술 vasectomy을 하면 정자는 생성되지만 체외로 배출되지 못하여 정자의 기능이 저하되고 재흡수된다. 수술 후에는 불임이 되지만, 테스토스테론 testosterone은 계속 생산되기 때문에 성적 욕구는 유지된다.

④ 전립선과 요도구선

전립선
남성의 요도를 둘러싸고 있는 큰 분비선으로 전립선비대는 정액 분비에 영향을 줌

전립선 prostate gland은 밤톨 같은 샘으로 방광의 바로 아래 요도의 상부에 있으며 사정 시 요도로 정액을 분비한다. 전립선 분비물은 정자를 활성화하는 역할을 한다.

요도구선 bulbourethral gland은 완두콩만 한 샘으로 전립선 아래에 있으며 진하고 맑은 점액을 생산하여 요도로 배출한다. 성적 흥분이 있으면 점액이 분비되어 성교 시 윤활제로 작용한다.

⑤ 요도

요도 urethra는 방광의 기저부에서 음경의 끝까지 이어져 있는 부위로 전립선요도 prostatic urethra, 음경까지 연결되는 막성요도 membranous urethra, 음경 내의 해면성요도 spongy urethra의 세 부분으로 되어 있다. 남성의 요도는 소변과 정자를 체외로 운반하는 역할을 하는 생식기계와 비뇨기계이지만, 소변과 정자를 동시에 통과시키지는 않는다.

(2) 외생식기

남성의 외생식기 external genitalia에는 음낭과 음경이 있다 그림 12-3.

① 음낭

음낭 scrotum은 복강 밖 음경의 밑부분에 있다. 정상 조건에서 음낭은 몸체와 떨어져 늘어져 있어 고환을 체온보다 낮은 온도로 유지하게 한다. 음낭은 건강한 정자를 만들 수 있게 체온보다 약 3℃ 정도 낮다. 외부 온도가 내려가면 음낭이 수축하여 고환을 체표면에 가깝게 하여 따뜻하게 만든다. 음낭의 적정온도를 유지하는 이러한 변화는 건강한 정자를 만드는 데 도움이 된다.

② 음경

포경수술
출생 후에 음경의 포피를 절제하는 수술

음경 Penis은 작은 기둥 모양으로 피부로 덮여 있고, 끝부분은 귀두 glans penis라고 한다. 음경의 귀두는 주름이 잡힌 포피 prepuce로 둘러싸여 있다. 음경의 안쪽에 해면성요도가 3개의 긴 발기성 조직으로 둘러싸여 있다. 성적 흥분이 되면 음경의 해면조직이 혈액으로 채워져 확장되고 딱딱해지면서 발기 erection가 된다.

2 남성 생식기의 기능

남성 생식기의 기능은 주로 고환에서 이루어지는 정자 생성과 남성호르몬인 **테스토스테론** testosterone을 생성·분비하는 것이다.

(1) 정자생성과 이동

정자는 고환의 정세관에서 정원세포가 사춘기 이후 급격히 분화되어 생성된다.

정자생성 spermatogenesis 과정을 보면 그림 12-4 고환의 정세관 내에서 정원세포는 유사분열을 하여 딸세포를 생성하는데, 이 과정이 사춘기 이전까지 지속된다. 사춘기 이후 뇌하수체 전엽에서 난포자극호르몬 FSH의 분비량이 증가하면서 지속적으로 분열되어 1차 정모세포를 형성한 후, 감수분열을 하여 2개의 2차 정모세포를 생성한다.

그후 2차 감수분열이 일어나서 분열된 2차 정모세포는 정세관의 내강으로 이동하여 초기 정자세포가 된다. 이 초기 정자세포는 운동성이 없고 무거운 세포이다. 정자세포의 과도한 세포질이 제거되고 머리 head·중간부 midpiece·꼬리 tail가 만들어져 성숙된다 그림 12-5. 성숙한 정자는 고도의 대사율과 자체 추진력을 가진 유선형 세포가 되어 신속하게 난관 안으로 헤엄쳐 갈 수 있다.

정자생성 즉 1차 정모세포의 형성부터 정세관에서 미성숙한 정자가 배출되기까지 약 64~72일이 걸린다. 고환의 정세관 내 미성숙 정자는 연동운동에 의하여 이동하는 동안 성숙되고 부고환으로 이동하여 배출되어 정관에서 사정될 때까지 보관된다.

그림 12-4 정자 생성 과정

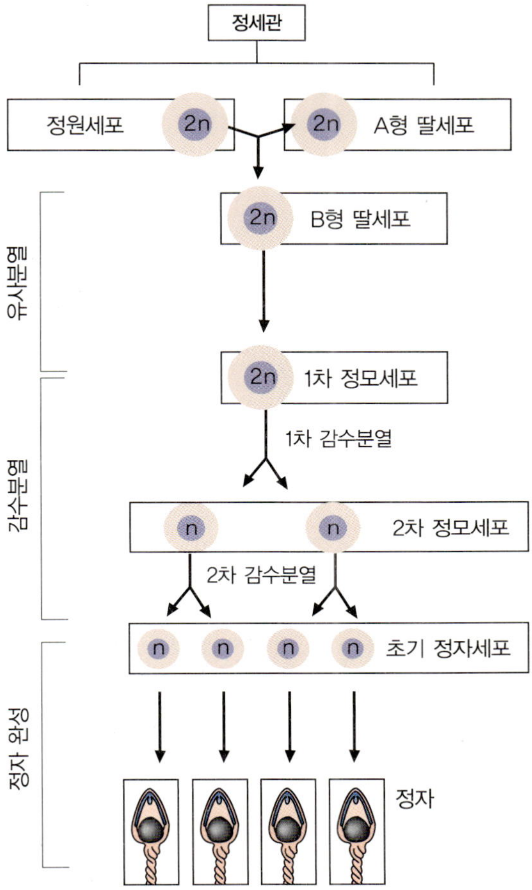

그림 12-5 정자의 구조

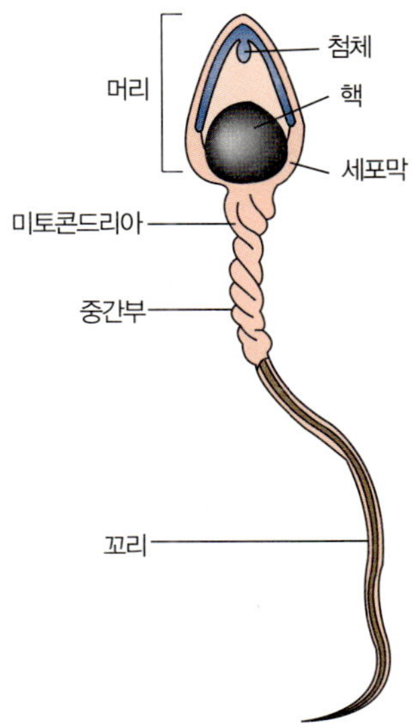

알아두기 **정자의 염색체수**

정원세포와 1차 정모세포는 염색체가 46개이고, 감수분열의 산물인 정자세포와 정자는 염색체가 23개이다. 즉, 정자세포는 인간의 경우 체세포가 가진 반수 23개의 염색체를 가지며, 정자와 난자가 결합해 수정란이 되면 46개의 염색체를 갖게 된다.

알아두기 **정자의 머리**

정자의 머리는 정자세포의 핵으로서 유전물질인 DNA를 함유하고 있다. 핵의 전방의 첨체는 리소좀과 비슷하며 정자가 난자 가까이 접근할 때 효소를 방출하여 정자가 난자 내로 통과할 수 있게 한다. 꼬리는 중간부의 중심체에서 생겨났고, 미토콘드리아는 중간부 내에 있어서 정자의 운동에 필요한 에너지인 ATP를 생성한다.

(2) 발기와 사정

> **발기**
> 음경소동맥과 혈관이 확장 충혈되어 단단하게 되는 현상

음경은 세 개의 실린더형 관으로 되어 있으며 음경소동맥 혈관이 평소에는 거의 혈류가 없어서 늘어지고 수축된 형태이다. **발기** erection는 성적 흥분이 있을 때 소동맥이 확장되고 세 개의 관이 커지며 혈액이 높은 압력으로 들어가 음경이 단단하게 되는 현상이다. 이 같은 조직의 충혈에 의해 일어나는 경과는 5~10초에 빠르게 일어나며, 발기 때는 교감신경계 자극은 억제되고 비 아드레날린성, 비 콜린성 자율신경계의 활동이 일어난다. 이들 신경은 동맥의 평활근을 이완하는 일산화질소 NO를 분비한다.

이 반사를 시작하게 하는 수용체와 구심성 경로는 1차 자극은 생식기, 특히 음경 머리부분의 기계적 수용체에서 오는 자극이다. 고위 뇌중추에서 하강경로를 통한 기계적 자극은 음경 이외 조직에서 오는 생각, 감정, 시각, 향기 등으로 음경의 자극이 전혀 없어도 발기를 일으킬 수 있다.

사정 ejaculation은 척수반사로 일어난다. 즉, 교감신경의 자극으로 배출담당관의 평활근을 수축시켜서 정자와 정액이 요도로 배출되게 한다. 사정 시 정액은 평균 3mL 정도이며 약 3억 개의 정자가 포함되어 있다.

알아두기 **발기부전**

발기부전 impotence은 성 접촉과정에서 충분히 발기되지 못하거나 유지되지 못하는 이상 증상이다. 원심성 신경의 기능부전, 또는 손상이 있거나 내분비의 하강경로 등에 의해서 발생할 수 있다. 발기 기능부전은 알코올이나 약물 복용, 당뇨병과 같은 질병, 또는 과도한 스트레스나 우울증 등에 의해서 생길 수 있다. 심리적 요인(예: 우울)이 작용하기도 한다. 비아그라는 혈관의 확장 작용을 통해 발기를 증진시킨다. 그러나 고혈압 환자에게는 위험할 수 있다.

알아두기 **정액**

정액 semen은 백색의 점성 용액으로 정자에 영양소 제공, 정자 보호와 운동성을 돕는 화학물질을 함유하고 있다. 정자는 유선형의 세포이다. 정액은 알카리성(pH 7.2~7.6)으로 여성의 질 내 산성(pH 3.5~4)을 중화시켜 정자를 보호한다. 사정 시 정액의 양은 2~5mL 정도로 1mL당 5천만 개 이상의 정자가 포함되어 있다.

(3) 테스토스테론 분비

테스토스테론은 고환의 **간질세포** interstitial cell에서 생산되며 고환에서 생산되는 가장 중요한 호르몬이다. 사춘기가 되면 난포자극호르몬 FSH은 정세관에서 정자를 생산하도록 자극하고 뇌하수체 전엽에서 방출되는 황체형성호르몬 LH, 혹은 간질세포자극호르몬 ICSH이 간질세포를 활성화한다. 성기관의 발달에 따라 고환에서 이때부터 테스토스테론은 꾸준히 평생 생산된다 그림 12-6.

그림 12-6 남성호르몬 생성과 조절

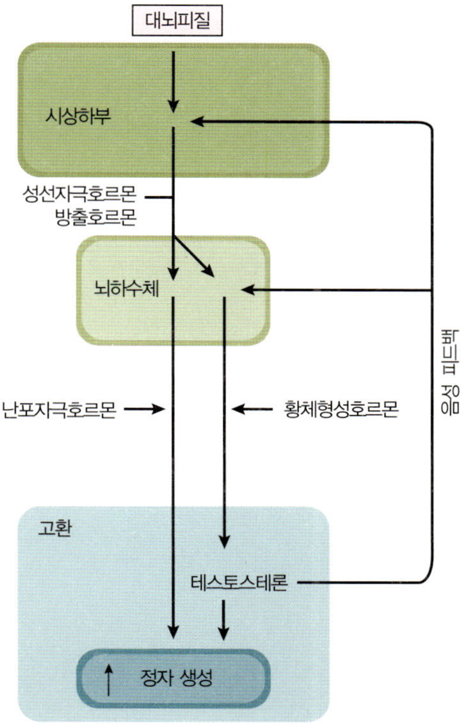

(4) 테스토스테론의 작용

사춘기 이후 고환의 발달로 혈중 테스토스테론치가 증가하게 되면 생식기관을 더욱 발달시켜서 정자를 생성하며 외형적으로 2차성징이 나타난다.

사춘기 이후 테스토스테론과 다른 호르몬 작용으로 기초대사율이 5~15% 정도 증가하고 질소, 나트륨, 칼륨 등이 체내에 저류한다. 테스토스테론은 골격기질의 단백질 함량을 증가시켜서 성장을 촉진하는 작용도 한다. 그러나 골단폐쇄를 일으켜 성장을 정지시키는 작용을 한다. 반대로 테스토스테론이 부족하면 성장 속도는 느리더라도 성장기간이 연장된다.

남자는 14세를 전후하여 고환에서 테스토스테론의 분비가 증가하면서 2차성징이 나타난다. 남성의 어깨가 벌어진 체형이나 근육량이 증가하는 것도 역시 테스토스테론의 영향이다. 테스토스테론은 정자 생성에 필수적이다. 남성의 생식선과 정낭, 전립선, 음경 및 부속 성기의 성장과 원활한 작용이 이루어지도록 하

남성의 성징

- 후두 비대로 목소리 변성
- 체모의 증가(액와모, 치모, 수염)
- 골격근 증대로 근육량 증가
- 뼈 치밀도 증가로 골격량 증가

표 12-1 남성 테스토스테론의 작용

- 정자생성과 분비
- 남성의 부속 생식기관의 분화를 유도하고 그 기능을 유지
- 단백질 동화작용과 뼈의 성장촉진 및 뼈의 성장 중지
- 발기와 성적 능력 유지, 공격적 행동 강화
- 신장에서 적혈구 생성 촉진 호르몬 분비 자극
- 남성의 2차성징 유도

며 성충동과 행위도 테스토스테론의 작용에 의한 것이다 표 12-1.

사춘기 전에 고환을 제거하면 수염, 겨드랑이털, 음모가 나오지 않고 목소리의 변성도 일어나지 않게 된다. 또한 지방이 엉덩이와 하반신에 분포되는 여성적인 체형을 나타내고 골격근육의 증가량도 적다. 성인의 고환을 제거함으로써 생기는 현상인 부속 생식기관의 크기 축소, 발기와 사정 결핍 등의 현상은 테스토스테론을 주사하면 없어진다.

3. 여성 생식기

여성의 생식기는 내생식기인 난소·난관·자궁·질 등과, 외생식기, 유방으로 분류할 수 있다 그림 12-7. 여성의 생식기 중 난소는 여성의 주 생식기관으로 난자를 생성하며, 여성호르몬인 에스트로겐과 프로게스테론을 분비한다.

그림 12-7 여성 생식기관의 구조

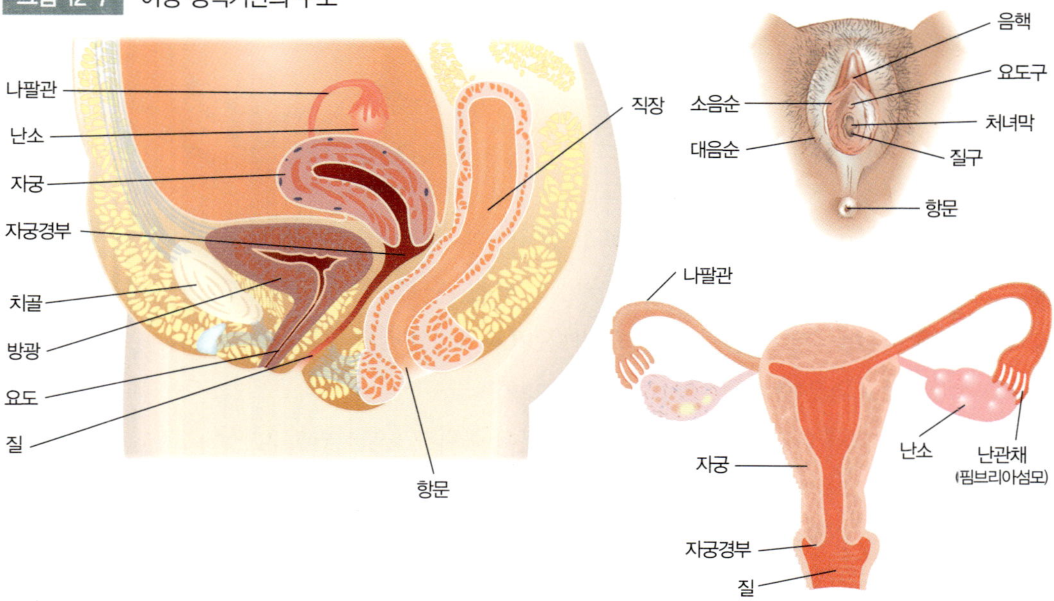

Ⅰ 여성 생식기의 구조

(1) 내생식기

① 난소

난소 ovary는 자궁 좌우 양쪽 난관에 얽혀 있는 모양으로 위치하고 있다. 길이는 약 3cm가량이며 엄지손가락의 윗부분 정도 크기의 타원형 기관으로 골반벽, 난관, 자궁 등과 연결된 광인대의 끝에 붙어 있다. 난소는 외층인 피질과 내층인 수질로 되어 있으며, 외층에는 성숙란이 될 수 있는 원시세포가 무수하게 존재하고 있다. 피질 표면에는 배아상피가 있으며, 그 아래에는 난포가 있다 그림 12-8.

그림 12-8 난소의 구조와 난자의 성숙과정

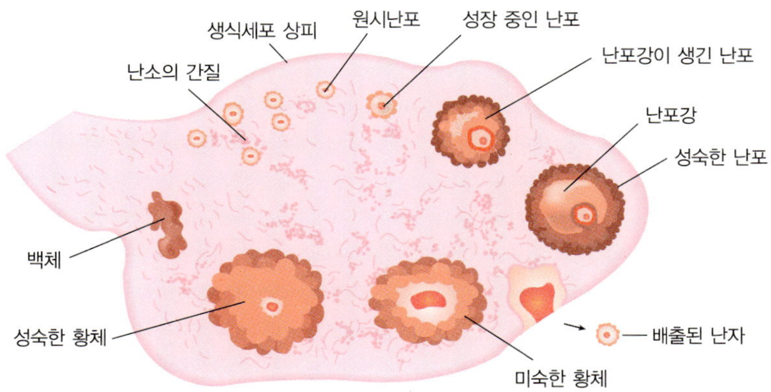

② 난관

난관 uterine tube은 자궁체부 윗부분의 좌우 양쪽에 난소를 향해 있는 약 10cm가량의 가는 관이며, 넓어진 부위를 난관팽대부라 한다. 그 끝에는 깔때기 모양으로 열려진 난관채가 있으며, 난소와 연결되어 있지 않다. 배란시기가 되면 이 난관채는 난소를 덮으면서 한 달에 한 번, 좌우 중 한쪽의 난소로부터 배출된 난자를 받아서 난관팽대부를 통해 난관으로 내려보낸다. 이 난자가 난관 내에서 정자와 만나 수정이 되면, 수정란이 되면서 연동수축과 섬모운동에 의해 난관을 지나 자궁으로 내려간다. 하지만 난자가 정자를 만나지 못하면 자궁내막의 탈락과 함께 월경혈로 배출된다.

③ 자궁

자궁 uterus은 골반 속에 위치하며 방광과 직장 사이에 서양배를 거꾸로 세운 것 같은 빈주머니 모습이다. 자궁의 2/3 정도를 차지하는, 두꺼운 근육층과 그 속에 둘러싸인 작은 빈 공간을 자궁강 uterine cavity이라고 한다. 자궁강은 삼각형 모양으로, 윗부분은 좌우의 난관과 통하고 아랫부분은 자궁경관에 의해 외자궁구로 통하면서 질을 향해 열려 있다. 자궁강의 내면인 자궁내막 endometrium은, 여성호르몬의 작용에 의해 비후·박리 현상이 번갈아 일어나며, 박리되면 월경혈이 된다. 그리고 수정된 난자가 이 자궁내막에 착상되면 임신이 된다.

보통 때 자궁체부의 길이는 약 6cm에 불과하나 임신을 하면 성장하는 태아를 단단히 지키기 위해 30~35cm까지 길어진다. 그리고 분만이 시작되면 강한 신축력으로 태아를 아래로 밀어내게 되며, 분만이 끝나면 자궁은 저절로 수축해서 이전의 길이로 되돌아간다.

④ 질

질 vagina은 질구에서 자궁 입구까지 연결된 약 8~10cm 정도의 관이다. 내부는 작고 많은 주름형태의 점막이 덮여 있다. 보통 때에는 서로 맞닿아 닫혀 있는 모양을 하고 있으나, 분만 시에는 신축성이 아주 커서 태아의 산도가 된다.

질은 등쪽을 향해 약 10°~15°의 경사진 상태로 위치하고 있으며 자궁질부에 가까운 부위는 넓게 벌어져 있는데, 성교 시 정액이 이곳에 고이므로 정자가 자궁에 들어가기 쉬운 상태로 되어 있다. 한편 내부는 강한 산성을 유지하고 있으므로 세균번식 및 감염을 예방하고 있다. 질의 원위부의 끝은 매우 얇은 점막층(처녀막)이 막고 있다. 이 막은 혈관이 많아서 첫 번째 성교 시 파열되며 출혈이 발생하며 심한 운동이나 템포삽입 등으로 파열될 수도 있다.

(2) 외생식기

여성의 외생식기는 치구, 대음순, 소음순, 음핵, 요도구, 질구, 질전정 등이 있다. 치구는 지방이 많은 둥근 부분으로 치골결합 바로 앞에 있으며, 음모로 덮여 있다. 대음순과 소음순은 대음순의 치구 바로 앞에 있는 커다란 피부 주름이며, 소음순은 그 안에 예민한 2개의 피부주름이다. 질전정은 대음순에 둘러싸여 있으며, 앞쪽은 외요도구가 있고 뒤쪽에는 질구가 있다.

2 여성호르몬의 작용

여성호르몬은 난소의 발달과 배란과 황체의 발달을 주도한다. 남성호르몬이 안정적이고 계속적으로 분비되는 것과는 달리, 여성의 성호르몬은 한달 주기에 따라 분비량이 달라져서 각각의 생식기와 그 밖의 기관에 작용한다.

(1) 에스트로겐의 작용

난포호르몬인 **에스트로겐** estrogen의 작용은 남성에서 테스토스테론의 작용과 비슷하다. 에스트로겐의 작용은 부수적 성기관과 2차성징까지 모두 조절한다.

- 여성 성기관인 자궁, 나팔관, 질을 발달시키고 기관을 덮고 있는 외생식기와 유방도 발달시킨다.
- 골아세포의 작용을 증가시켜 사춘기 이후 신장을 급격히 증가시킨다. 장골간과 골단을 빨리 통합하여 골격의 성장을 중지시킨다. 여성의 경우 에스트로겐 생성을 못하는 무난소 여성은 정상적인 여성보다 신장이 7~8cm 더 큰데 골단의 통합이 늦게 일어나기 때문이다.
- 골반을 넓게 하며, 좁은 원통 모양에서 둥근 원통형 골반으로 골반 모습이 바뀐다.
- 뼈의 성장과 함께 칼슘과 인의 저류를 촉진하여 뼈의 기질을 증가시킨다.
- 성기관의 성장과 전체조직의 단백질 합성을 촉진해 체내 단백질을 증가시킨다.
- 지방 합성을 촉진하여 피하에 축척시켜서 좁은 어깨와 넓은 엉덩이와 여성다운 곡선이 생기게 된다. 지방은 유방과 엉덩이, 허벅지에 저장되며 여성의 살결을 부드럽고 탄력 있게 한다.
- 신장의 작용을 증진시켜서 나트륨과 물의 저류를 쉽게 한다. 이 효과는 임신 시에 아주 중요하다. 임신 시 발생하기 쉬운 부종이나 고혈압의 이유가 될 수 있다.
- 에스트로겐은 황체와 난소의 성숙에 필요하다. 사춘기 이후 에스트로겐은 뇌하수체의 황체형성호르몬과 함께 배란과 월경주기를 형성하게 하며, 유방의 발달과 혈중 콜레스테롤을 감소시킨다.

(2) 프로게스테론의 작용

프로게스테론은 에스트로겐과 같이 작용하나 효과가 적다. 유방의 선상구조의 발달과 난관·자궁의 연조직에 영향을 준다. 질의 상피세포 조직을 유지하도록 한다. 프로게스테론은 월경 주기 중 분비기에 혈액 내 자궁내막의 변화에 크게 작용한다 표 12-2.

표 12-2 여성 성호르몬의 작용

에스트로겐	프로게스테론
난자와 황체의 성장	황체에 의한 분비촉진 : 점액성이 강한 자궁 경부의 분비 유발
외생식기의 발달	자궁근층의 성장 촉진
유방관의 발달	나팔관과 자궁의 능동성 감소
여성 신체모양의 발달	질의 각질화 감소
액상 지방선의 분비 촉진(여드름)	유방의 선상조직 발달 촉진
음모의 생성	기초체온 증가 효과
단백질 동화의 촉진, 골단의 단절	
성충동과 행동	
혈중 콜레스테롤의 감소	

(3) 난자의 생성

난자생성 oogenesis 과정을 보면 난원세포가 이미 태아기 때 세포가 유사분열을 하여 이때 염색체 수는 46개이며 1차 난모세포가 되어 태어나고, 사춘기 전까지 그대로 존재한다. 사춘기 이후 감수분열이 일어나 염색체 수가 23개인 2차 난포세포가 된다. 성숙됨에 따라 액을 많이 가진 강이 생겨 차차 커져 성숙된 난자를 만든다 그림 12-9.

- 난포는 사춘기가 되면 뇌하수체의 **성선자극호르몬** gonadotropic hormcne 작용에 의해 성숙된다.
- 난원세포는 태생기에는 양쪽 난소에 40만 개 이상 존재하지만 발육 중에 차츰 소실되어 청년기에는 약 400개만 남게 되며, 하나하나가 순차적으로 성숙하게 된다.

성숙된 **난포** follicle는 파열되고 난자는 난소로부터 복강으로 나와 난관 내에 들어가는 배란이 일어난다. 난자의 크기는 직경 0.2mm 정도로 육안으로도 볼 수 있다.

배란 ovulation이 일어난 후 난포는 응혈이 되지만 차츰 황색의 조직인 황체가 된다. 황체는 황체호르몬인 프로게스테론을 분비한다. 황체는 약 2주간 지속되나 배란된 난자가 수정이 안 되면 황체는 결합조직으로 치환되어 백체가 되며 호르몬의 분비는 없어진다. 백체가 생기면 새로운 난포가 같은 경로로 성숙되기 시작한다.

난포의 성숙·배란, 황체의 형성, 백체의 형성은 약 28일 주기를 이루며 이는 뇌하수체에서 분비되는 호르몬들과 에스트로겐과 프로게스테론에 의해 조절된다.

그림 12-9 난자 형성 과정

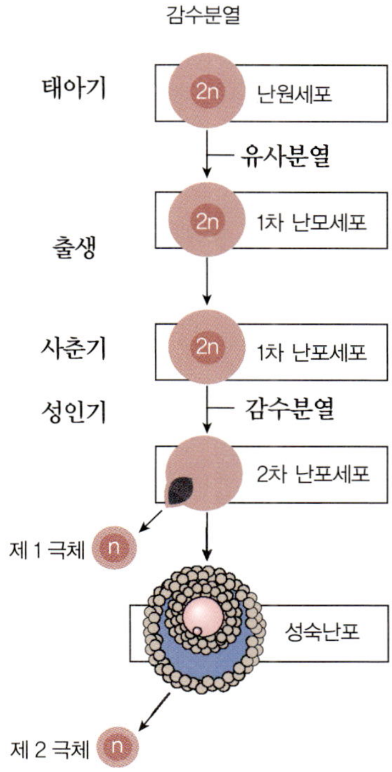

(4) 여성호르몬 분비량의 변화

여성의 성호르몬은 뇌하수체 전엽의 생식선자극호르몬이 난소에서는 에스트로겐을, 황체에서는 프로게스테론을 분비하게 하여 난자의 성숙과 배란, 그리고 자궁내벽의 주기적 변화를 일으킨다 그림 12-10.

난포자극호르몬과 황체형성호르몬은 난소 등의 생식선에 작용하므로 성선자극호르몬이라고 하며, 서로 깊게 관련되어 있다. 사춘기가 되면 시상하부에서 뇌하수체 전엽으로 난포자극호르몬을 방출케 하는 호르몬이 나온다. 이때 뇌하수체 전엽은 이 방출호르몬에 의해서 난포자극호르몬을 혈액 중으로 방출한다. 이리하여 난소에 도착한 난포자극호르몬은 난포를 성숙시키는데, 성숙한 난포로부터 난포호르몬인 에스트로겐이 분비되면서 직접 난포의 성숙을 촉진하며 난포를 자극하여 배란을 촉진한다.

배란은 난포에서 난자가 나오는 것을 말한다. 난자가 나온 다음에 파열된 난포에서는 황체가 형성되어 황체호르몬을 분비하며 약 2주 동안 작용하나 수정되지 않으면 매월 배란이 되풀이된다. 이와 같은 난소, 시상하부, 뇌하수체 전엽의 일련의 작용은 사춘기 초부터 폐경기까지 계속되며, 약 28일을 주기로 호르몬 분비와 분비량의 변화가 나타난다 그림 12-10. 만약 이 일련의 작용에 조금이라도 이상이 생기면 임신이 불가능해질 뿐만 아니라, 여러 가지 비정상 상태가 일어난다.

프로게스테론이 충분치 않으면 월경불순이나 무배란성 월경이 생긴다. 프로게스테론은 임신의 성립과 유지에 필요한 호르몬이다. 난포자극호르몬이 증가되면

에스트로겐의 분비가 증가하며 난포를 자극하여 배란이 일어난다. 배란이 일어난 난소는 그 부위가 파열되어 소량의 출혈이 생긴다. 배란 후 남은 난포 주위에 황체형성호르몬이 작용하면, 이 세포가 분화되면서 호르몬을 많이 분비하게 되며 황체가 형성된다. 황체는 프로게스테론의 분비를 시작하는 동시에 에스트로겐도 분비한다.

그림 12-10 월경의 주기적 변화

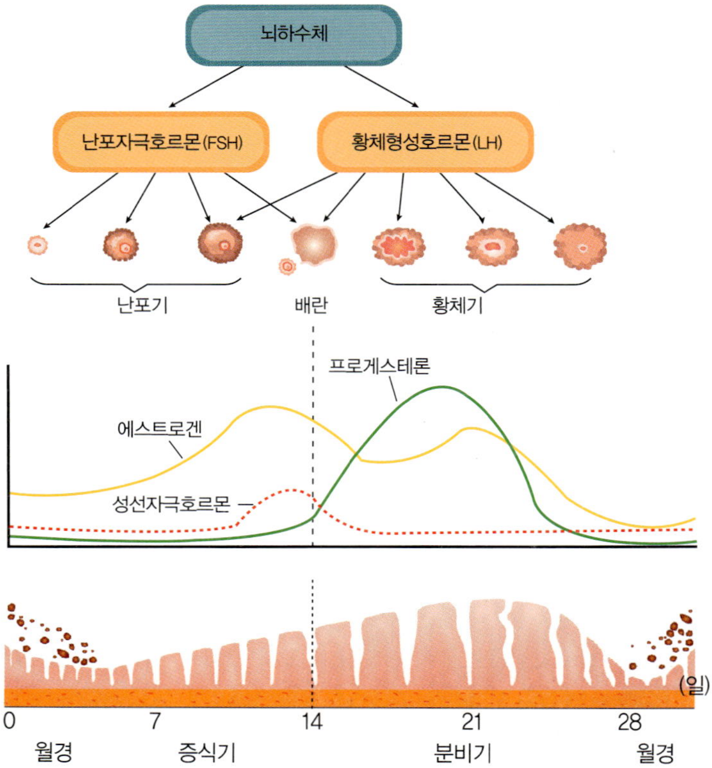

3 월경 주기

(1) 호르몬과 난소의 변화

여성이 사춘기가 되면 월경이 시작된다. 난포자극호르몬이 뇌하수체 전엽에서 분비되어 난소에 있는 원시난포세포를 자극하여 성숙난포세포로 성숙시킨다. 성숙난포세포는 난포호르몬인 에스트로겐을 분비하고, 자궁내막에 작용해서 자궁내막을 증식시킨다. 한편 혈중에 에스트로겐이 일정량 이상 있으면 뇌하수체 전엽을 자극하여 난포자극호르몬의 분비를 억제한다. 이처럼 난포자극호르몬과 에스트로겐은 서로가 자동조절 작용을 한다.

난포자극호르몬의 분비가 억제되면 황체형성호르몬이 분비되어 성숙난포세포를 파열시킴으로써 그 속에 있는 난자를 내보내고, 난자가 배출된 후 난포강을 자극하여 황체를 형성시킨다. 황체에서는 황체호르몬인 프로게스테론이 분비되고 자궁내막에 분비기형 변화를 촉진한 후, 뇌하수체를 자극하여 황체형성호르몬의 분비를 억제한다. 배출된 난자가 만약 정자와 만나 수정하지 못했을 때 황체는 퇴행하고 프로게스테론의 분비가 중단되며 자궁내막이 떨어지게 되는데, 이것을 **월경** menstruation이라 한다.

프로게스테론과 에스트로겐의 분비가 중지되고 혈액 중 함유량이 저하되면, 뇌하수체 전엽은 다시 자극을 받아 난포자극호르몬을 분비하여 새로운 난포의 발육을 시작한다.

이상과 같이 난소에서는 '난포 성숙→ 배란→ 황체 형성→ 황체 퇴화' 의 과정이 매달 한 번씩 되풀이되는데, 이것을 난소의 주기적 변화라 한다 그림 12-10. 난자가 수정되지 않으면 배란 후 2주경부터 갑자기 퇴화되고 그 기능이 없어진다.

(2) 자궁내막의 변화

월경은 자궁내막의 주기적 변화에 의해서 나타난다. 자궁내막의 주기적 변화는 증식기·분비기·박탈 및 재생기로 구분된다 그림 12-10.

① 증식기 proliferative phase

증식기란 월경이 시작된 날부터 약 5~14일에 해당되는 기간이다. 이 시기 초기에는 자궁내막이 엷으나 차츰 성숙난포에서 분비되는 에스트로겐의 영향을 받아 비후해지고, 증식 말기에는 처음의 2~3배가 된다. 자궁내막도 처음에는 짧고 직선 형태를 보이나 내막이 증식되면서 차츰 길어지고 굴곡이 생긴다.

② 분비기 secretory phase

월경 주기의 후반 15~28일이 분비기에 해당한다. 이때는 배란 후 황체에서 분비되는 프로게스테론의 영향을 받는 시기이다. 자궁내막은 더욱 두꺼워지고 자궁샘이 더욱 커지며 굴곡이 생겨 분비기능이 시작된다. 분비기는 수정란 착상에 가장 적합한 시기이다.

③ 박탈 및 재생기 desquamative and regenerative phase

월경출혈기가 되면 비후한 자궁내막의 약 4/5 정도가 탈락되어 기저층이 노출된다. 이때 자궁내막의 단절된 혈관에서 자궁강 내로의 출혈과 자궁내막의 조직이 섞여 강을 거쳐 몸 밖으로 배출된다. 이를 월경이라 한다.

자궁내막의 주기적 변화 과정을 요약하면, 난포의 발육을 시발로 지난 월경출혈 때 탈락된 자궁내막의 재생 및 증식이 시작되며, 배란 후 황체가 발생할 무렵부터 자궁내막이 분비기로 이행되는 것이다. 이 분비기가 최상기에 이르고 황체가 퇴화하기 시작하면 비후된 내막이 떨어져 월경이 나타나기 시작한다.

월경통
월경 전후에 나타나며 두통, 권태, 우울증, 흥분, 유방의 긴장 등이 발생

월경주기 menstrual cycle는 보통 28~30일이며 개인차도 많다. 지속 일수는 3~5일간이다. 월경의 혈량을 측정하기는 매우 어려워 젊은 여성은 110mL 전후, 35세 이상의 여성은 35~60mL 정도이다. 월경혈의 내용은 약 50~60%가 혈액이고 그 밖에 경관점액, 질점액, 자궁내막의 붕괴에 의한 조직단편, 질상피세포, 세균 등이 섞여 암적색을 띠며 특이한 냄새가 난다.

(3) 폐경

여성의 연령이 45~50세가 되면 난소기능의 감퇴로 성호르몬이 급격히 감소되면서 자연적 월경이 소실되는 폐경이 온다. 폐경이 되는 갱년기가 되면 신체적으로나 정신적으로 많은 장애가 나타나기 시작한다. 폐경기의 증후군을 갱년기장애라하며, 왕성했던 성숙기 난소의 호르몬 분비가 감소하고 자율신경 실조, 홍조, 가슴 두근거림과 심하면 우울증 등 여러 증상이 나타난다.

4. 임신

I 임신의 단계

임신은 여성으로부터 배란된 난자와 남성의 정자가 결합하여 수정란이 되어 모체의 자궁내막에 착상된 상태를 이르며, 여러 생리적 변화가 나타난다.

(1) 정자와 난자의 이동

임신의 과정에서 정자는 질에 사정된 후 4~5분이면 자궁경관에 도달하고, 30분 후에는 자궁강에 이르게 된다. 배란된 난자는 난관벽의 운동과 섬모상피세포의 운동으로 수동적으로 난관으로 이동하는데 이때 1~2시간 걸리며, 배란된 난자는 12~24시간 동안 생존한다.

(2) 수정

수정 fertilization은 정자가 난자 속으로 들어가 결합된 상태를 이른다. 난관 내에서 정자가 난자 세포 속으로 들어가기 위해서 정자의 첨체에서 효소를 분비하여 난포막에 구멍을 만들고, 정자 머리가 난포세포질로 들어가 수정이 되면 정자와 난자의 핵은 서로 합해져 수정란 fertilized ovum, 즉 하나의 세포가 되어 세포분열을 계속하게 된다 그림 12-11. 수정 당시 성이 결정된다. 그 후 수정란 주변에는 난황막이 형성되어 더 이상 다른 정자가 진입하지 못하게 되며, 이란성 쌍둥이는 그 예외이다. 임신 가능 기간은 월경 시작일로부터 12~16일로 약 5일간이며, 자궁 내에서의 정자 생존 기간인 약 3일을 합하여 8일 정도이다.

자궁외임신

수정란이 자궁체부가 아닌 난관 내에 착상되는 경우로, 태아가 정상적으로 자라지 못하고 모체도 위험하게 됨

알아두기 태아의 성 결정

태아의 성 결정은 수정 시 여성의 XX염색체와 남성의 XY 염색체가 결합하는 데 따라 결정된다. 수정 후 남녀의 성을 바꾸게 할 방법은 없다. 이 염색체의 분화과정에서 생식선의 변화 및 남녀 성기관의 발달이 이루어진다.

그림 12-11 수정과 착상

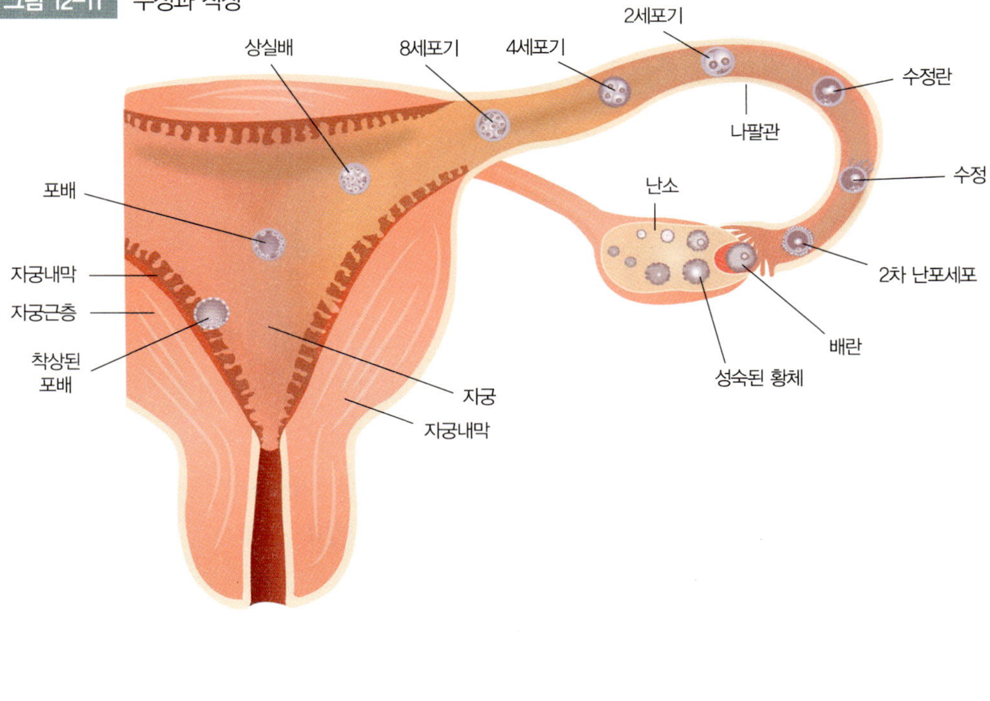

(3) 착상

수정란은 난관 내 섬모운동과 난관의 수축작용으로 약 8~10일 후 자궁 내에 도달한다. **착상** implantation은 수정란이 자궁내막에 **트립신** trypsin을 분비하여 자궁내막을 녹이고 자궁 상피 안으로 침투하여 매몰된 상태이다 그림 12-11 . 착상은 배란 후 11~12일경에 일어난다. 착상 후 수정란은 자궁내막에서 모체로부터 영양을 흡수한다.

알아두기 **인공수정과 체외수정**

정상적인 임신이 이루어지지 않을 때 인공수정이나 체외수정을 할 수 있다. 인공수정은 정액을 받은 후 정액 내의 불순물, 백혈구, 죽은 정자 등을 제거하고 정상적인 정자의 활동성은 더욱 강화시킨 후 그 정자를 여성의 자궁 내로 직접 주입해 주는 방법임. 비교적 간단한 시술로 시술시간이 짧고 통증도 없으며 시술비도 저렴함.
인공수정의 경우 대부분 자궁강 내 인공수정을 말하나 처리한 정자를 자궁경관을 통하여 난관 내로 직접 넣어주게 되면 난관 내 인공수정이라 함. 인공수정의 경우는 정액을 받은 후 이를 처리하여 자궁 내로(또는 난관으로) 넣어주는 것뿐이므로 정자가 스스로 난자를 찾아가서 수정시켜야만 하고 이후 수정란이 난관을 통해 스스로 자궁 내로 들어와 착상이 되어야만 임신이 되는 것임.
체외수정 시술은 양측 난관이 없거나 막혔다든지 등의 이유로 난자와 정자가 만나서 수정이 되는 것이 불가능하거나 매우 어려운 경우 자연적으로 배란 과정을 밟는 난포로부터 하나의 난자를 채취해 내어 임신을 시도하는 것임. 소위 시험관아기로 알려진 체외수정 시술은 대개 우선 과배란유도를 시행하여 여러 개의 난자가 성장하도록 한 후 질식초음파를 보면서 여성의 난자를 채취하여 체외로 꺼낸 후 정자와 수정시키고 이를 3~5일간 배양시켜 어느 정도 성장한 배아(아기 씨)로 만든 후 여성의 자궁 내로 넣어주는(배아 이식) 치료법임. 인공수정 시술이나 체외수정 시술 모두 일단 임신이 된 후에는 정상적으로 임신한 산모와 동일하게 임신 유지 및 출산을 하게 됨.

2 임신 시 호르몬의 분비와 작용

여성호르몬은 여성의 월경주기뿐만 아니라 임신 가능성과 임신 지속을 위해서 중요한 작용을 한다.

(1) 임신 시 호르몬 분비량의 변화

임신 시 수정란이 착상된 후, 모체에는 호르몬 분비가 달라지며 생리적인 변화가 일어난다. 태반이 형성되면 태반에서 호르몬이 분비되며 이 호르몬에 의해서 여러 생리적인 변화가 주도적으로 일어난다. 임신 초기에는 성선자극호르몬이 급격히 증가한 후 2~3개월 이후에는 감소하나, 이때부터 에스트로겐과 프로게스테론은 임신 말기까지 계속 증가한다 그림 12-12 .

그림 12-12 정상 임신 시의 호르몬 농도 변화

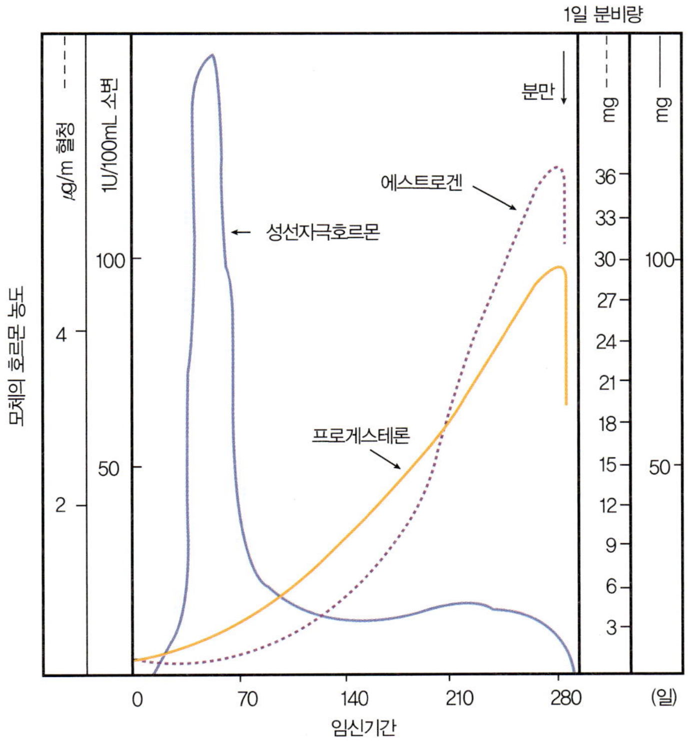

(2) 임신 시 여성호르몬의 작용

에스트로겐과 프로게스테론은 자궁내막 증식, 태반 형성, 유방의 발달 및 태아의 성장에 크게 관여한다. 그 외에도 모유생성호르몬, 프로락틴과 옥시토신 등의 호르몬이 작용한다.

3 임신 시 모체의 변화

임신을 하면 유방과 자궁이 커지고 태아가 자라게 된다. 따라서 모체의 신체적·생리적 변화가 일어난다.

표 12-3 여성호르몬의 임신 관련 작용

작용 부위	에스트로겐	프로게스테론
자궁	·자궁내막의 비후 ·자궁근의 흥분성 상승, 특히 옥시토신의 감수성 촉진 ·자궁점막층 내 혈관의 분지 촉진 ·자궁점막 상피세포의 원주화 ·자궁경관에 작용하여 점액 분비 촉진 ·수정 여건 도움	·자궁근의 흥분성 저하, 특히 옥시토신의 감수성 저하 ·자궁내막을 증식시키며, 착상을 도움 ·착상 후 수정란에 영양공급을 위해 자궁내막 조직 조정
난 관	·흥분성 및 운동성 촉진 ·수정란의 이동 도움	·분비기능에 영향
질 및 기타	·질 상피세포 층의 비후 또는 각화 ·질의 글리코겐 침착 ·질 내용의 산성화 ·유선 발육 촉진 ·피하지방의 발달 ·수분, 나트륨의 저류와 골세포 증식 촉진	·유선세포 증식 촉진 ·배란 억제 ·배란 후 또는 임신기의 기초체온 상승 ·위장운동 감소 ·나트륨 배설 증가

알아두기 태반의 작용

영양소 및 산소의 운반 : 영양소나 산소는 모체로부터 태반을 통해서 태아에게로 운반된다. 모체의 혈액 내 영양소 농도는 태아의 혈액에서보다 높다. 또한 태반은 태아 내에서 생성된 노폐물이나 탄산가스를 모체로 보내는 통로로도 작용한다.

영양소의 조절 : 모체가 영양소를 다량 섭취하여 혈액 중 농도가 높아져도 태반에 일시적으로 저장하여, 태아에게 바로 다량으로 이동되지 않도록 조절한다. 영양소가 부족한 경우에는 합성하기도 한다.

호르몬 분비 : 에스트로겐, 프로게스테론, 성선자극호르몬, 최유호르몬, 성장호르몬 등을 분비함으로써 태아와 모체에 필요한 영양소의 합성과 대사에 영향을 미치고, 태아 성장과 모체의 건강을 유지하게 한다.

(1) 신체적 변화

① 자궁과 태반의 발달

자궁 uterus은 임신에 의한 변화가 가장 현저한 기관으로, 특히 자궁체부의 조직이 증가하고 기능적으로도 현저히 변화하며 월경이 중지된다. 자궁 안쪽을 향하는 부분은 후에 태아로 성장하고, 자궁 벽쪽은 영양막 세포로 구성되어 자궁내막과 결합하여 **태반** placenta을 형성한다. 그 후 태반을 통해서 영양소를 공급받아 태아가 성장하게 되고, 임신 280일경이면 출산하게 된다. 그러나 태반 생성이 아직 미숙한 임신 3~4개월에는 유산의 위험이 크다. 자궁 내에서 태아는 성장 발달에 필요한 영양소와 산소를 전적으로 모체의 혈액에서 공급받는다 그림 12-13.

착상 후 수정란이 커지면서 나무뿌리처럼 모세혈관이 형성되어 모체와 태아 사이에 영양소와 대사물질의 교환이 이루어진다. 임신 초기에는 수정란이 자궁내막의 혈액을 통해서 영양소를 흡수한다.

그림 12-13 태반의 모형도

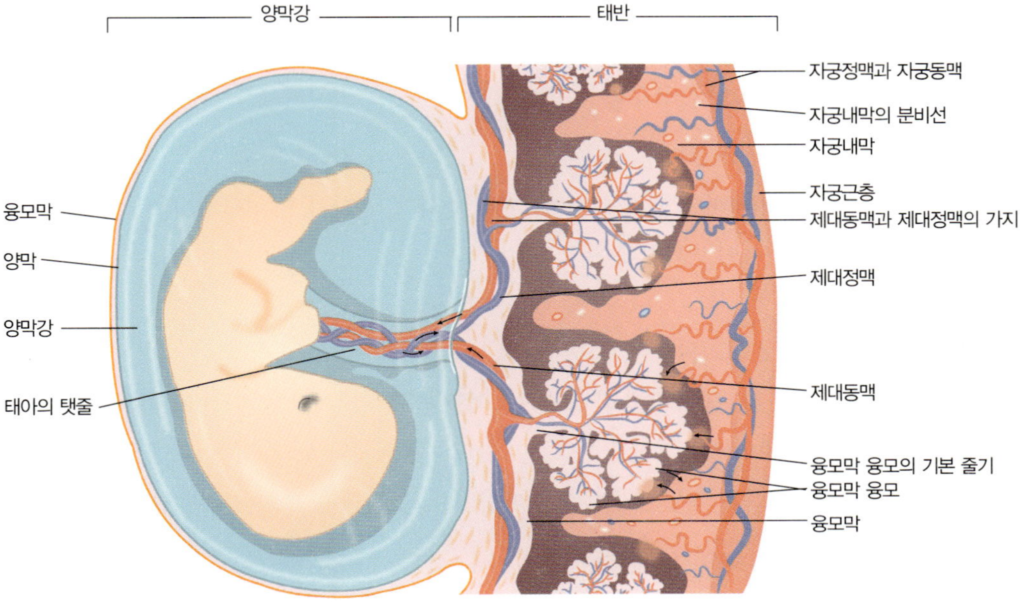

임신 4개월 말경에 태반이 발달되면 태아의 성장과 발달을 위하여 영양소를 공급하는 필수적인 조직으로 작용한다. 태반은 물질통로로서 영양소의 완충조절 작용을 하며, 여러 가지 물질 대사와 호르몬을 분비한다. 임신기간에 태아가 성장함에 따라 영양소 필요량이 증가하는 것에 맞추어 태반의 무게와 모세혈관의 혈액량도 증가한다. 출생 시 태반의 무게는 0.5~1kg 정도가 된다. 태반의 발달은 임신기 모체의 영양상태에 의해 영향을 받기 때문에 임신기간에 영양상태가 불량한 산모는 태반과 혈류량이 적고 유산 위험이 높으며, 출생 시 체중도 낮게 나타나는 경우가 많다.

② 태아 부속물의 발달

임신기간에 임신부의 자궁 안에 생성되는 태반과 태아의 부속물로서 난막, 탯줄, 양막과 양수 등이 발달하게 된다. 탯줄에는 제대정맥과 두 개의 제대동맥이 있다. 양수는 태아, 탯줄, 태반 등이 들어 있는 점성 용액으로 태아와 부속물을 외부의 충격과 태아운동 자극으로부터 보호하는 역할을 한다. 또한 태아의 사지 발육을 촉진하고 유착을 방지하며, 분만 시 태아가 자궁경관을 쉽게 통과할 수 있게 한다. 자궁문이 열리기 전 양수가 터지면 세균 침입의 위험이 높으며 태아

분만이 어려우므로 즉시 병원으로 가도록 해야 한다.

임신 시 유방과 유선이 발달하면서 유방의 크기가 커지고 젖꼭지도 커지면서 암갈색으로 착색된다. 유방은 모유 생산을 위해 분만 전까지 완전히 발달한다.

(2) 생리 기능의 변화

임신을 하면 월경이 없어지면서 소화기, 순환기, 심혈관계, 비뇨기 등의 각종 생리기능이 변화하게 된다.

① 소화기관

위, 장, 간 등의 소화기에 기능적인 변화가 일어난다. 임신 초기에는 울렁거리고 구토나 식욕부진과 무력증이 나타나는 입덧이 난다. 임신 시 에스트로겐과 황체호르몬의 분비가 증가하기 때문이다. 임신 후반기에는 장이 눌리고 이완되면서 변비에 걸리기 쉽다.

입덧

임신 초기 성선자극호르몬과 여성호르몬의 분비량의 급격한 변화에 의해서 욕지기, 구토, 식욕부진, 두통, 현기증, 귀울림, 전신권태감, 불면, 심박동 증가 등이 나타나는 증상

② 순환기

임신 중 모체와 태아의 성장을 위해서 다량의 영양소와 산소가 필요하고, 많은 대사산물을 배출해야 하므로 심혈관계의 기능이 증가한다. 심장은 비대해지고 1분간의 심박출량이 30~50% 증가한다. 하반신 정맥이 혹처럼 확장되는 정맥류가 생기기 쉽다.

③ 심혈관계

임신기간에 혈액량이 20~30% 증가한다. 그러나 적혈구 수, 헤마토크릿 수치와 혈색소량, 혈청 철과 혈청 페리틴 양은 저하되어 철결핍성 빈혈이 발생하기 쉽다.

혈액 성분의 변화를 보면 총단백질, 알부민, 알부민/글로불린 비는 저하된다. 반면, 콜레스테롤과 중성지방은 증가하므로 고지혈증이 생기기 쉽다.

④ 비뇨기

신장 기능이 항진되어 신장의 혈류량은 임신 중 50~85% 증가한다. 임신을 하면 소변으로 포도당이 소실되며, 분만 즈음에는 비임신 시보다 포도당 배출량이 10배 정도 증가한다. 또한 엽산 배출도 증가한다. 방광염, 신우염에 걸리기 쉽다.

⑤ 기타

배에 임신선이 생기며 색소가 침착된다. 부종이 일어나기 쉬우며 피하지방이 침착되며 유방이 발달된다.

(3) 체중 증가

적정한 체중 증가는 성공적인 임신을 위해 중요하다. 임신기간에 일반적으로 체중이 10.5~12.5kg 정도 증가하는데, 임신 중의 체중 증가는 모체조직과 태아조직의 성장에 기인한 것이다. 임신 초기와 중기에는 체중 증가가 아주 적으며 임신 후기에 급격히 증가한다. 임신 중 체중 증가의 1/3은 임신 시 생성되는 물질(총체 중 증가 중 25%는 태아, 5%는 태반, 6%는 양수)의 증가 때문이며, 모체조직과 체액 증가가 2/3를 차지한다 그림 12-14.

체중 증가의 구성성분은 물 62%, 단백질 8%, 지질 30%이다. 축적된 단백질의 약 2/3가 태아와 태반에 있는 반면, 지질의 90%는 모체의 지방조직으로 가서 수유 시의 필요량과 임신 후반기의 에너지 보유를 위해 사용된다.

그림 12-14 임신 시 체중 증가의 요인

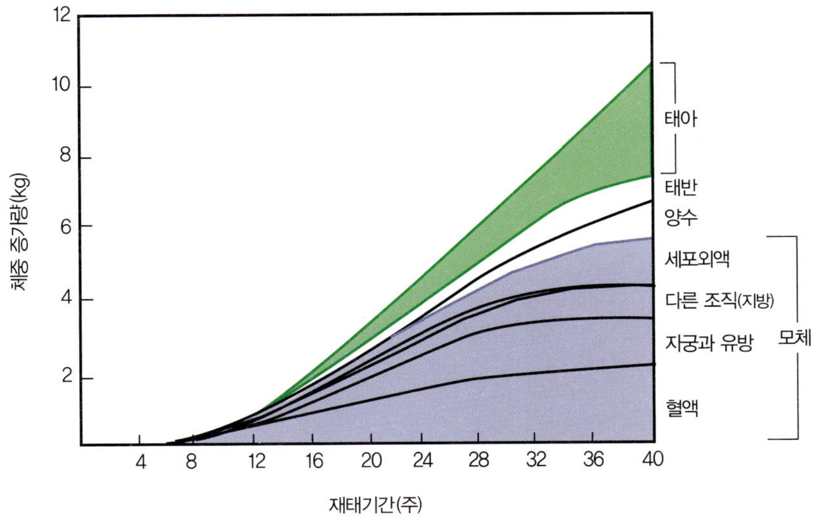

4 태아의 발달

(1) 태아의 발달단계

태아의 발달은 수정과 함께 시작되며 수정란에서 점차 분화되어 조직과 기관이 생기면서 신체기능이 발달하게 된다. 태아의 발육은 수정란기, 배아기, 태아기의 세 단계로 구분된다 그림 12-15.

그림 12-15 태아의 발달 단계

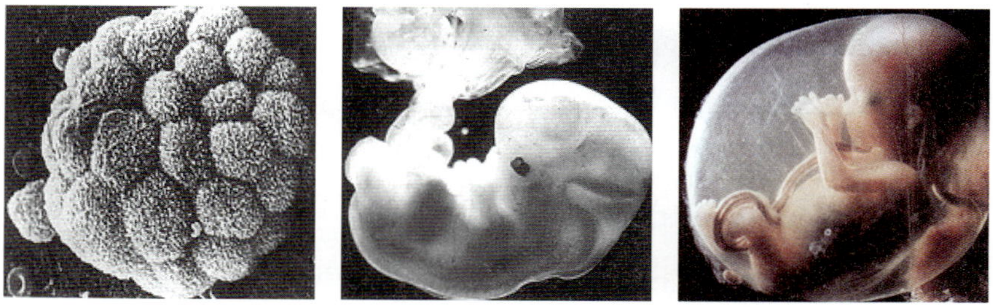

수정란기 배아기 태아기

자료 : EN Whitnety, SR Rolfes, 2002

① 수정란기 fertilization period

수정된 다음부터 약 14일이 경과되어 착상이 이루어진 상태이다. 착상된 수정란은 자궁내막에서 모체로부터 영양소를 흡수하기 시작한다. 수정란이 세포분화를 하여 머리, 외배엽, 내배엽 등의 팽배가 나타나기 시작한다. 아직 사람의 형체를 갖추지 않은 상태이며 융모 조직에 둘러싸여 있다.

② 배아기 embryo period

수정 후 2~10주의 시기로서 착상란이 세 부분으로 나누어지게 되며, 임신을 지속하는 데 중요한 시기이다. 임신 9~10주가 되면 태아의 무게는 약 6g 정도가 되고 경부는 없으며 머리와 피부만 접촉되어 있다. 네 쌍의 지느러미와 꼬리를 가지고 있으며, 아직 사람의 형태를 갖추고 있지 않으므로 배아 embryo라 한다. 배아는 스스로 신진대사를 이루어가면서 태아로 발육하며, 점차 성숙해지면서 생리기능의 자율신경이 높아진다. 배아는 융모조직에 둘러싸인 자궁벽을 통해 모체로부터 영양소를 얻는다.

③ 태아기 fetus period

임신 11주 이후로서 약 2.5cm의 신장과 머리, 목, 배의 형체가 구분되며 내장이 생기기 시작한다. 태아기에 기관이 분화되고 외모가 극적으로 변화된다. 태아 fetus는 융모막 자루 안의 양수 속에서 자라며, 태반이 생성되어 탯줄을 통해서 영양소를 공급받는다. 태반은 영양을 공급하고 저장·합성하는 작용을 하고, 호르몬을 분비하여 임신의 지속과 태아발육을 위하여 중요한 작용을 한다.

임신기의 초기 16주까지 중요 조직과 기관의 발달이 이루어진다. 이 시기에 약물, 큰 충격, 바이러스 질환 등이 기관의 발달에 크게 영향을 준다. 각 기관 발달의 결정적 시기는 그림 12-16과 같다. 임신 9개월 이후 출생할 때까지 각 기관의 발달과 함께 키가 약 50cm, 몸무게 3.5kg이 된다.

그림 12-16 태아 기관 발달의 결정적 시기

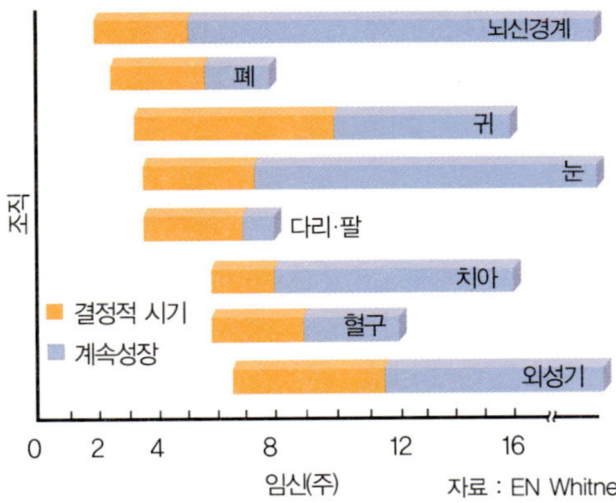

자료 : EN Whitnety, SR Rolfes, 2002

(2) 태아의 체구성 성분의 변화

태아기의 성장속도는 일생 중 가장 빠르게 일어나 임신 8주부터 분만 전까지 태아의 키는 20배로, 체중은 500배로 증가한다. 태아기의 성장·발달이 이루어지는 동안 수분, 단백질, 지질 함량이 증가되며 그 비율도 달라진다. 즉, 수분이 차지하는 비율은 낮아지며 대신 단백질, 지질, 무기질 등의 성분비가 증가된다. 임신 28주 이후 마지막 3분기 동안 많은 양의 지방이 체내에 저장된다. 칼슘, 마그네슘, 철 등도 임신 후반기에 태아 내 저장량이 증가한다 표 12-4.

표 12-4 태아의 체구성 성분의 변화

임신기간(주)	체중(g)	수분(%)	단백질(%)	지방(%)	무기질(%)
24	690	88.6	8.8	0.1	2.5
28	1,160	84.6	9.6	3.3	2.4
32	1,830	80.7	10.6	6.3	2.4
36	2,690	77.3	11.4	8.7	2.6
40	3,450	74.0	12.0	11.2	2.8

5. 분만

분만 labor은 태아와 그 부속물이 모체 밖으로 완전히 배출되는 것을 이른다. 정상적으로 분만하는 것은 정상적인 임신과 함께 매우 중요하다. 분만은 임신 280일을 전후하여 일어나며, 임신 38~41주를 정상분만으로 본다.

분만 예정일은 마지막 월경 시작달에 9를 더하고 마지막 월경 시작일에 7을 더하여 계산한다. 예를 들어 마지막 월경일이 3월 10일이면 12월 17일이 예정일이다.

I 분만 경과

(1) 자궁수축과 경관개대

분만 경과시간

분만 경과시간은 개인에 따라 차이가 크며 초산, 경산에 따라 다르다.

초산 : 12~15시간
경산 : 5~8시간

분만은 자궁의 수축에서 진통이 시작된다. 첫 진통은 시상하부의 원심성 자극에 의해서 자궁근육의 갑작스런 수축이 있을 때 일어나며 이때 이슬이 비친다. 자궁수축은 일단 뇌하수체에서 **옥시토신** oxytocin의 분비가 증가되면서 시작되며, 더욱 자궁경부와 질까지 확대되어 간다. 점점 자궁경부가 열리고 진통 후기에는 자궁경부의 확장과 질의 확장이 계속되면서 골반이 벌어지게 된다. 이때 심한 통증이 일어나고 10cm 이상 벌어진다 그림 12-17. 골반과 자궁경관, 질이 충분히 확장되지 못하면 자연분만이 어려워진다.

골반은 성장기에 칼슘과 단백질 등의 영양상태가 좋지 않으면 그 크기가 작으며 나이가 많으면 골반이 열리지 않아서 제왕절개 수술 가능성이 높아진다.

그림 12-17 분만 시 태아의 위치

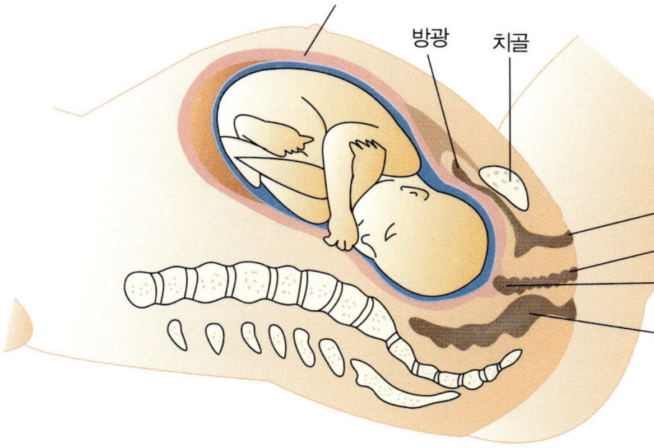

(2) 태아 만출

자궁구가 크게 열리면서 진통은 더욱 강해지고 태아는 하부로 하강하여 직장을 압박하게 되며, 자연히 복압이 높아진다. 진통 발작이 더 자주 강력하게 일어나며 양막이 터져서 양수가 유출되고, 그로 말미암아 태아의 머리가 아래로 내려오게 된다. 만출 직전에는 진통 발작 시보다 복압이 더 높아진다.

분만 시 아기의 머리가 먼저 나온 다음 어깨와 몸통 순으로 나온다. 이때 다리가 먼저 나오거나 태아의 위치가 바르지 못하면 태아에게 매우 위험하다. 이러한 순으로 태아가 만출되어도 탯줄은 아직 아기와 자궁 내의 태반을 연결하고 있으므로 탯줄을 잘라줘야 한다.

(3) 태반 만출

태아가 만출된 후 태반이 밖으로 나올 때까지는 강력했던 진통 발작이 중지된다. 그 후 15~30분이 경과된 다음 다시 후산 진통이 일어난 후 태반이 자궁벽으로부터 떨어져 만출된다. 이때 자궁근의 수축에 의해 자궁벽 혈관이 수축되는데, 이것은 지혈작용과 자궁을 분만 전의 정상적인 크기로 회복시키는 작용을 한다. 이때 지혈되지 않으면 대출혈이 일어나 산모가 위험하게 된다.

2 분만이 모체에 미치는 영향

산모는 분만 시 심한 불안감과 근육노동으로 피로를 느끼게 된다. 분만 시 가장 부담이 큰 조직은 심장이며, 혈압이 높아지고 심장비대가 일어나기 쉽다. 분만 시에는 식욕이 감퇴되고 갈증이 심하며, 진통이 심해지면서 가끔 구토가 일어난다. 분만 후 충분한 휴식과 영양섭취를 하여 임신·분만에 의한 모체의 성기 및 전신성 변화가 임신하기 전의 상태로 회복되어야 한다.

알아두기 분만과 분만운동

분만은 진통과 함께 자궁이 열리고 복압에 의해서 태아가 자궁 밖으로 만출되는 과정이다. 분만 시 자궁이 열리는 것과 태아를 자궁 밖으로 만출하는 데 복압(힘)이 중요한 작용을 한다.
분만을 위하여 호흡과 복압을 효율적으로 하는 힘주기를 연습하면 효과적으로 만출력을 발휘하게 된다. 분만운동은 호흡조절과 힘주기를 연습하여 쉽게 아기를 낳게 하기 위한 운동으로 순산하는 데 도움이 된다.

6. 모유 분비

1 유방의 발달

(1) 유방의 구조

유방은 결합조직에 의해 15~20개의 엽으로 세분화되어 있으며, 각 엽은 여러 개의 소엽으로 구성되어 있다. 소엽 내에는 유포가 포도송이처럼 모여 있다 그림 12-18. 유포는 유즙을 분비하는 분비세포로 구성되어 있고, 유포 주위에는 근상피세포가 둘러싸고 있다. 유포는 작은 관으로 연결되어

그림 12-18 유방의 구조

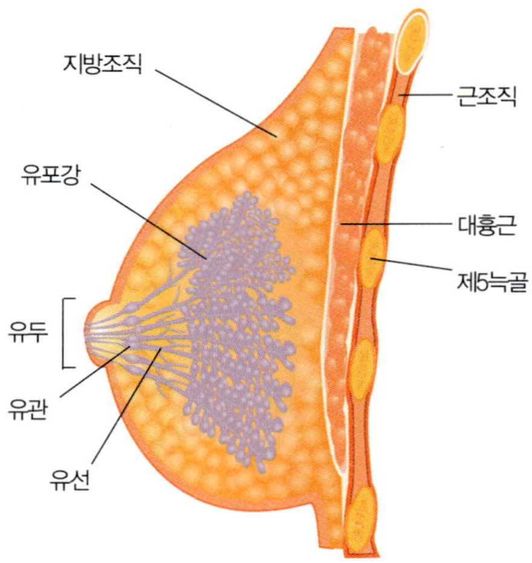

유관으로 이어진다. 각 유관은 젖꼭지를 향해 모이는데, 젖꼭지 가까이에서는 유관의 내경이 약간 넓어져서 유관팽대부를 형성한다. 모유는 유관을 따라 내려와 유관팽대부에 모여 있다가 영아가 젖을 빨면 젖꼭지에 있는 15~20개의 작은 구멍을 통하여 분비된다.

(2) 임신 시 호르몬 분비와 유방의 발달

여성의 유방 발달은 임신 후기까지 계속되며 분만과 함께 모유분비가 시작된다. 유방과 유선의 발달은 난소에서 생성되는 에스트로겐과 프로게스테론의 양이 증가하면서 빠르게 발달하고 유방이 성장하기 시작한다.

임신기간에는 프로게스테론의 작용에 의해 유포의 수와 크기가 증가한다. 에스트로겐은 모유분비와 관련된 관 계통의 발달을 자극한다. 프로락틴과 태반성 락토겐도 유방의 크기를 증가시키며 지방조직을 증가시킨다 그림 12-19.

그림 12-19 분만 후 호르몬 분비의 변화

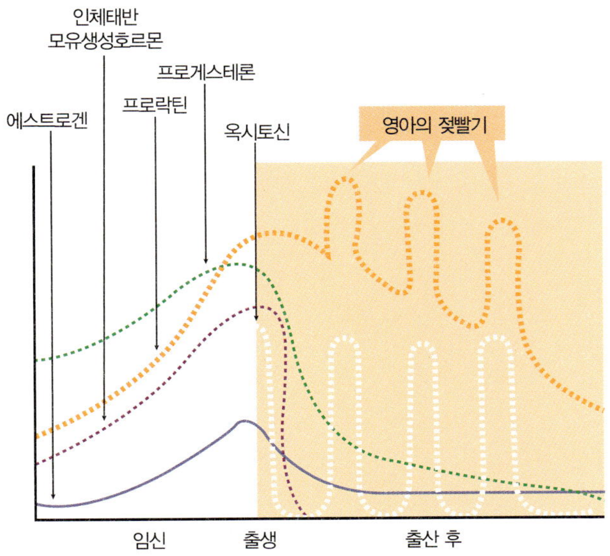

2 모유 분비

(1) 모유 생성

분만으로 태반이 박출됨에 따라 임신기간에 태반성 프로게스테론과 에스트로겐의 수준이 갑자기 감소하고 프로락틴이 많이 분비되어 모유의 분비가 시작된다 그림 12-19. 그러나 이들 억제호르몬 주로 프로게스테론이 완전히 감소되기까지는 분만 후 2~3일이 걸리므로 그동안의 모유 분비량은 많지 않다. 그 후 영아가 젖을 잘 빨게 되면서 점차 모유량이 증가하여, 10~14일경에는 영아에게 필요한 만큼의 모유가 분비된다.

(2) 모유 방출

영아의 흡유 자극이 뇌 시상하부를 통해 뇌하수체 전엽으로 전달되어 프로락틴을 분비한다. 프로락틴은 혈류를 통해 유포세포에 도달하여 모유분비세포를 성숙시킴으로써 모유의 합성과 분비를 자극한다.

흡유 자극은 뇌하수체 후엽에 전달되어 옥시토신의 분비를 촉진하여 유포와 유관 주위의 근상피세포를 수축시켜, 모유가 유관 아래쪽으로 흘러내려와 유두로 나오게 한다. 옥시토신은 수유부가 불안, 스트레스, 피로, 과음, 흡연 등에 노출됐을 때 일시적으로 분비가 억제되며 유즙 방출이 저해된다.

모유는 하루에 약 750(700~800)mL 정도가 분비되며, 생후 4~6개월간 영아의 중요한 영양 공급원이 된다. 일반적으로 모유 분비량은 개인차가 심하며 수유기간과 수유시각에 따라 차이가 나타난다.

참 고 문 헌

강남이, 김순미, 정혜경, 조미숙. 최신영양생리학. 지구문화사, 2002

강남이 외 번역. 생리학컬러링북. 파워북, 2007

강신성 외 번역. Vander's 인체생리학, 제10판. 지코사이언스, 2008

강영숙 외 번역. 생리학, 제5판. 라이프사이언스, 2005

고영규 외 번역. 생리학 제3판. 라이프사이언스, 2006

김정진. 생리학. 고문사. 2001

박인국 외 번역. 생리학, 10판. 라이프사이언스, 2008

소명숙 외. 인체생리학. 고문사, 2008

전세열, 조수열, 최건식, 민정기, 김주연. 인체생리학. 광문각, 2004

정영태, 정경아. 인체생리학. 청구문화사, 2007

최명애 외 번역. 핵심 인체구조와 기능. 계축문화사, 2004

최혜미 외. 21세기 영양학, 수정판. 교문사, 2005

하종식. 인체생리학. 신광출판사, 2003

Marieb EN. Essentials of Human Anatomy & Physiology 5th ed., Benjamin/Cummings Publishing Co. 2003

Kretchmer N., Zimmermann M., Developmental Nutrition, 2nd ed., Allyn& Bacon, 2003

Scott K Powers, Edward T Howley. Exercise Physiology: Theory and Application to Fitness and Performance. 4th ed., McGraw-Hill, Boston, 2001

Shils ME, Shike M, Olson JA, Ross C. Modern Nutrition in Health and Disease 10th ed., Lea & Tebiger, 2006

Silverthorn DU. Human Physiology: An Integrated Approach, 4th ed., Pearson Education, Inc. 2007

Widmaier E.P., Raff H. & Strang K.T. Vander's Human Physiology: The Mechanism of Body Function 11th ed., McGrow-Hill, 2008

찾 아 보 기

ㅊ

ㅋ

ㅌ

ㅍ

ㅎ

: 기타 :

저자 소개

이연숙
서울대학교 농업생명과학대학 가정학 학사
일본 동경대학교 대학원 농학 석사
일본 동경대학교 대학원 농학 박사
현재 서울대학교 식품영양학과 명예교수

구재옥
서울대학교 가정교육과 식품영양전공 학사
서울대학교 교육대학원 가정교육학 석사
미국 인디애나대학교 대학원 식품영양 석사
서울대학교 대학원 식품영양학 박사
현재 한국방송통신대학교 생활과학부 명예교수

임현숙
서울대학교 가정교육과 식품영양전공 학사
서울대학교 교육대학원 가정교육학 석사
서울대학교 대학원 농학 박사
현재 전남대학교 식품영양과학부 명예교수

강영희
서울대학교 식품영양학과 학사
미국 드렉셀대학교 영양학 석사
미국 럭거스대학교 영양학 박사
현재 한림대학교 식품영양학과 석좌교수

권종숙
서울대학교 식품영양학과 학사
미국 오하이오주립대학교 영양학 석사
미국 오하이오주립대학교 영양학 박사
현재 신구대학교 식품영양학과 교수

개정판

이해하기 쉬운 인체생리학

2009년 9월 15일 초 판 발행
2025년 3월 5일 개정6쇄 발행

지은이 | 이연숙 · 구재옥 · 임현숙 · 강영희 · 권종숙
발행인 | 유제구
발행처 | 파워북
주 소 | 경기도 고양시 일산동구 호수로 358-25
동문타워 2차 529호
전 화 | (02) 730-1412
팩 스 | (031) 908-1410
등 록 | 1997. 1. 31 제2014-000067호

정 가 25,000원
ISBN 978-89-8160-306-9 (93590)